医療秘書講座 1

監修：日本医師会

健康とは，疾病とは
患者論と医の倫理

メヂカルフレンド社

□監修
　日本医師会

健康とは，疾病とは

◎編集

衞藤　　隆　　東京大学名誉教授
小林　廉毅　　東京大学大学院医学系研究科公衆衛生学教授

◎執筆

衞藤　　隆　　東京大学名誉教授
小林　廉毅　　東京大学大学院医学系研究科公衆衛生学教授
豊川　智之　　和洋女子大学看護学部教授
小松　泰喜　　東京工科大学医療保健学部理学療法学科教授
窪山　　泉　　国士舘大学体育学部スポーツ医科学科教授
南　　昌秀　　コマツ本社健康増進センター
森山　幹夫　　健康科学大学看護学部特任教授

患者論と医の倫理

《患者論》
◎執筆

川田智惠子　　元東京大学教授，元岡山大学教授，元愛知県立大学教授

《医の倫理》
◎執筆

伊藤　道哉　　東北医科薬科大学医学部医療管理学准教授

監修のことば

　今日のわが国の医療は，情報の問題を抜きにして語れない時代になっている．そのなかでとりわけ医療者と患者との人間関係をつなぐ医療情報は，特に重要なものであることは言うまでもない．すなわち医師に限らず医療者は，患者の生活の背景や心身の症状などを的確に把握して，包括的な医療を進めることになるからである．このような意味から医療秘書という職種は，その医療情報を的確に伝える役割を有しており，今後ますます重要な位置を占めることになるだろう．

　『最新医療秘書講座』は，1980（昭和55）年，日本医師会長であった武見太郎先生が，わが国の医療の将来を構想するなかで，医療情報の要を占める職種として医療秘書の重要性に着目し，その教育のために編纂されたものである．武見先生はその序文のなかで，「医療秘書は疾病に対する理解，患者の健康に対する理解やその家族環境，および地域環境など，あらゆる面から患者の必要とする情報をとらえなければならない．そのためには，かなり広い社会的な教養をもつものでなければならないし，同時に医学的な教養についても，医科大学とは違った形での医療の構造的把握が必要になってくる」としている．このことは現在も変わらない事柄であろう．

　一方，医療は次々と新しい課題に直面しつつ変革を遂げている．このような状況のなかで，本講座も編者や著者には部分的な手直しをお願いしてきた．今般，前回の改訂から10年が経過し，この間日本医師会も，医師の職業倫理指針や日本医師会綱領の策定，公益社団法人への移行，医療制度改革の対応，東日本大震災への支援活動といった課題に真摯に取り組んできた．これらの経緯に加え，医療秘書の教育に真剣に取り組んでいる全国医師会医療秘書学院連絡協議会からの要望にも応える形で，担当役員である藤川謙二常任理事のもと，時代の趨勢に合わせるべく全面的に本講座の見直しを実施し，カリキュラムの改定と併せて，今般新たに『医療秘書講座』として刊行することとした．この講座が医療秘書の資質向上にとどまらず，わが国の医療の質の向上に資することを信じてやまない．

　最後に改訂にあたってご協力をたまわった著者各位，日本医師会医療秘書認定試験委員会委員各位，日本医師会認定医療秘書のあり方に関する検討委員会（プロジェクト）委員各位、そしてメヂカルフレンド社のご配慮に感謝し，監修のことばとする．

2014年3月

日本医師会長　横　倉　義　武

目次 contents

健康とは，疾病とは

第1章 健康とは，疾病とは　　衛藤　隆　2
- I 健康とは何か，疾病とは何か ……… 2
- II 年齢と病気 ……… 2

第2章 病気の歴史　　小林　廉毅　7
- I 古代の医学 ……… 7
- II 近代医学のいしずえ ……… 9
- III 感染症の脅威と感染症との闘い …… 10
- IV 抗生物質の発見 ……… 13
- V 感染症から生活習慣病 ……… 14
- VI 社会の変化と病気 ……… 15

第3章 文化と病気　　小林　廉毅　17
- I 人々の病気観 ……… 17
- II 日本人にとって「医療」は身近な存在 ……… 18
- III 病気と偏見 ……… 20

第4章 物理学的・化学的・生物学的・社会的環境と疾病　　豊川　智之　23
- I 物理学的環境と疾病 ……… 23
  - A 温熱による健康への影響 ……… 23
    1. 熱中症 ……… 24
    2. 低体温症 ……… 24
  - B 気圧・水圧による健康への影響 …… 24
    1. 高山病 ……… 25
    2. 減圧症（潜水病）……… 25
  - C 騒音による健康への影響 ……… 25
  - D 振動による健康への影響 ……… 26
  - E 放射線による健康への影響 ……… 26
- II 化学的環境と疾病 ……… 27
  1. 一酸化炭素中毒 ……… 27
  2. 有機溶剤中毒 ……… 27
  3. 金属中毒 ……… 28
  4. じん肺 ……… 28
- III 生物学的環境と疾病 ……… 28
  - A 病原体と感染経路 ……… 28
    1. 寄生虫 ……… 30
    2. 有害性のある動物 ……… 31
    3. 植物・キノコ類 ……… 31
  - B 生態系とのつながり ……… 31
- IV 社会的要因と疾病 ……… 32
  - A ストレス（職場）……… 32
    1. 仕事の要求度―裁量度モデル …… 32
    2. 努力―報酬不均衡モデル ……… 32
  - B 社会関係 ……… 32
  - C 医療保障制度 ……… 34

目 次

第5章　検査値の見方と分布　　　　　　　　　豊川　智之　35

Ⅰ 検査値のみかた ………………………… 35
　A 検査値と基準値 ……………………… 35
　B 再検査と精密検査 …………………… 36
　C 感度（敏感度）と特異度 …………… 36
　D 陽性反応的中度と陰性反応的中度 … 37

Ⅱ 検査項目の紹介 ………………………… 38
　A 尿検査 ………………………………… 39
　B 便検査 ………………………………… 40
　C 血液検査データ ……………………… 40
　D 肝臓・胆道・膵臓・腎臓の機能検査 … 40
　E 脂質代謝と糖代謝の検査 …………… 41

第6章　感染症とその予防　　　　　　　　　　衛藤　　隆　43

Ⅰ 感染症とは ……………………………… 43

Ⅱ 予防法 …………………………………… 43

第7章　メンタルヘルス（医療と保健）と福祉　　衛藤　　隆　47

Ⅰ メンタルヘルスとは …………………… 47
Ⅱ メンタルヘルスの歴史 ………………… 47
Ⅲ 精神障害者の医療 ……………………… 49
Ⅳ 地域精神保健福祉対策 ………………… 50
Ⅴ 精神障害者福祉 ………………………… 50
　A 障害者総合支援法によるサービス … 50

　B 精神障害者保健福祉手帳 …………… 51
　C 精神保健福祉士 ……………………… 51
　D 発達障害者支援 ……………………… 51
Ⅵ 精神保健福祉の課題 …………………… 52

第8章　リハビリテーション　　　　　　　　　小松　泰喜　53

Ⅰ リハビリテーションの概念と歴史 …… 53
　A 概　念 ………………………………… 53
　B 歴　史 ………………………………… 53
　C 現代のリハビリテーション ………… 54
　　1 国際生活機能分類（ICF） ……… 54
　　2 医工学連携による支援アプローチ … 55
　　3 内部障害に対するリハビリテーション
　　　　—循環器の場合— …………… 56
　　4 アスレティック（スポーツ）とリハビ
　　　　リテーション …………………… 56
　　5 介護予防とリハビリテーション（高齢
　　　　者のリハビリテーション） …… 57
Ⅱ リハビリテーションの種類 …………… 58
　A 医学的リハビリテーション ………… 58
　B 社会的リハビリテーション ………… 59
　C 教育的リハビリテーション ………… 59
　D 職業的リハビリテーション ………… 59

Ⅲ リハビリテーション専門職 …………… 60
　A リハビリテーション医 ……………… 60
　B 理学療法士（PT） …………………… 61
　C 作業療法士（OT） …………………… 61
　D 言語聴覚士（ST） …………………… 62
　E 看護師 ………………………………… 62
　F チーム ………………………………… 62
Ⅳ リハビリテーションの実践 …………… 63
　A 急性期（亜急性期） ………………… 63
　B 回復期 ………………………………… 64
　C 維持期 ………………………………… 66
Ⅴ まとめ …………………………………… 67
　　1 リハビリテーションの語源と定義 … 67
　　2 現代のリハビリテーションとは … 67
　　3 リハビリテーションの種類 …… 67
　　4 リハビリテーション専門職 …… 68
　　5 リハビリテーションの実践 …… 68

第9章　地域保健　　　　　　　　　　　　　　　　　　　　　　　　　　窪山　泉　70

- **I　地域保健とは** …… 70
  - 1　地域とは …… 70
  - 2　分野 …… 70
  - **Ⓐ 地域保健の理念** …… 70
    - 1　プライマリ・ケアとヘルスプロモーション …… 70
    - 2　国民健康づくり運動 …… 71
  - **Ⓑ 地域保健の法制度** …… 71
  - **Ⓒ 地域保健の組織** …… 71
    - 1　保健所 …… 71
    - 2　市町村保健センター …… 72
- **II　地域医療** …… 72
  - **Ⓐ 保健医療計画** …… 72
    - 1　医療計画 …… 72
  - **Ⓑ 医療施設** …… 73
    - 1　病院 …… 73
    - 2　一般診療所 …… 74
    - 3　歯科診療所 …… 74
    - 4　介護老人保健施設 …… 74
    - 5　助産所 …… 74
    - 6　薬局 …… 74
  - **Ⓒ 救急医療体制** …… 74
    - 1　救急医療機関 …… 74
    - 2　救急搬送 …… 74
  - **Ⓓ 地域医療連携** …… 75
  - **Ⓔ へき地医療と無医地区** …… 75
- **III　母子保健** …… 76
  - **Ⓐ 母子保健の体系** …… 76
    - 1　歴史 …… 76
    - 2　健やか親子21 …… 76
  - **Ⓑ 母子保健の水準** …… 76
  - **Ⓒ 母子保健の施策** …… 76
    - 1　保健指導 …… 76
    - 2　健康診査 …… 77
    - 3　新生児マス・スクリーニング …… 77
    - 4　医療援助・公費負担 …… 78
  - **Ⓓ 母子保健の関連施設** …… 78
    - 1　周産期医療 …… 78
    - 2　各種施設 …… 78
  - **Ⓔ 母子保健の新たな課題** …… 79
    - 1　リプロダクティブヘルス・ライツ …… 79
    - 2　生殖補助医療 …… 79
    - 3　妊孕力 …… 79
    - 4　児童虐待 …… 79
    - 5　その他 …… 80
  - **Ⓕ 子育て支援対策と少子化対策** …… 80
- **IV　成人保健** …… 80
  - **Ⓐ ヘルスプロモーション** …… 80
    - 1　健康日本21（21世紀における国民健康づくり運動） …… 80
    - 2　新健康フロンティア戦略 …… 81
  - **Ⓑ わが国の死因** …… 81
    - 1　死亡率 …… 81
    - 2　死因 …… 81
  - **Ⓒ 成人期の健康課題と保健活動** …… 83
    - 1　メタボリックシンドローム …… 83
    - 2　禁煙 …… 84
- **V　高齢者保健** …… 84
  - **Ⓐ 背景** …… 84
    - 1　人口 …… 84
    - 2　生活状況 …… 85
    - 3　健康状態 …… 85
  - **Ⓑ 高齢者関連の制度** …… 85
    - 1　施策の経緯 …… 85
    - 2　後期高齢者医療制度 …… 86
    - 3　介護保険 …… 86
  - **Ⓒ 高齢者の医療と介護** …… 86
    - 1　高齢者の受療 …… 86
    - 2　高齢者の介護状況 …… 87
  - **Ⓓ 在宅ケア** …… 88
    - 1　訪問看護 …… 88
- **VI　精神保健福祉** …… 88
  - **Ⓐ 精神保健** …… 88
    - 1　精神障害 …… 88
    - 2　精神保健の歴史 …… 88
    - 3　精神保健福祉活動 …… 89
  - **Ⓑ 精神医療** …… 89
    - 1　通院医療 …… 89
    - 2　入院医療 …… 90
    - 3　医療観察法制度 …… 90
  - **Ⓒ 社会復帰対策** …… 90
    - 1　障害者総合支援法 …… 90

目次

　　2　社会復帰支援策 …………………… 90
D　精神科救急 …………………………… 91
E　今後の課題 …………………………… 91
VII　歯科保健 ……………………………… 91
　　1　歯科保健の概況 …………………… 91
　　2　う　蝕 ……………………………… 92
　　3　歯周疾患 …………………………… 94

　　4　歯科保健対策 ……………………… 94
VIII　災害と健康 …………………………… 95
　　1　定義と種類 ………………………… 95
　　2　災害に関する主な法律 …………… 97
　　3　災害時の医療機関と組織 ………… 97
　　4　災害時の活動 ……………………… 98
　　5　災害サイクル ……………………… 98

第10章　学校保健　　　　　　　　　　　　　　　　　　　　　　　　　衛藤　隆　100

I　学校保健の行政 ……………………… 100
　　1　法　律 ……………………………… 101
　　2　行政機関 …………………………… 101
II　保健教育と健康教育 ………………… 101
　　1　保健教育 …………………………… 101
　　2　健康教育 …………………………… 102

　　3　その他 ……………………………… 103
III　学齢期に好発する疾患とその予防 … 103
IV　身体発育の特徴 ……………………… 105
V　体力，運動能力の現状と特徴 ……… 105
VI　学校保健にかかわる人々 …………… 108
VII　学校保健と地域の連携 ……………… 109

第11章　産業保健　　　　　　　　　　　　　　　　　　　　　　　　　南　昌秀　111

I　産業保健とは ………………………… 111
A　産業保健とは何か …………………… 111
B　産業保健と法律 ……………………… 111
C　労働衛生管理 ………………………… 111
D　労働衛生管理体制 …………………… 112
　　1　総括安全衛生管理者（第10条）… 112
　　2　安全委員会（第17条）…………… 113
　　3　衛生委員会（第18条）…………… 113
　　4　産業医（第13条）………………… 114
　　5　衛生管理者（第12条）…………… 114
E　健康診断（労働安全衛生法第66条）… 115
　　1　一般健康診断 ……………………… 115
　　2　特殊健康診断 ……………………… 117
F　過重労働および長時間労働者 ……… 118
G　50人未満の小規模事業所の
　　労働衛生管理体制 …………………… 118
H　女性労働者の母性健康管理 ………… 119
　　1　産前産後の休暇（第65条）……… 119

　　2　育児休暇（第66条）……………… 119
　　3　女性に禁止される業務（第64条）… 120
I　職場におけるメンタルヘルス ……… 120
J　健康保持増進 ………………………… 121
II　職業性疾病 …………………………… 122
A　職業性疾病と労働災害 ……………… 122
B　職業性疾病のいろいろ ……………… 122
　　1　熱中症 ……………………………… 122
　　2　じん肺 ……………………………… 123
　　3　有機溶剤中毒 ……………………… 124
　　4　騒音性難聴 ………………………… 125
　　5　振動障害 …………………………… 125
　　6　電離放射線障害 …………………… 126
　　7　職業性腰痛 ………………………… 126
　　8　ＶＤＴ作業による障害 …………… 126
　　9　金属による健康障害 ……………… 127
　　10　職業がん …………………………… 127

第12章　障害者の医療・保健・福祉の基本　　　　　　　　　　　　　森山　幹夫　129

I　障害とは何か ………………………… 129
A　障害をもつ人たちへの施策の基本 … 129
　　1　障害者の範囲 ……………………… 129
　　2　国際的な障害の分類 ……………… 130
II　各分野の障害者施策 ………………… 131

A　障害の法律上の定義 ………………… 131
　　1　身体障害者 ………………………… 131
　　2　知的障害者 ………………………… 131
　　3　精神障害者 ………………………… 131
　　4　発達障害者 ………………………… 131

Ⓑ 障害者の現状	133	
Ⓒ 障害者施策の基本理念	133	
1 障害者施策の理念	133	
2 障害者施策の推進体制	135	
3 市町村における障害者対策	135	
4 障害者施策の各種計画とサービス	139	
Ⅲ 障害者の医療と保健	140	
Ⓐ 障害者の医療の基本	140	
1 指定難病	141	
2 精神医療	141	
3 自立支援医療	141	
4 利用者負担軽減のしくみ	142	

5 日本の医療における障害者医療の位置づけ	142	
6 障害者の医療と保健の方向性	143	
7 精神科医療・保健分野の方向性	144	
Ⓑ 障害者福祉の基本	145	
1 社会福祉の基本	145	
2 社会福祉の主な運営主体	146	
3 福祉を支えるボランティア	146	
4 これからの福祉の方向	147	
5 セーフティーネット	147	
6 福祉を進めるしくみ	147	
7 人材の養成・確保	148	

患者論と医の倫理

患者論　　　　　　　　　　　　　　　　　　　　　　　　　　　　　　　　　　　川田智惠子

第1章　患者とは―病気と医療の歴史　　　　　　　　　　　　　　　　　　　　150

Ⅰ 患者とは	150	
Ⅱ 病気と医療の歴史	153	
Ⓐ 病気の歴史	153	
1 先史時代	153	
2 古代ギリシャ時代	153	
3 ローマ帝国時代	153	
4 中世の時代	154	

5 中世からの解放期	154	
6 近代以降	156	
Ⓑ 医療の歴史	157	
1 明治時代	157	
2 大正・昭和（戦前）時代	158	
3 第2次世界大戦後から現在	158	

第2章　患者の心理，患者の権利　　　　　　　　　　　　　　　　　　　　　　160

Ⅰ 患者の心理	160	
1 具合が悪いと気づいたときの心理状態	160	
2 病気の原因，病気の回復の要因に関する心理状態	161	
3 医療機関を訪れ患者役割行動を遂行するか否かの判断に関連する心理	162	
4 死にゆく患者の心理過程	164	
Ⅱ 患者の権利	166	

Ⓐ 世界の動き	166	
1 アメリカ	166	
2 世界医師会など	166	
Ⓑ わが国の動き	168	
1 患者の権利宣言	168	
2 開業医宣言とインフォームドコンセント	169	
3 患者の権利に関する法律の制定を求める決議	170	

第3章　患者とその家族の生活　171

I　家族と生活　171
1. 一般世帯人数　171
2. 家族関係　171
3. 家族勢力構造　172
4. 家族員の生活時間とその内容　172
5. 家族役割　172
6. 家族員の生活空間の広がり　173
7. 家族員のコミュニケーション　173
8. 家族員の価値観　173

II　患者と家族　174
1. 生活習慣病患者と家族　174
2. 精神障害者と家族　176

III　患者と遺族　177
1. グリーフワーク　177

IV　外国人の患者とその家族　177

第4章　ライフステージと患者像　179

A　ライフステージ別特徴　179
1. 新婚期　179
2. 養育期　181
3. 教育期　182
4. 排出期　184
5. 老年期　185

第5章　患者−医療者関係　187

I　患者−医師関係　187
1. 戦前〜1980年代頃まで　187
2. インフォームドコンセント（説明と同意）と患者−医師関係　188
3. 慢性疾患が主流になった疾病構造のもとでの患者−医師関係　189
4. 告知における患者−医師関係　190

II　服薬に関する患者−医師・薬剤師関係　191
1. 事例—統合失調症患者の場合　191

III　患者−看護師関係　192

IV　患者−管理栄養士関係　193

V　患者−医療秘書(医療事務職)関係　194

第6章　セルフケアとメディカルケア　196

I　ヘルスケアとは　196
1. ヘルスケアシステム　197
2. 健康生活についての考え方　198
3. セルフケア　199

II　メディカルケアとは　200
1. プライマリ・メディカルケアとセルフケア　200
2. 2次メディカルケア，3次メディカルケアとセルフケア　200

第7章　治療・ケアの場の違いによる患者像　202

I　診療所　202
II　病院　203
1. 特定機能病院　203
2. 地域医療支援病院　203

III　診療方法の違い　203
- **A** 外来診療　203
- **B** 救急診療　204
- **C** 入院治療　205
  1. 一般的な入院—外科的治療を目的とした入院例　205
  2. 教育入院—糖尿病患者の例　206

第8章 終末期患者の治療とケア　207

- **I** 終末期について ……………… 207
- **II** 終末期がん患者の治療とケア ……… 208
  - **A** 事例の紹介 ……………… 208
    1. 最期まで治療を希望した患者の例　208
    2. 終末期がん患者の望む在宅療養の実現を支えた例 ……………… 209
    3. ディグニティーセラピー（尊厳の記録） ……………… 210
  - **B** 事例のまとめ ……………… 211
- **III** 終末期がん患者の治療とケアを充実させるために ……………… 211
  - **A** 緩和ケア ……………… 212
  - **B** 在宅医療 ……………… 212
  - **C** がん医療に関する相談支援および情報提供 ……………… 213

医の倫理　　　　　　　　　　　　　　　　　　　　　　　　　　　伊藤道哉

序章　患者と癒し　216

- Q1：来院，入院している人をなぜ患者とよぶの？ ……………… 216
- Q2：病気と癒しについて考えてみよう ……… 217
- Q3：元気とユーモアについて考えてみよう　217

第1章　医療倫理の必要性　218

- Q1：法律・法規と何が違うの？ ……… 218
- Q2：医療倫理の原則は？ ……………… 220
- Q3：医学研究の倫理は？ ……………… 221
- Q4：倫理審査とは？　倫理審査委員会の役割とは？ ……………… 222
- Q5：利益相反とは？ ……………… 223
- Q6：臨床試験の信頼性を保つには？ ……… 224
- Q7：チーム医療とは？ ……………… 225
- Q8：医療専門職とは？　コ・メディカルは滑稽なのでやめませんか？ ……………… 227
- Q9：臨床で真実を話す留意点は？ ……… 227

第2章　いのちの始まり　出生前診断の医療倫理　233

- Q1：恵比寿様が福の神なのはなぜ？ ……… 233
- Q2：出生前に行われる遺伝学的検査・診断のポイントは？ ……………… 233
- Q3：新型出生前遺伝子診断の倫理問題とは？ ……………… 234
- Q4：検査を受ける前に考えてもらうことは？ ……………… 237

第3章　生殖補助医療の医療倫理　238

- Q1：代理懐胎とは？ ……………… 238
- Q2：出自を知る権利とは？ ……………… 238
- Q3：出自を知る権利を保障するためには？　239
- Q4：国外で着床前診断による体外受精プログラムを受けるリスクは？ ……………… 240

目次

第4章 遺伝子検査の医療倫理　242

- Q1：遺伝性乳がん卵巣がん症候群とは？ …… 242
- Q2：「乳房予防切除」国内で実施へ，効果とリスクは？ …… 243
- Q3：遺伝カウンセリングとは？ ………… 244

第5章 再生医療の倫理　245

- Q1：再生医療の問題点は？ ……………… 245
- Q2：再生医療の法規制は？ ……………… 245
- Q3：幹細胞とは？ ………………………… 245
- Q4：ヒト幹細胞臨床研究の原則とは？ …… 246
- Q5：iPS細胞とは？ ……………………… 246

第6章 脳死・臓器移植の医療倫理　248

- Q1：移植医療とは？ ……………………… 248
- Q2：脳死とは？ …………………………… 248
- Q3：救急現場の看取りの医療とは？ …… 249

第7章 積極的安楽死・尊厳死の医療倫理　250

- Q1：安楽死とは？ ………………………… 250
- Q2：尊厳死とは？ ………………………… 250
- Q3：安楽死・自殺幇助の国際状況は？ …… 250
- Q4：「死の自己決定」「死ぬ権利」を立法化した場合の影響は？ …………………… 251

第8章 人生の完成段階の医療倫理　254

- Q1：終末期の定義とは？ ………………… 254

第9章 災害時の医療倫理　259

- Q1：リスクコミュニケーションとは？ …… 259
- Q2：「個人情報の保護に関する法律」の例外規定は？ ……………………………… 260
- Q3：災害時のリスクコミュニケーションは？ ……………………………………… 260
- おわりに ………………………………… 263

資料編　264

索 引　287

健康とは，疾病とは

第1章 健康とは，疾病とは

I 健康とは何か，疾病とは何か

　「健康」とは何か，そして「健康である」とはどのような状態のことをいうのだろうか。自分の身体が健康であるかどうかは，どのようなことをすればわかるのだろう。

　私たちは，通常，医療機関（病院，診療所）に行き，どこか具合の悪いところがあればその症状を伝え診察をしてもらう。特にどこも悪いと感じないのであれば，健康状態の点検（健康診断，健康診査，人間ドックなど）を依頼することになるだろう。そこではどんなことをするのだろうか。たとえば，身長・体重の測定，血液・尿検査，胸部X線撮影，腹部超音波検査などが行われるかもしれない。しかし，その前に医師または看護師から現在に至るまでの症状や生活状況，過去にかかった病気，家族がかかったことがある病気のことなどについて聞かれるだろう。また，人間ドックなどなら，ほかに視力検査，聴力検査，肺活量などの呼吸機能検査，心電図，上部消化管検査（食道・胃・十二指腸バリウム造影，内視鏡など）も行われるかもしれない。医師はこれらの検査結果を見て，被検者であるあなたの健康状態について説明してくれるだろう。その前に様々な検査の結果について医師は評価をし，画像検査では医師や検査技師は正常な解剖図を思い起こしながら，あなたの画像を見ることだろう。このようにして要素としての検査結果を積み上げ，あなたが健康であるかどうかを評価してくれる。

　一方，太古の昔，日々の食料を確保し，雨露をしのぐためのねぐらを確保することが最大の目標であった狩猟・採集生活時代の人々には「健康」という概念はあったのだろうか。では，奈良時代や平安時代ではどうだろう。さらに時代を下って，武家による封建制度の時代はどうだっ

たのだろうか。

　江戸時代には『養生訓』*1という書物に，人々の健康にかかわる諸注意が記されている。西洋医学がわが国にもたらされた19世紀後半は，コレラ菌などの細菌が次々と発見された時代であり，目には見えない病原微生物による人間の病気，今日で言うところの感染症についての理解と対策が急速に拡大し始めた。19世紀後半以後，上下水道をはじめとする環境対策，検疫や予防接種などによる予防対策，抗生物質や補液療法（いわゆる点滴）などの治療対策が急速に進歩し，今日に至っている。

　「健康」という考え方は，このように感染症を中心とする疾病への対策を人類が手にしたことと無縁ではない。人間の手の届かぬ神秘的な力によるのではなく，病原体や環境という明確な外因，そして私たち人間自身に備わる内因（生活習慣，体力，免疫，その他）の双方がかかわって「疾病」という健康障害が起こるという認識が生まれたのはそう昔のことではないのである。先に述べた現代の医療機関での諸検査を中心とする健康の評価法のもとになる考え方には，身体の構造や働き，病気のメカニズムを解明する様々な知識の体系が存在しているのである。

　1946年の世界保健機関（WHO）*2憲章では，「健康とは身体的だけでなく精神的，社会的にも良好な状態である」ことを掲げ，健康の概念を身体やこころだけでなく社会という点からも考慮すべきであることを唱えた。当時としては新しいとらえ方を世に示したのである。その後，「こころの健康」や，「貧困や差別からの開放」といった点が健康問題として論議されるようになったことは，さらなる健康の考え方の広まりを示すものである。

　健康をめぐる考え方，とらえ方についてはこれからも時代とともに変化していくことだろう。しかし，大切なことは，健康はそれ自体が人生の目標なのではなく，一人ひとりにとっての人生の目標（「幸せ」「満たされた気持ち」など）を実現するためになくてはならない重要な資源として理解されるようになったということである。冒頭で述べた今日の医療機関で諸検査を行って解明される健康状態の大部分は身体の健康に関する事柄である。一部精神の状態に関する情報収集に基づく評価も含まれるかもしれないが，それらの情報に基づくだけで健康かどうかがわかるだろうか。今日の健康の概念はもっと広がり，本人の主観的な気分や気持ち，感覚についても触れている。こころの健康，社会的な健康，貧困や差別からの解放といった面にも心配りをして考える必要が出てきているのである。

*1　養生訓
医師，貝原益軒による医書（1713年）。一般向けに心身修養と健康法などが独自の視点から書かれている。

*2　世界保健機関（WHO）
1948年に設立された国連の保健専門機関。日本は1951（昭和26）年に加盟。WHO憲章の健康の定義は世界の範となっている。

II 年齢と病気

　疾病とは，すなわち病気について，人の一生を考慮すると年齢によりかかりやすい病気の種類や性質にかなり違いがあることに注意する必要がある。

　この世に生まれ出た赤ちゃんは初めて自分の力で呼吸し，栄養をとり，排泄もする。それまでの母親の胎内での状態とは大きな違いがある。このような生まれたばかりの生後24時間以内，さらには1週間未満，28日未満（新生児期），満1歳（乳児期）までの期間は，人の一生の中では生存を脅かされる注意すべき時期である。生後1年未満の死亡は乳児死亡といい，生まれた子ども1000人当たりに換算するときは乳児死亡率といわれている。わが国の乳児死亡率は，スペインかぜとよばれたインフルエンザが大流行した1918（大正7）年には189まで上昇したこともあったが，その後，妊産婦の健康管理や分娩管理，新生児の管理技術の向上，さらには乳幼児健診の充実，新生児・乳児医療の向上など，母子保健対策の効果が作用し，2014（平成26）年には2.1という世界トップレベルにまで下がっている。この乳児死亡率は，単に生まれてくる赤ちゃんの問題だけでなく，その地域や国レベルの衛生状態を反映する指標として世界的に用いられている。

　生後1年未満はやや死亡率の高い時期であるが，1歳を過ぎる幼児期になり青年期前までは死亡率は低いまま経過する。その後年を重ねるごとに少しずつ増加し，40歳代を過ぎる頃から増加率がやや上がり，70歳代以降になると年を重ねるほど上がる傾向を示す。図1-1に2013（平成25）年のわが国の男女別年齢別の死亡率の推移を示す。

　かかりやすい病気を年代に応じて概観してみよう。生まれてまもなくの新生児期と乳児期は出産に伴う障害（分娩麻痺など），先天性の病気（心室中隔欠損，先天性股関節脱臼など）が比較的目立ち，生後6か月過ぎからは様々な感染症にかかり始める。これは，胎児期に母親からもらっていた病気から身体を守るための様々な抗体（本体はガンマグロブリンというたんぱく質）がだんだん減り，その効果がみられなくなる時期だからである。感冒（かぜ）によくかかるのもこの時期以降であり，特に保育所などでの集団保育を受ける環境にあると，最初の半年〜1年は頻回に感染症にかかる子どもがよくいる。

　1歳を過ぎ6歳を過ぎて小学校に入学するまでの期間は幼児期とよば

II 年齢と病気

図1-1 ■男女別・年齢別死亡率（2013）

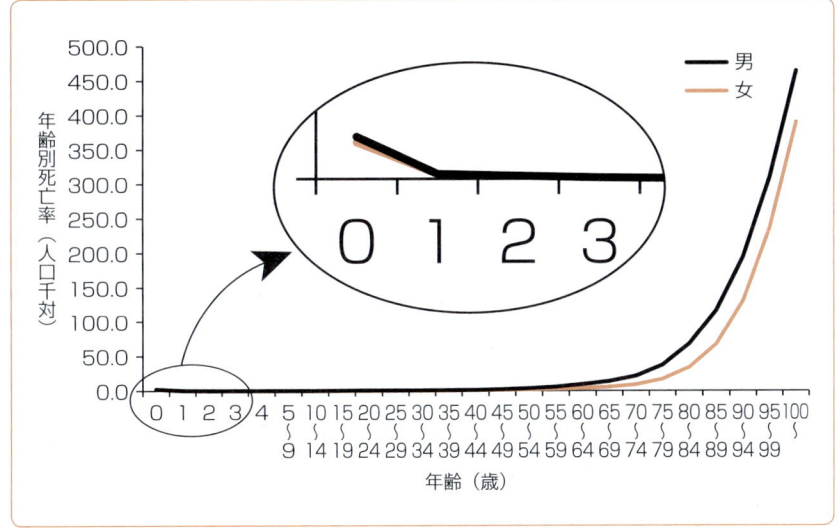

出典／厚生労働省「人口動態統計」

れ，感冒などの感染症によくかかる。また，アレルギー性疾患（気管支喘息，アトピー性皮膚炎，アレルギー性鼻炎，アレルギー性結膜炎，食物アレルギーなど）による症状が出る機会も増える。そのほか，外鼠径ヘルニア，停留精巣（睾丸）などの外科処置を必要とすることのある先天性の病気，ネフローゼ症候群のような腎臓の病気も時にみることがある。病気ではないが，「タバコを食べてしまった（誤食）」「転落して床に頭をぶつけた」「交通事故に遭った」など，動きが活発になる幼児期は不慮の事故にも注意すべき時期である。

　小学校に入学し学童期に入ると，感染症以外の病気にかかり医療機関を受診することは比較的少なくなる。「身長の伸びが思わしくない（成長障害）」「じっとしていられず落ち着かない（注意欠陥・多動性障害）」「食事をとらずやせる（思春期やせ症）」などがまれにみられることがある。また，小児がん（白血病を含む）もこの時期にまれに起こる病気である。小学校高学年〜中学・高校生程度の年代で時にみられる訴えとして，「朝起きの不良」がある。これはよく聞いてみると「午前中調子が悪い」「乗り物酔いをしやすい」などの自律神経の不調を示す症状が複数認められることがあり，起立性調節障害が疑われることがある。

　中学生，高校生の頃は病気にかかって医療機関を訪れることは比較的少ない。しかし，治療法の進歩に伴い，心臓病，腎臓病，アレルギー疾患などで乳幼児期，学童期から引き続き診療を受ける子どもが存在していることには留意すべきである。

5

第1章 健康とは，疾病とは

　思春期以降青年期にはうつ病，統合失調症などの精神疾患を発病し始める時期であることは覚えておく必要がある。これと関連し，自殺企図も思春期以降は時にみられる。モーターバイクの免許がとれるようになる10歳代後半はバイク事故を主体とする交通事故に遭い大けがをする例も出てくる。

　20歳代以降になり，親元を離れ一人暮らしをするようになる，または親元にいたとしても独立性の高い生活を始めると，食生活，運動習慣，休養などの生活習慣の乱れが蓄積した結果，肥満，糖尿病，高血圧，歯周病などが比較的若い年代から起こり始めることがある。いわゆる生活習慣病である。これらの多くは年月をかけて動脈にコレステロールを主体とする物質が沈着し，動脈硬化をきたす。この結果，血管の伸縮性が乏しくなり硬くなって血液が通りにくくなったり，破裂しやすくなったり，血管の内側からはがれた物質が血栓をつくったりという病的な変化が起こりやすくなる。このため，壮年期（熟年期）以降，脳出血，脳梗塞，狭心症，心筋梗塞などの重大な病気を引き起こす危険性を高めることにつながる。

　がんは現代においては，国民の2人に1人が一生涯のうちにかかる可能性があるといわれるくらい，身近な病気となった。先天性の要素の強いがん（神経芽腫など）を含む小児がん，ウイルスによって起こる白血病（成人T細胞白血病），子宮頸がんなども存在するが，他方で生活習慣の乱れが発病を促進させるがん（肺がん，咽頭がんなど）も知られている。このため，青年期以降は通常の健康診査のほか，がん検診を適宜受けることも早期発見という意味で重要である。

　人は老いてくると，身体の様々な働きに支障を生ずるようになる。細胞レベルではリポフスチンというカスのような物質が蓄積し，細胞の働きを妨げるようになる。皮膚にはシミやシワが増える。細胞の機能の衰えや免疫力の衰えのため，感染症にかかりやすくなり，またがんなどの悪性新生物も生じやすくなる。さらには様々な臓器の働きにも障害を生じやすくなる。これらに前述の生活習慣病，動脈硬化などが加わり，様々な病気にかかりやすくなり，病気と共存するような老後の生活を送る人も増えてくる。老年期には複数の病気（たとえば，高血圧，糖尿病，歯周病，がん）を有しながら生活していることも珍しくはない。

　患者さんに接するときには以上に述べたようなことに注意することも大切である。

第2章

病気の歴史

I 古代の医学

　病気やそれを治すための医学の歴史は古く，ほぼ人類の文明の歴史と同じであるといってもよい。それは，医学の歴史がいわば病気に立ち向かう人類の知恵と奮闘の歴史であるからともいえる。

　古代エジプトの象形文字で書かれた記録の一つ『パピルス・エーベルス』では，寄生虫や種々の内臓の病気，眼科，婦人科，腫瘍(しゅよう)・腫れ物の処置など875種類の処方が載っている（紀元前1500年頃）。しかも，当時のエジプトでは公定の治療法があり，医師（現在の医師とは教育・修練のレベルや社会的な地位は異なると思われる）は，その治療法をまもって病人を治療することが求められたという。

　時代を下って，古代ギリシアでは「医学の父」とよばれる**ヒポクラテス**（図2-1）が活躍していた（紀元前400年頃）。ヒポクラテスは健康と

図2-1 ヒポクラテス（紀元前460年頃〜紀元前370年頃）

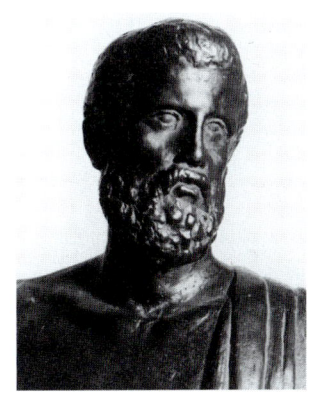

第2章 病気の歴史

病気を自然の現象として科学的に観察し，医術を魔術から引き離すという功績をあげた。同時に，彼が著した『ヒポクラテスの誓い』は，医師のあるべき姿を説くものとして現在に至るまで広く引用されている。ヒポクラテスの誓いを以下に紹介する。

> **ヒポクラテスの誓い**（小川鼎三訳）
>
> 医神アポロン，アスクレピオス，ヒギエイア，パナケイアおよびすべての男神と女神に誓う。私の能力と判断にしたがってこの誓いと約束を守ることを。
>
> 1. この術を私に教えた人をわが親のごとく敬い，わが財を分かって，その必要あるとき助ける。
> 2. その子孫を私自身の兄弟のごとくみて，彼らが学ぶことを欲すれば報酬なしにこの術を教える。そして書きものや講義その他あらゆる方法で私の持つ医術の知識をわが息子，わが師の息子，また医の規則にもとずき約束と誓いで結ばれている弟子どもに分かち与え，それ以外の誰にも与えない。
> 3. 私は能力と判断の限り患者に利益すると思う養生法をとり，悪くて有害と知る方法を決してとらない。
> 4. 頼まれても死に導くような薬を与えない。それを覚らせることもしない。同様に婦人を流産に導く道具を与えない。
> 5. 純粋と神聖をもってわが生涯を貫き，わが術を行う。
> 6. 結石を切りだすことは神かけてしない。それを業とするものに委せる。
> 7. いかなる患家を訪れる時もそれはただ病者を益するためであり，あらゆる勝手な戯れや堕落の行いを避ける。女と男，自由人と奴隷の違いを考慮しない。
> 8. 医に関すると否とにかかわらず他人の生活について秘密を守る。
> 9. この誓いを守りつづける限り，私は，いつも医術の実施を楽しみつつ生きてすべての人から尊敬されるであろう。もしこの誓いを破るならばその反対の運命をたまわりたい。
>
> （日本医師会ホームページより）

中国でも，後漢の頃（3世紀頃），『神農本草経』という草木や鉱物の性質を医薬に応用する書が著され，365種類の薬品が掲載されている。わが国においても，7世紀頃，遣隋使や遣唐使の一行のなかに，医学留学生も含まれていたことから，当時の大陸の進んだ医術に対する関心が高かったことがうかがい知れる。しかし，科学的な根拠をもち，なおか

つ実際に多くの人を病気から救うことが可能になった科学・技術としての医学は近代になってからのことである。

II 近代医学のいしずえ

　現代医学につながる科学的な医学の諸分野の起源については諸説あるが、人体解剖学についていえば16世紀頃からと考えられる。**人体解剖学**は人体およびそれを構成する要素の形態と構造に関する学問である。16世紀中頃、イタリアで解剖学と外科の教授として活躍していたヴェサリウスは、世界初の近代的な解剖学書・解剖図を次々に出版し、人体解剖学を大きく発展させた。ヴェサリウスの解剖学書・解剖図は、ヴェサリウス自らが死体を解剖し、実際の観察に基づいて人体の構造を明らかにしたという点で、それまでの解剖書とは大きく異なっていた。医学生がまず医学に接する最初の学術分野が人体解剖学であるが、16世紀の中頃に、まさにその基礎が築かれたのである。なお、日本で最初の解剖学書は、杉田玄白が1774年に著した『解体新書』である。

　17世紀になると、イギリスの医師でオックスフォード大学教授も務めたハーヴェイによって『動物における心臓と血液の運動の解剖学』が著された。いわゆる血液循環説であり、**生理学**の基礎となる理論である。ハーヴェイ以前には、動脈と静脈はそれぞれ独立のシステムとして血液を流しており、血液は主に肝臓でつくられると考えられていた。ハーヴェイの理論によって、心臓をポンプとして血液が動脈から静脈を循環しているということが初めて示されたのである。

　18世紀になると、数々の実験に基づいて医学的知識は大きく増大した。解剖学や生理学のみならず、病理学や生命現象とかかわる化学の諸分野においても様々な発見があった。さらに、18世紀末には、イギリスの医師**ジェンナー**が牛痘接種法を開発し、予防接種という画期的な医療技術を実用化させた。ジェンナーは、牛が罹患する牛痘という人にとって比較的安全なウイルス病の膿を、8歳の子どもに接種し（図2-2）、当時恐ろしい病気の一つであった天然痘にその子どもが罹患しない（天然痘を予防する）ことを証明したのである。ジェンナーの開発した人類最初の予防接種である**種痘**は、その後、多くの人々を天然痘から救うことになる。

　日本においても、江戸時代末期、種痘は各地の蘭方医（オランダやス

図2-2 ジェンナーによる種痘接種の様子

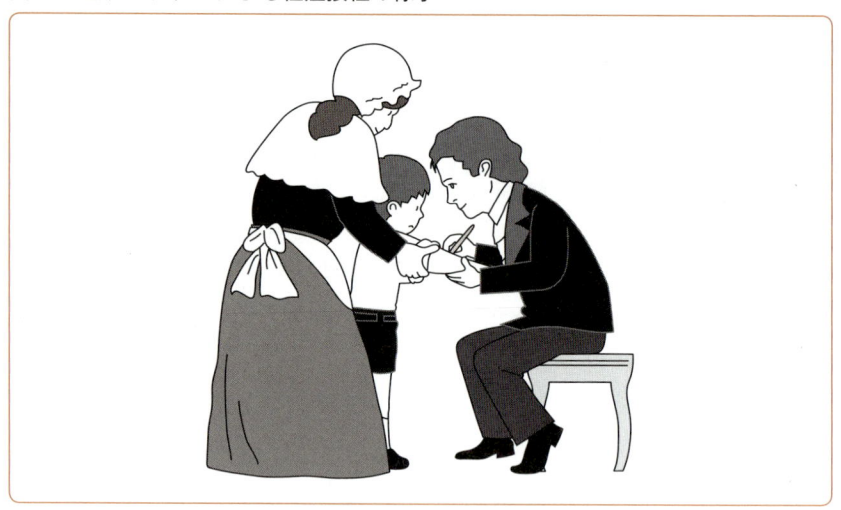

ペインなどの医学を学んだ医師）によって徐々に導入され，1858年には東京神田お玉が池に種痘所（東京大学医学部の前身）ができ，江戸の人々にも種痘が広まった。種痘の成功は，江戸末期から明治にかけて，西洋医学が漢方医学にとって代わる転機ともなった。そして，ジェンナーが種痘を開発してから約200年後の1980年，世界保健機関（WHO）や世界各地の医療従事者の長年の活動の成果として，全世界における天然痘の根絶が宣言された。ジェンナーが「近代免疫学の父」ともよばれるゆえんである。しかし，種痘は当初，人々にすんなりと受け入れられたわけではない。牛痘を受けると「牛になる」などといったデマや抵抗も多く，当時の医学界はジェンナーの業績をなかなか認めようとはしなかったという。予防接種という当時では画期的な概念に基づく方法だけに，それに社会がついてくるのに時間がかかったのである。このような状況は，今でも少なからず起こりうることであろう。

III 感染症の脅威と感染症との闘い

前述したように18世紀に医学は大きな発展を遂げ，種痘という画期的な発見もあった。しかし，感染症はその後も人類を脅かす主要な病気であった。19世紀になっても，数々の感染症が人々を苦しめ，多くの命を奪った。

とりわけ，コレラはインドでの流行を皮切りに，世界中に広まり大流

行した。コレラはコレラ菌によって起こる感染症であり，激しく続く下痢と嘔吐を主症状とする。高度の脱水の結果，死亡する患者も多く，当時のコレラ患者は2人に1人が死亡したともいわれる。しかも，コレラ菌がコッホによって発見されるのは1883年であり，当時はコレラ流行の原因がまったく不明なことから，対策も立てられなかった。

イギリスの首都ロンドンでも，コレラはたびたび流行していた。1854年，ロンドンの医師スノウは，地区別の死亡統計から，水道の供給とコレラによる住民の死亡との間に一定の関連があることに気がついた。当時，ロンドンには複数の水道会社があり，それぞれテムズ川の異なる地点から取水をしていた。スノウは，コレラによる死亡が飲み水などの様々な要因によって影響されることを知っていた。そこで，スノウは異なる水道会社の水道供給（実際には水道ポンプ，図2-3）が入り込む地域におけるコレラの死亡状況を世帯ごとに丹念に調査し，特定の水道会社の水に含まれる何かが原因であることを突き止めた。そして，その水道の供給を止めさせることでコレラの流行を終息に向かわせたのである。これが病気とその原因を数量的に解明する**疫学**の誕生である。

その後も疫学は，感染症の**アウトブレイク（突発的流行）**時の原因究明に大きな力を発揮するとともに，20世紀後半においては，高血圧や心臓病，がんなどの非感染性の病気の原因解明にも大きな役割を果たすことになる。

19世紀を通して人類を苦しめた感染症であるが，19世紀終わり頃にな

図2-3 ロンドンのスノウ記念の水道ポンプ

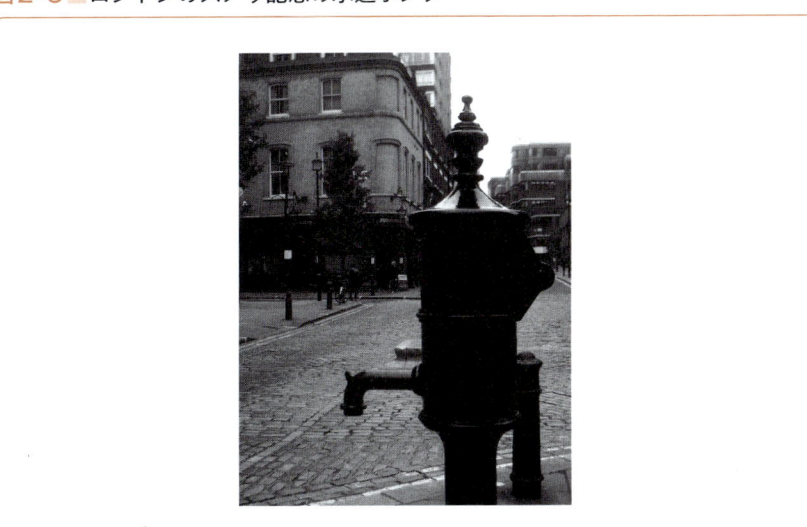

ると細菌学が大きく発展し，深刻な事態に変化の兆しがみられるようになる。フランスの化学者パスツールは，煮沸して放置した肉汁は腐敗しないことを実験で確かめたことでも有名だが，目に見えない微生物が病気の原因になることや，弱毒化させた菌を接種することで病気を予防できること（ジェンナーの種痘の基礎となる理論）を初めて唱え，「近代細菌学の祖」とよばれた。

同じ頃，ドイツの医師コッホは顕微鏡による丹念な観察から，微生物が病気の原因となることをパスツールとは別個に明らかにするとともに，自らの手で結核菌とコレラ菌を発見した。コッホはその後，大学教授や伝染病研究所の所長となるが，日本の「細菌学の父」とよばれる北里柴三郎（図2-4）の留学先での研究指導者でもあり，1908年に来日もしているという点で日本とのつながりが深い。他方，北里柴三郎は留学中に，破傷風菌の純粋培養の成功や破傷風抗毒素を発見して血清療法の基礎を築くなど大きな業績を上げた。帰国後も，伝染病研究所所長就任や慶應義塾大学医学部創設などに貢献し，日本医師会（当時は大日本医師会）の初代会長も務めた。

感染症の脅威に対して，その直接的原因が微生物であること，流行をくい止める対策として疫学的方策や予防接種のあることが19世紀に明らかになった。しかし，これらだけでは感染症との闘いには不十分である。感染症の治療法として現在広く使われている抗生物質の発見は，もう少し待たねばならなかった。

19世紀には，外科治療においても大きな進歩があった。麻酔法と殺菌消毒法の確立である。後者は前述の細菌学の進歩と関連しているが，前

図2-4 ■ 北里柴三郎（1853～1931）

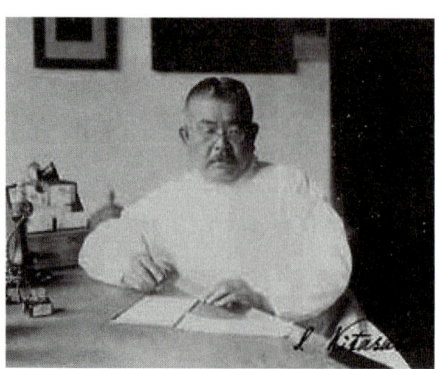

出典／北里大学ホームページより引用

者については苦難の歴史があった。18世紀の終わり頃から手術の痛みを軽減するため，様々な薬剤，薬草，ガスが「麻酔」として試みられていたが，犠牲も少なくなかった。日本でも，紀州（現在の和歌山県）の医師，華岡清洲が1804年に種々の薬草を使った全身麻酔薬で乳がんの手術を成功させているが，その過程で実験台となった妻が失明したとされる。そのようななか，麻酔法を広く確立させたのは，1846年にアメリカ・ボストンのマサチューセッツ総合病院においてモートンが実施したエーテル吸入麻酔法であった。その後，麻酔法は急速に世界に広まることになった。

Ⅳ 抗生物質の発見

　1920年代，ロンドンのセント・メアリ病院医学校に医師として勤務していたフレミングは第1次世界大戦に軍医として従軍した経験から，感染症の治療法の開発に没頭していた。研究を続けるなか，細菌の実験培地に，ある種のカビがたまたま混入し，細菌の繁殖を抑えていることを見つけた。フレミングは，これから着想を得て1928年，ついに**ペニシリン**を発見した。ペニシリンという名称は，青カビの学名からとったものである。しかし，ペニシリンが医療現場に使われるようになるのは，それから約10年後，別の研究者たちがペニシリンの純度の高い生成法と大量生産の技術を生み出してからであった（図2-5）。

　ペニシリンは第2次世界大戦時に兵士の治療に使われ始め，戦後はさらに多くの抗生物質が開発され広く使われるに至っている。現在，抗生物質に耐性をもつ細菌（MRSA（メチシリン耐性黄色ブドウ球菌）など）が現れて，医療現場で問題になってはいるが，抗生物質が人類の感染症との闘いの大きな武器になっていることは間違いない。

図2-5 ■ ベンジルペニシリンの構造式

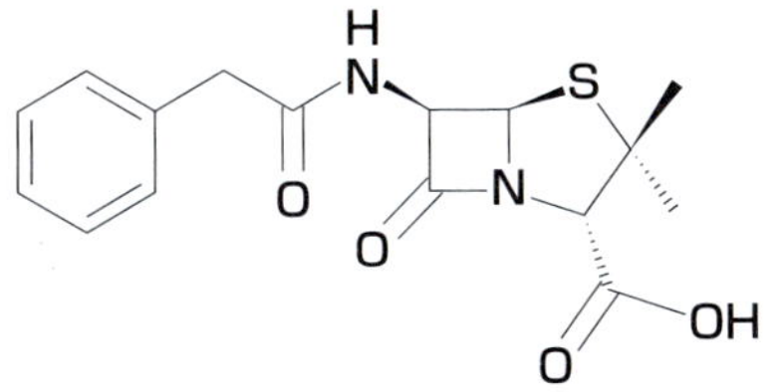

第2章 病気の歴史

Ⅴ 感染症から生活習慣病へ

　わが国において，死亡統計の記録が残る1899年〜第2次世界大戦後間もない時期まで，死因の上位は感染症によって占められていた。19世紀のヨーロッパと同様，わが国でも貧困と劣悪な衛生環境が多くの感染症を引き起こし，また多くの人の生命を奪っていたのである。実際，戦後間もない1947年の死因の第1位は結核であり，第2位は肺炎および気管支炎，第3位は胃腸炎であった。ところが，最近の統計（2014）では，死因の第1位は悪性新生物，第2位は心疾患，高齢化の進行により第3位に肺炎が位置するものの，第4位は脳血管疾患と状況が大きく変化している（図2-6）。戦後およそ70年間の経済発展と衛生状態の改善，そして健康に関する知識の普及や医療の進歩などにより，日本人の主要死

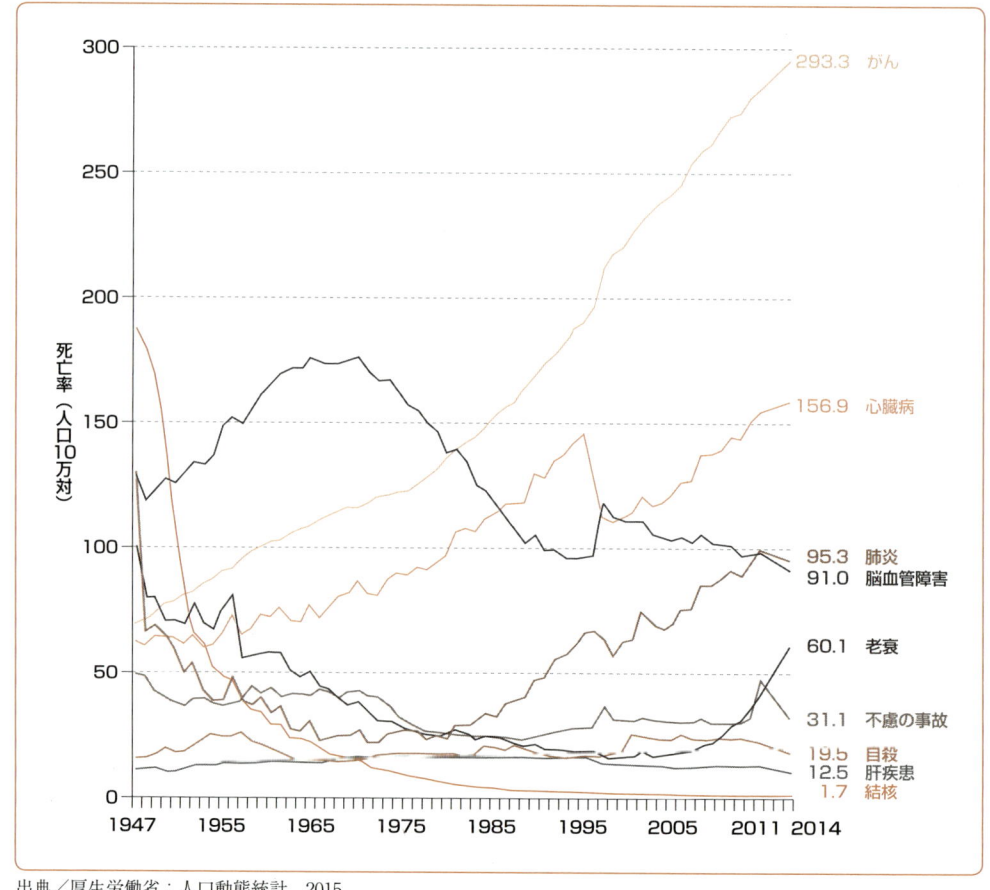

図2-6　わが国の主な死因別にみた死亡率の年次推移（1947〜2014）

出典／厚生労働省：人口動態統計，2015.

因が感染症から，加齢や生活習慣に起因する病気に変わったのである。

感染症と生活習慣病の大きな違いは，前者が感染の原因となる細菌やウイルスの存在を病気の発生の前提としているのに対し，後者では遺伝や広い意味での環境要因を含む複合的な要因で病気の発生に至る点である。すなわち，生活習慣病では複数の要因が複雑に絡み合って病気（しかも一つの病気とは限らない）を引き起こしている。その結果，生活習慣病対策は複合的な策が必要となる。たとえば，予防においては禁煙指導や減量指導，適度の運動の推奨，定期的な健診受診など，一つひとつでは十分ではなくても，組み合わせることで大きな成果を期待することができる。治療においても，薬剤治療のみならず，患者が生活習慣改善に取り組むよう医療者が支援することで治療効果が高まる。

VI 社会の変化と病気

前述のように，現在，多くの先進国において，感染症に代わって，加齢や生活習慣に起因する病気が猛威を振るっている。しかし，20世紀以前あるいは第2次世界大戦以前に比べれば，人類の健康は明らかに改善しており，寿命は大きく伸びている。また，多くの病気についての予防法や治療法が開発されている。そのような文脈からいえば，今後も医学は進歩を続け，病気の脅威は確実に軽減されていくことが期待できるだろう。

他方で，経済環境の大きな変化と所得格差の拡大を受けて，社会経済要因が人々の健康に与える影響が懸念されている。健康的な生活習慣を手に入れるためには，ある程度の所得や周辺環境の整備が必要である。非正規雇用のため十分な所得が得られなかったり，あるいは過重労働で健康的な生活習慣が保てなかったりする人は少なくない。あるいは，地理的障壁や経済的制約で医療サービスへのアクセスが制限されている人もいる。急速な少子高齢化の進行は，将来の社会保障制度とその財源に不安を投げかけている。

現代の医学・医療の課題は，科学技術の発展や生活習慣の改善のみならず，社会経済要因ともかかわっているのである。これらの要因をどのように制御し，人々の健康と生活の質（quality of life：QOL）を維持・増進できるかは新たな医学・医療の課題といえるだろう。

第2章 病気の歴史

参考文献
- 小川鼎三：医学の歴史．中央公論社，1964
- 二宮陸雄：新編 医学史探訪―医学を変えた巨人たち．医歯薬出版，2006
- 川上憲人，小林廉毅，橋本英樹：社会格差と健康―社会疫学からのアプローチ．東京大学出版会，2006
- Bynum W, Bynum H（鈴木晃仁，鈴木美佳・訳）：Medicine―医学を変えた70の発見．医学書院，2012

第3章

文化と病気

I 人々の病気観

　文化や言語の違いほどではないにしても，国や民族によって，病気や治療に対する見方，考え方は異なることが知られている。その代表的な例は，**西洋医学**と**東洋医学**の病気観の違いであろう。

　西洋医学では，人間の病気を臓器別，機能別にとらえ，さらに個々の要素に分解して原因の解明や治療に取り組む。たとえば心筋梗塞は，心臓の組織に栄養と酸素を送る冠動脈（冠状動脈）とよばれる血管が，動脈硬化などによって詰まってしまい，その先にある心臓の組織が壊死してしまうことから起こる深刻な病気である。西洋医学では，このような状態を症状からだけでなく，心電図や心エコー，血液検査などを行って正確な診断をする。また，冠動脈が完全に詰まってしまう前に冠動脈の造影検査などを行って詰まり具合を把握し，心筋梗塞を防ぐための治療を行ったりする。つまり，心筋梗塞という病気のメカニズムを明らかにしたうえで治療を行うには，心臓の構造や機能に関する正確な知識を積み上げていく必要がある。

　このように西洋医学では，個々の臓器の構造や機能などの正確な理解を前提に，病気の診断と治療を行うことが多い。そのため，循環器科，消化器科，呼吸器科など臓器別・機能別の診療科が数多く開設されてきた。もちろん，内科，外科，小児科，老年科などのように，特定の臓器を標榜しない診療科もある。特定の臓器に特化せず，患者の抱える複数の問題に対応できる診療科は基本であり，もちろん重要性に変わりはない。

　一方，東洋医学の一つである**漢方医学**では，ヒトを個々の構成要素には分解せず，その生体全体としてのホメオスタシス（恒常性）を重視す

る。ホメオスタシスとは，外部環境の変化に合わせて体温や脈拍などを一定に保つ生体の機能のことである。漢方医学では，病気は生体のホメオスタシスの乱れから生じると考え，診断にあたっても特有の診察法を用いる。さらに，治療に種々の生薬（しょうやく）とよばれる植物や動物などから採取された成分をそのまま薬として用いることも，西洋医学との違いである。

　このように西洋医学と東洋医学には根本的な違いがあるが，それには長い歴史のなかでの知識と経験の積み重ねによるものだけではなく，それぞれの文化に根ざした独自の発展が寄与していると思われる。そして，このように文化と人々の病気観とのかかわりを取り上げる学問分野が**医療人類学**である。代表的な医療人類学の専門書として，大貫恵美子の『日本人の病気観─象徴人類学的考察』がある。このなかで，大貫は日本人の様々な健康行動を医療人類学的に分析している。たとえば，次のような記述がある。

　「日本の子どもにとって，外から帰宅したら靴を脱ぎ，手を洗い，場合によってはうがいをするということは，初期の社会化訓練の一環として非常に大事な事柄である。外に出たらばい菌がたくさんいるので，帰ってきたらまず靴を脱いで，家の中によごれが入らないようにし，次に手や喉（のど）についてきたばい菌を水で洗い落とすのだと，われわれは説明するわけである。この際に使われるばい菌という言葉は比較的歴史の浅いもので，西洋から病原菌理論が輸入されて後，使われ出したのだが，…（中略）…。ばい菌とは遍在的な外部なのだ。そこで自ら（内部）を家の中で清く保つため，汚れを落とすことが必要とされる。内部と清浄，外部と汚濁という象徴的図式が成り立っている」[1]。

　これ以外にも，日本人の衛生習慣が，内（家）と外を峻別（しゅんべつ）する文化的習慣と密接に結びついていることを示す具体例がいくつも紹介されている。その中には帰宅後の手洗いのように，結果として良い衛生習慣に結びついているものもあるが，ほとんど関係ないものも含まれている。

II 日本人にとって「医療」は身近な存在

　文化と病気観のかかわりを前述したが，西洋医学や西洋文化が浸透しているわが国においても，人々の医療に対する考え方や行動には西洋の人々と異なるところが観察されている。たとえば，日本人が1年間に医療機関（医師）を受診する回数は平均15回程度であるが，アメリカやド

イツ、フランスなどではその約半分、イギリスに至っては1/3程度である。スイス・ジュネーブに本部のある世界保健機関（WHO）が、2000年の年次報告書で世界の国々の医療制度の評価を行ったが、そこで日本の医療アクセスの良さを高く評価している。日本は医療制度においても、個々の医療機関においても、患者が受診しやすいような環境を整備するとともに、患者の側でも医療サービスをたいへん身近なものと感じていることが、受診回数の多さからわかる。実は先の医療人類学の書にも以下のような記述がある。

「日本人の頻繁な病院通いは、かれらがいかに自らの健康状態に怠りなく気を配り、微細な不調も敏感に感知し、かつ、それについて臆することなく医師に相談するか、ということをも反映している。過去の記録にも同様の傾向をみてとれることが、この解釈を立証している」[2]。

そして、江戸時代末期〜明治初期にかけて活躍した医師の診療記録に基づいて、日本人の頻繁な受診行動が現行の医療保険制度が施行されてから急に始まった現象ではないことを指摘している。

医療機器についても興味深いデータがある。フランス・パリに本部のある経済協力開発機構（OECD）が集計した先進諸国における医療関連データの報告書によれば、わが国の人口当たりの画像診断機器（MRI、CT）の普及台数は先進諸国のなかで突出して高い値となっている（図3-1）。日本の病院がいかに最新医療機器の導入に熱心かが示されている。患者の側についても、そのような最新医療機器への関心が高いことを示す調査報告は少なくない。他方、病院の宣伝のために高度医療機器が使われているという指摘もある。いずれにしても、医学知識は国を超えて共通であっても、人々の病気に対する見方、治療や医療サービスに対する考え方、親近感などには違いがあり、その背景にはその国の文化、歴史、国民性があることは想像に難くない。

ところで、最近の日本では、救急外来のいわゆる「コンビニ受診」や救急車の「タクシー利用」とよばれる事態が一部で問題となっている。このような行為は、文化や国民性というよりは、むしろモラルの低下という問題であり、改善に向けた有効な手立てが求められる。

図3-1 ■OECD諸国における人口100万人当たりのMRI数とCT数（2009）

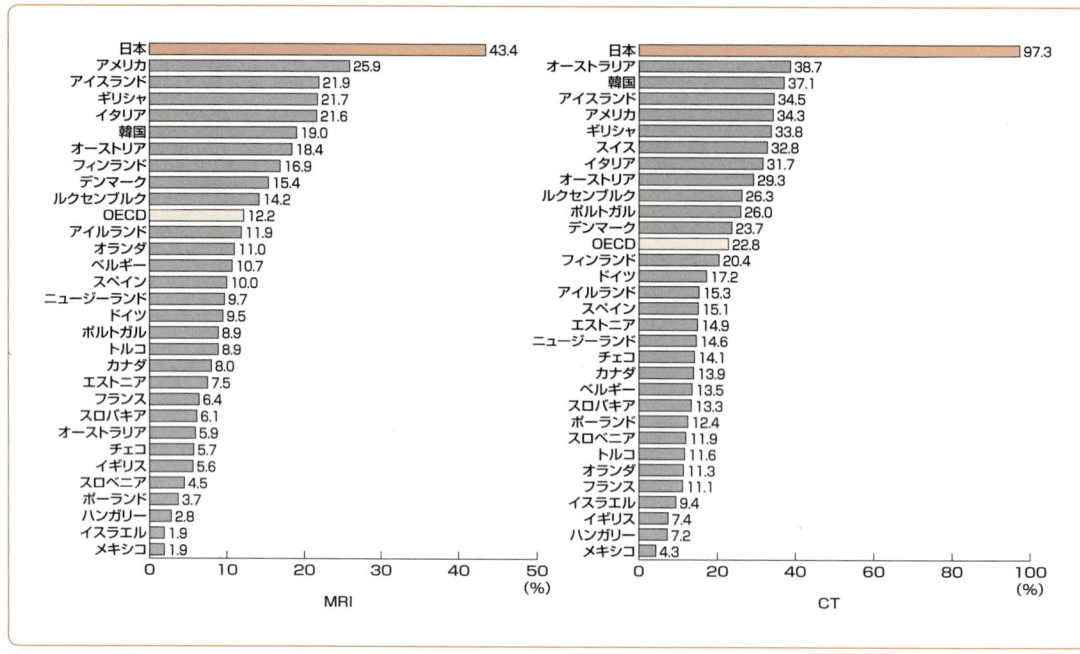

出典／OECD Health Data, 2011　http://www.oecd.org/health/healthdataを引用・一部改変

III 病気と偏見

　人々の病気に対する見方を文化論・文明論として前述したが，病気に対する見方が一転して偏見につながることもある。そうなると状況は深刻である。とりわけ，かつては原因が解明されておらず（感染症であることもわからず），症状が徐々に出現してくる感染症，具体的には結核やハンセン病などは偏見とつながりやすく，患者は強制的に隔離されたり，断種が行われるなど，人権や尊厳を無視した扱いが行われていた。

　また，病気の原因が解明されても，感染経路のなかに性交渉が含まれる場合には，病気と偏見の問題が生じやすい。19世紀末〜20世紀初めにかけて，カナダ，アメリカ，イギリスの名門大学医学部教授を歴任したウイリアム・オスラーは，当時猛威をふるっていた性病（現在は性感染症（STI）という）に関して次のように述べている。

　「梅毒と淋病は，感染症のなかでは特別な存在である。なぜなら他の感染症に対する我々の取り組みは真剣そのものである。それらについては人間と自然の関係が陰に陽に示されるので，健康を脅かす存在だとい

Ⅲ 病気と偏見

図3-2 世界エイズデーのポスター

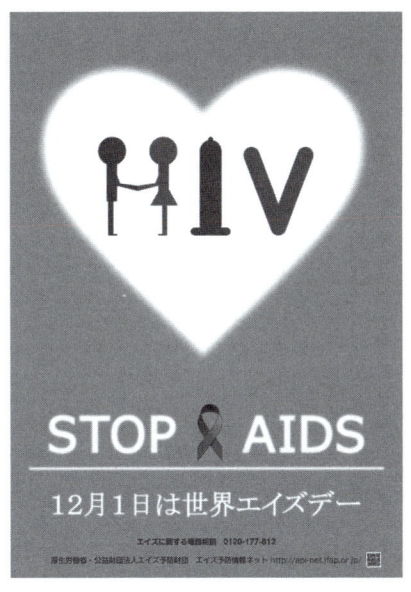

出典／エイズ予防情報ネット　http://api-net.jfap.or.jp/index.htmlより引用

うことが絶えず正確に伝えられる。しかし，梅毒と淋病ではその恐ろしさが正確に伝えられていない。

　まず第一に気づくのは，スチーブンソン博士による1915年の人口動態統計には，性病の記載がないことである。特に論じられている18死因は3つを除いてすべて感染症であり，結核や肺炎が上位に位置しているが，梅毒の名はない。梅毒は今も昔も信頼できるデータが手に入らず，統計学者の絶望の種なのである。しかも梅毒患者は死後も偏見につきまとわれ，種々の報告には，梅毒という特別の見出しがつくのである」[3]。

　実際には，当時のイギリスにおける梅毒による死者は6万人以上であり，ロンドンの人口の約10％が梅毒に罹患していた。しかし，梅毒患者は姦淫を犯した宗教的罪人として社会から黙殺されていた。オスラーはこのような状況に警鐘を鳴らし，社会に対する啓発キャンペーンや梅毒患者が相談・治療を受けやすい専用クリニックの設置，治療継続の重要性を訴えた。オスラーの訴えは性病条例に生かされ，イギリスの梅毒はしだいに制圧されていくのである。

　現代においても，一部の病気に対する偏見は少なからず存在する。1980年代に病気の存在や原因ウイルスが解明されたHIV/AIDS（ヒト免疫不全ウイルス・後天性免疫不全症候群）についても様々な偏見があび

せられたが，これに対して国内外で官民あげた啓発キャンペーンが今もなお続けられている（**図3-2**）。あらゆる病気に対する偏見をなくし，すべての患者が必要な医療を安心して受けられる社会を皆でつくっていきたい。

引用
1）大貫恵美子：日本人の病気観―象徴人類学的考察．p.29-30，岩波書店，1985
2）前掲書1）．p.247．
3）寺尾浩明，他：オスラーの性病対策．日本公衆衛生雑誌 34：730-733，1987

参考文献
・後山尚久：漢方医学入門．診断と治療社，2007
・WHO: The world health report 2000 - Health systems: improving performance. WHO, 2000 http://www.who.int/publications/en/
・二木立：日本の医療費―国際比較の視点から．医学書院，1995
・西谷弘，他（編集）：標準放射線医学　第7版．医学書院，2011
・東京都：東京都保健医療計画（平成25年3月改定）．東京都福祉保健局医療政策部医療政策課，2012

第4章 物理学的・化学的・生物学的・社会的環境と疾病

　環境は，人間を取り巻くすべてのものを指す言葉で，視点によって，暑さ（暑熱）や動き（振動）といった物理学的環境，分子化合物などの化学的環境，病原体などの生物学的環境，社会・心理・文化面に着目した社会的環境の4つに分けることができる。

　人間を含めすべての生物は，生きていくために必要なものを環境から取り出し利用している。適度な量や種類であれば人間にとって快適であっても，度を過ぎると害になる。たとえば，食塩は化学的には塩化ナトリウムとよばれる化学物質である。日常生活における適度な利用は，料理に欠かせない。一方，暑熱下で摂取が足りない場合は熱中症に，慢性的な塩分過多は脳出血や腎臓病にかかりやすくなり，一気に多量に摂取すると命を落とすこともある。

I 物理学的環境と疾病

A 温熱による健康への影響

　温熱は，**気温**，**湿度**，**気流**（風速），**輻射熱**の4要素に分けて評価される。たとえば，**不快指数**は，気温と湿度を用いて計算される。気温が同じであれば，湿度が高いときや風の少ないときのほうが暑く感じる。つまり，温度だけでは温熱感覚は決まらない（図4-1）。

　人間は温熱に対して，体内で熱をつくり出したり（産熱），皮膚から熱を失ったり（放熱）してバランスをとっている。たとえば温度が高い場合は，汗を出して熱を放出している。しかし，体温の調整機能を超えるような高温あるいは低温に長時間さらされると，熱中症や低体温症などの重篤な健康障害が生じる。

図4-1 ■ 物理学的環境による人体への影響のイメージ

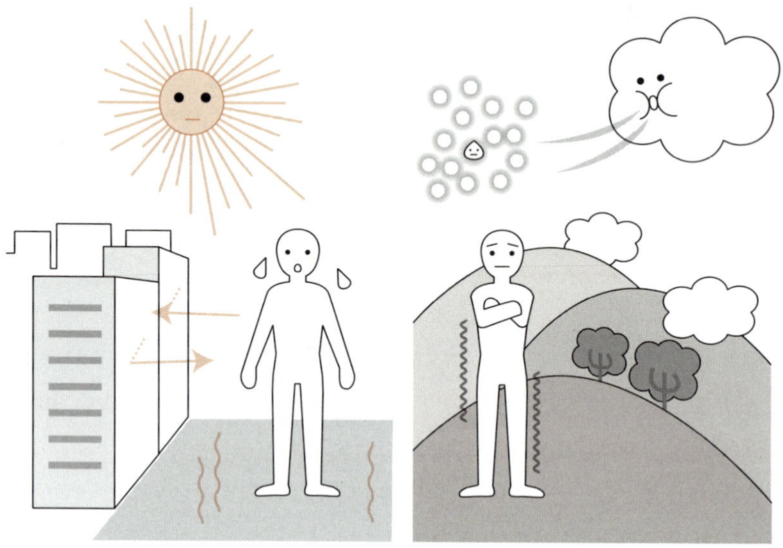

1 熱中症

　熱中症は，高温多湿下などで体内の水分や電解質の平衡が崩れたために生じる。環境の気温が28℃以上で発生し始め，33℃以上で多く発生する。熱中症はさらに細かく，①脱水により血液量が減少することがきっかけで生じる**熱虚脱**，②水分だけを補給し，電解質を補給しない場合に生じる**熱痙攣**（けいれん），③高温下で体温調節ができなくなった**熱射病**の3つの型に分けられる（第11章参照）。

2 低体温症

　低体温症とは，冬山や河川での遭難のほか，泥酔や薬物服用下で寒冷にさらされることによって体温が35℃未満となった場合をいう。

B 気圧・水圧による健康への影響

　気圧とは，大気を引き寄せる地球の重力によって生じる圧力で，人間はこの圧力とその変化に対応できるようになっている。一般に標高の低い平野部では，約1気圧である。標高が高くなると気圧は下がり，3000mではほぼ半分になる。1万m付近を飛ぶ航空機内では0.85気圧程度に維持されているが，重度の肺疾患や心疾患がある患者などでは健康障害が生じることがある。水中では水からの圧力（水圧）がかかり，

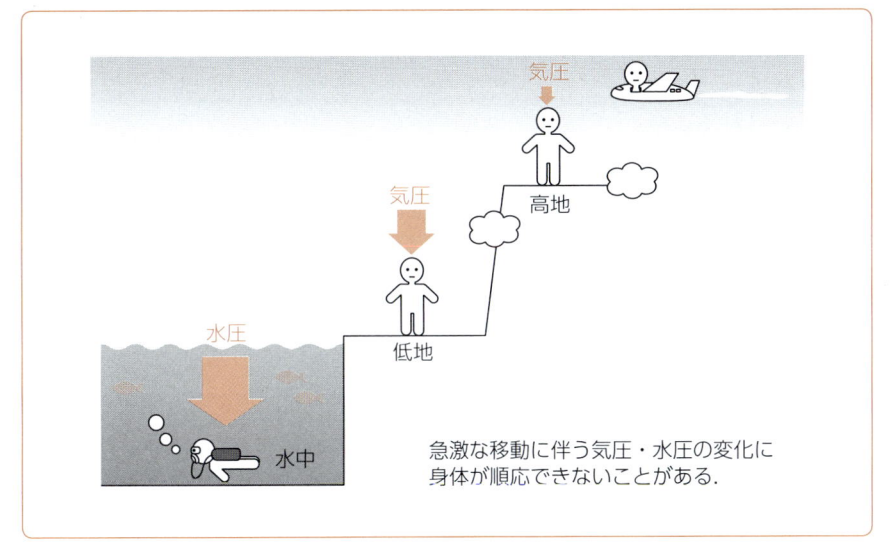

図4-2 ■気圧と水圧による人体への影響のイメージ

急激な移動に伴う気圧・水圧の変化に身体が順応できないことがある.

10m深くなるごとに1気圧分の圧力が増加する（図4-2）。

1 高山病

　2500m以上の高山に短時間で達した際に急性高山病にかかることがある。頭痛や呼吸困難，めまいや悪心などの症状を認めるが，高所に順化（馴化，慣れること）するとともに軽快することが多い。

2 減圧症（潜水病）

　減圧症は，圧力がかかった状態（高圧環境）から日常レベルの圧力に身体を慣らさずに戻るとき，たとえばスキューバダイビングや潜水作業中に深いところから急激に水上に戻る場合などに発症する。潜水病ともいい，高圧環境下では血液や脂肪組織に大量に溶解していた空気（特に窒素）が，急速に減圧環境下に戻ると気泡化してしまうことによる。減圧症と呼ぶ。減圧症による障害は，関節痛をはじめ，めまい，感覚異常，四肢麻痺，頭痛，嘔吐，視野欠損，失禁，痙攣，昏睡など，重症なものでは中枢および末梢神経症状まで及ぶ。減圧症は減圧直後から12時間以内に始まる。

C 騒音による健康への影響

　音は適度な範囲内では音楽や会話など快適であるが，過度になって耳などの聴覚や全身にとって有害な場合には騒音となる。音の強さは，単

位面積当たりの通過エネルギーによって測定され、dB（デシベル）で評価される。周波数の高い高音域の騒音は**聴力障害**を引き起こしやすい。日常会話には支障が現れにくいため、聴力検査には高音域を含めた検査が用いられる。

D 振動による健康への影響

振動による健康影響の代表的なものに、**乗り物酔い**（**動揺病**）がある。0.5Hz（ヘルツ）以下の振動で中枢神経系に影響が出始め、5〜30Hzでは臓器の共振による障害が生じる。低い周波数での影響が大きい。

一方、手や上腕などの特定部位で強く振動するチェーンソーなどの場合は、手が冷たい、手が発作的に白くなるなどの症状のほかに、耳鳴りや身体がふらふらするなどの全身の症状も現れる（**白ろう病**）。

E 放射線による健康への影響

放射能の崩壊によって生じるX線、γ線などの電磁波、α線、β線、中性子線などの粒子線は、気体をイオン化（電離）する性質が強いことから、電離放射線とよばれる。これらが身体に照射されると、遺伝子の変化などを生じて**放射線障害**を引き起こす。可視光線、赤外線、紫外線、電波などはイオン化する性質が弱い。電離放射線は、自然界や建物に使われている岩石、宇宙、そして人間自身の体内に含まれる一部のカリウムからも出ている。レントゲン（X線）などの検査でも人工放射線を被曝する。

空間を飛び交う放射線量の多さは空間線量率とよばれ、シーベルト毎時（Sv/時）を用いて評価される。グレイ（Gy）は放射線の種類による吸収力の差を調整していない放射線量の指標である。身体に被曝した放射線量は実効線量とよばれ、測定単位はシーベルト（Sv）で表され、その1000分の1の単位のミリシーベルト（mSv）がよく用いられる。1mSv/時の空間線量率の場所に1時間滞在すると、1mSvの放射線を被曝する。放射能は崩壊しやすいほど強く、1秒間当たり平均1個の原子核が崩壊するときに1ベクレル（Bq）と評価する。

原子力関連施設の大事故などで1Sv以上という甚大な被曝を受けると急性障害が起こり、疲労感、頭痛、嘔吐などがみられ、2Sv以上では死亡する者が現れる。1Sv未満では、がんなどの放射線障害が生じる。広島・長崎の原爆被爆者を対象としたコホート研究では、一度に被曝した放射線量によるがんの発症リスクが報告されている。成人が200mSv

以上の線量を被曝した場合に，がんにかかる者が増加したが，200mSv以下の線量域では明確な増加は確認されていなかった。これらの先行研究をもとに，放射線科医やX線技師など，一般の放射線を扱う業務での実効線量を「電離放射線障害防止規則」で規制している。その被曝限度は通常作業5年間で100mSv，1年間で50mSvを超えないことと設定されている。

自然界に存在する放射線の強度は地域によって異なり，世界には10mSv/年以上の高い放射線量率の住居地があるが，明らかな健康影響はみつかっていない。世界の平均は2.4mSv/年で，わが国の年間の平均被曝線量は2.1mSv/年である。日本での放射線の主な内訳は宇宙から降ってくる放射線が0.3mSv/年，地中の土壌や岩石から0.3mSv/年，食物から取り込む放射能からの放射線が1.0mSv/年，空気中から0.5mSv/年である。これらのほかにX線を用いた検査では放射線を医療被曝することになり，1回当たりのX線CT検査は2.3mSv/年，胃の単純X線検査では0.04mSv/年，胸部単純X線検査では0.01mSv/年である。

II 化学的環境と疾病

化学物質は，粉じん，蒸気，ミスト，液体，ヒューム（金属ヒュームまたは溶接ヒュームともいう）の形で，呼吸（経気道吸入）や，皮膚（経皮吸収），胃腸（経口摂取）などを通じて吸収する。ヒュームは，溶接などによって生じた金属の粒子で，空気中を浮遊する。これらは吸収された後に中毒を起こすことがある。以下，代表的な化学物質と引き起こされる健康障害について示す。

1 一酸化炭素中毒

一酸化炭素（CO）は，酸素（O_2）よりも血液のヘモグロビンと結合しやすい。そのため一酸化炭素を吸入すると，ヘモグロビンは酸素と結合できなくなり，酸素欠乏状態となってしまう。酸素が欠乏すると中枢神経系が最も影響を受けやすく，頭痛やめまいといった軽症から，死に至ることもある。

2 有機溶剤中毒

有機溶剤は，油脂，樹脂，ゴムなどを溶かす有機の液体の総称で，接

着剤，塗料，カラー印刷のインクなどの溶剤として，また，金属医療用具の洗浄剤などとして様々なものが広く使われている。総じて有機溶剤は揮発性が大きく，蒸発したものを吸いやすい。また脂溶性が大きく，皮膚からも吸収されやすい。脳組織に吸収されると麻酔作用を生じ，倦怠感，頭痛，頭重，めまいなどが生じる（第11章参照）。

3 金属中毒

鉄，銅，亜鉛，クロム，コバルトなどの金属は生体にとって必要不可欠なものであるが，大量の鉛，水銀，カドミウムなどは健康に害を及ぼす。金属は体内に蓄積しやすく，慢性中毒を起こすことが知られている。

4 じん肺

粉じんを吸入すると肺に沈着する。長期にわたると肺の組織に線維化が生じて，肺の酸素取り込み機能が障害されるじん肺になる。また気管支炎や肺気腫も生じ，肺結核や肺がんを併発することが多くなる。断熱材などに使われていた石綿（アスベスト）の繊維1本は直径0.02〜0.35μmときわめて小さく，肺の奥まで入り込み，肺がんや中皮腫などの悪性腫瘍の原因となる。

III 生物学的環境と疾病

人間は生態系の一部をなしており，様々な生物種とかかわり合いをもって生活している。そのなかには人間の健康に影響を与える危険な生物もあり，病原体（病原微生物）とよばれるような小さなものから，脊椎動物まで多岐にわたる。都市化が進むと人は自然環境との直接的な接点は少なくなり，危険な生物と遭遇しにくくなっているが，人口密度が高いことは感染症を流行させる素因となっており，人間は今もなお多くの生物学的環境にさらされているといえる（図4-3）。

A 病原体と感染経路

代表的な病原体を大きいほうからあげると，**寄生虫**，**真菌**，**原虫**，**細菌**，クラミジア，**ウイルス**などがある。ここではわれわれの住環境に比較的近いところにいる大きな生物を中心に紹介する。なお，ウイルスは厳密には生物には含まれないが，生物と密接であるため，ここでは生物

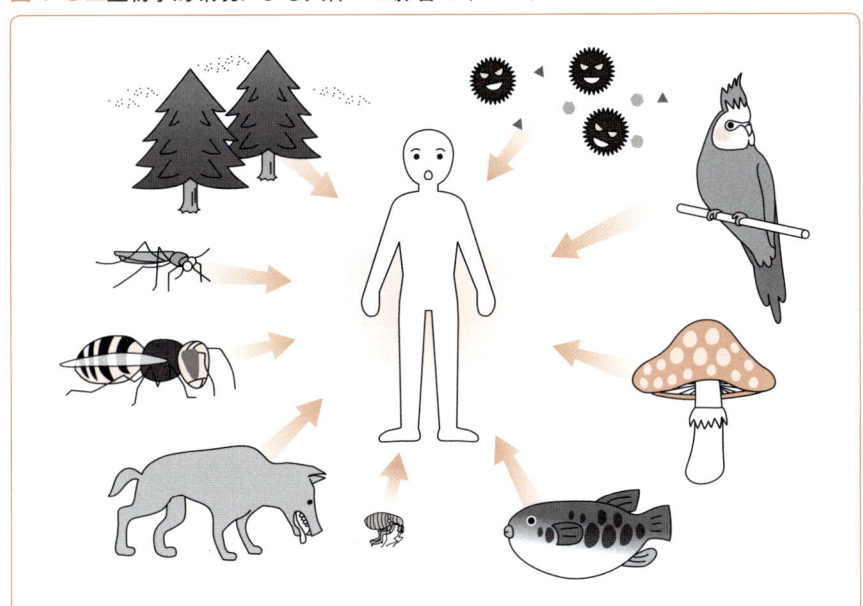

図4-3■生物学的環境による人体への影響のイメージ

　学的要因に含める。

　病原体は，感染経路によって分けることができる。代表的なものに**空気感染**があり，**飛沫感染**と**飛沫核感染**とに分けられる。飛沫感染は，咳やくしゃみに含まれる飛沫（しぶき）を介して感染するもので，インフルエンザや風疹などがある。飛沫核感染は，飛沫の水分が蒸発した後も飛散して感染させるもので，麻疹や水痘，結核が代表的である。飛沫核感染のことに限って空気感染とよぶこともある。その他には，大腸菌やコレラなどの**経口感染**，ヒト免疫不全症候群・後天性免疫不全症候群（AIDS）の原因ウイルスのHIVなどの**母子感染**（胎内で感染する場合と母乳による感染がある）や輸血などにより感染する**血液感染**，皮膚から直接入り込む**経皮感染**がある。

　その他に生き物が媒介する感染経路がある。媒介動物別にみると，イヌは，狂犬病ウイルスをヒトに媒介する代表的な哺乳類として知られている。狂犬病は致死率99.9％以上で，日本を含むごくわずかの国を除く世界中で毎年約5万人以上が死亡している感染症である。ネズミは，ペスト，ワイル病，鼠咬症，サルモネラ食中毒，発疹熱，ツツガムシ病など多くの病原体をヒトに媒介する。ブタは，日本脳炎ウイルスを体内で増殖させることが知られる。鳥類もサルモネラ菌を保有し，オウムはオウム病の病原体を保有することがある。近年では渡り鳥が保有する鳥インフルエンザが鶏などの家禽類に感染し，それらと濃厚に接触する養鶏

業者や食肉加工業者を中心に感染する事例が報告されている。

虫類では，ハエは赤痢，腸チフス，ポリオなどの病原体を媒介する。カは種によって媒介する病原体が異なる。アカイエカは沖縄を除く日本全国に分布し，フィラリア原虫や日本脳炎ウイルスを媒介する。近年話題になったデング熱を媒介するヒトスジシマカは，東北以南に分布し，ウエストナイル熱やチクングニア熱を引き起こすウイルスも媒介する。シナハマダラカは日本全土に分布し軽症の三日熱マラリアを媒介することがあり，宮古・八重山諸島にわずかに分布するコガタハマダラカは重症の熱帯熱マラリアを媒介することがある。このほかノミやシラミも病原体を媒介する。

1 寄 生 虫

寄生生物は，他の生物の体内で生活し，栄養物などを摂取する。扁形動物の**吸虫類**や**条虫類**，線形動物の**線虫類**が主な寄生虫である。

寄生虫には，宿主体内で生活する時期と，宿主の身体の外で生活する時期がある。宿主体内で産卵し，排出されて体外で幼虫となり，再度体内に感染する。線虫類の代表的な回虫は，ヒトの腸内で産んだ卵は糞便とともに体外に排出され，外界で成熟卵となり，野菜などの食物や埃に混じってヒトの口に入る。同じく線虫類の鉤虫も，卵は糞便とともに体外に排出されるが，卵から孵化した仔虫がやがて成熟仔虫となり，野菜などに付着して口から入るほか，水田などに裸足で入ったヒトの皮膚からも侵入する。

最終的な宿主に至る前に，別の宿主で一時期を生活する寄生虫もある。たとえば，日本住血吸虫の**中間宿主**はミヤイリガイであるが，日本ではこれを駆除することに力を注ぎ，日本住血吸虫症を終息させることに成功した。

寄生虫ごとに寄生する宿主の種が定まっていることが多い。サナダムシとして知られている条虫類は，ウシ（無鉤条虫）やブタ（有鉤条虫），マス（広節裂頭条虫）を中間宿主とし，終宿主である人間がそれらの肉を生食あるいは加熱不十分のまま食べて感染する。

また，寄生する臓器が決まっているが，まれに本来寄生すべき場所と異なる臓器に寄生することがあり，大脳などに寄生すると，頭痛，めまい，てんかんなどを引き起こすほか，死に至ることがある。線虫類の一つアニサキスは，オキアミなどの甲殻類を初期の宿主とし，魚類やイカを経て，終宿主はイルカなどの海洋哺乳類である。ヒトは本来の宿主で

はないが，これらの中間宿主を生食することで取り込んでしまう。アニサキスにとっては本来寄生する宿主でないために胃壁や腸壁を穿孔し，取り込んだ人間は激しい腹痛と嘔吐を生ずる。なお，アニサキスは，加熱あるいは冷凍でも死滅する。

2 有害性のある動物

　有害性をもつ動物として，マムシやハブをはじめとするヘビ，フグ，ナンキンムシ，ドクガ，ハチ，ブユ（ブヨ）がある。たとえば，マムシは日本各地，ハブは沖縄・奄美諸島に多い。これらの毒による急性中毒（アナフィラキシー）に対しては，抗蛇毒血清などによる適切な応急処置をすれば，一命をとりとめることが多い。フグでは，肝臓などに含まれるテトロドトキシンという毒が神経系の麻痺を起こし，死に至ることもある。魚類やカニなどにも毒を有する種がある。

3 植物・キノコ類

　植物のなかには毒のあるものや，発がん性のあるものがある。トリカブトをはじめ，ジャガイモの芽，モロヘイヤの実，あく抜きする前のワラビ，青梅など様々なものに毒がある。また，ピーナッツの青カビに含まれるアフラトキシンには発がん性がある。キノコ類のなかにも毒をもつものがあり，胃腸症状を起こすドクベニタケ，カラハツタケなども，脳・神経症状を起こすベニテングダケ，テングダケ，イッポンシメジなどがある。調理法を誤ったり，食用できる種と誤って食してしまう死亡事故が起きている。

B 生態系とのつながり

　生態系は，植物，草食動物，肉食動物といった**食物連鎖**によってつながっている。生態系の頂点付近の動物は，食物連鎖につながる多くの生物とかかわりをもっていることになる。頂点付近の動物の体内には水銀などが**生物濃縮**されること（ある生物の体内で濃くなったものが，次の生物の体内に入って蓄積されさらに濃くなっていくこと）が知られている。水俣病などの公害病をはじめ，いくつかの回遊魚などでの生物濃縮が報告されている。また，放射性物質を取り込みやすい食物もあることが示されている。

IV 社会的要因と疾病

A ストレス（職場）

　心理的ストレスにさらされると冠動脈疾患などの病気に罹りやすいといわれるが，人によって罹りやすさが異なる。作業職や技術職などのいわゆるブルーカラーと，事務職・管理職からなるいわゆるホワイトカラーでは，死亡率が異なることが示されている。ブルーカラーの職場環境が，これまで示してきた物理的・化学的な要因にさらされやすい環境であることや，ホワイトカラーの人たちは，運動不足などの不健康な保健行動をとりがちであることなどが理由として考えられている。

　職場環境における社会的・心理的ストレス評価には，仕事の要求度-裁量度モデルと，努力-報酬不均衡モデルの2つの評価モデルがよく用いられている。

1 仕事の要求度-裁量度モデル

　仕事の質や量，緊張の度合いなどの仕事の要求度と，意思決定の度合いや自分の能力や技術を発揮・向上できる可能性などの仕事の裁量度の2つの要素の組み合わせによってストレスの特徴を評価する。高要求・低裁量の職場は最も心理的緊張度（ストレイン）が高いことから高ストレインとよび，疾病にかかるリスクの高いことが示されている。その他，高要求・高裁量は活気のあるアクティブ，低要求・高裁量は低ストレイン，低要求・低裁量は受動的な仕事であることからパッシブとよばれる（図4-4）。

2 努力-報酬不均衡モデル

　職業生活における「努力」と「報酬」の2つの軸を基に職場のストレス状況を評価しようとするものである。職業生活において費やす努力と，そこから得られるべき，もしくは得られることが期待される報酬が釣り合わない「高努力・低報酬状態」はストレスが強く健康への影響がある環境であることが多い（図4-5）。

B 社会関係

　健康に影響する社会関係は，少なくとも2つのレベルに分けて考えら

図4-4　仕事の要求度－裁量度モデル

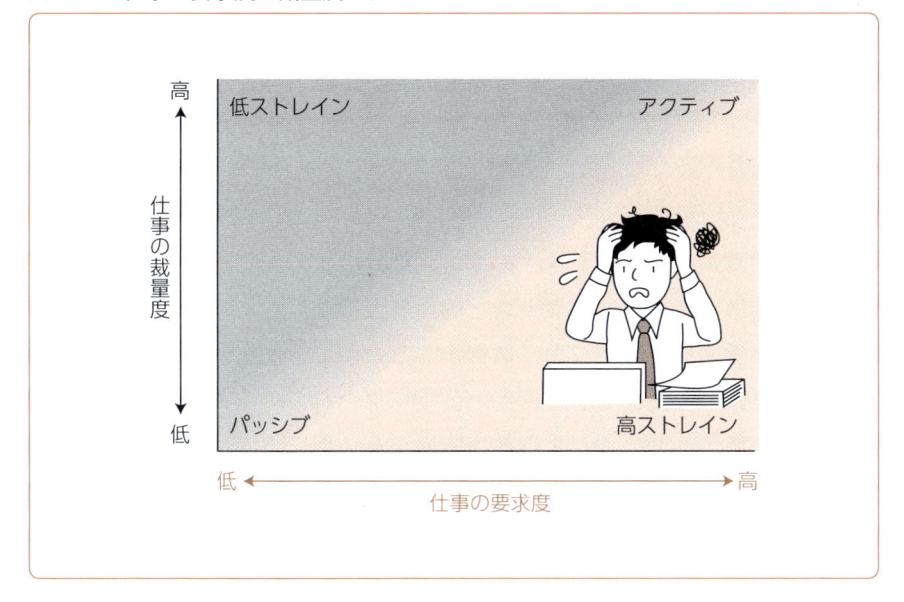

図4-5　努力-報酬不均衡モデル

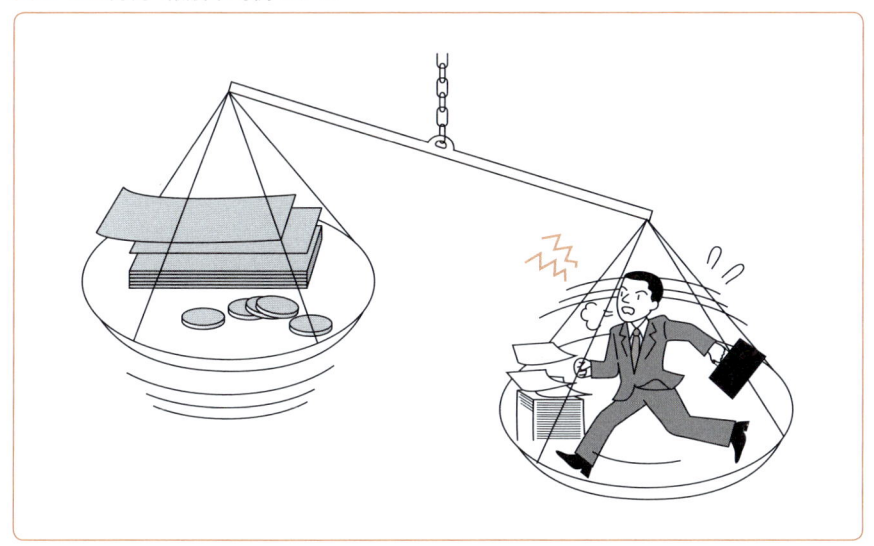

れる。一つは個人同士の関係で、婚姻状態、家族の有無、友人との関係性などがこれにあたる。もう一つは地域社会全体の関係性である。ともに人間の健康に影響を与える環境要因として考えられている。

個人同士の関係性では、非婚者の健康状態が良くないことや、配偶者の死別による影響が小さくないことなどから、婚姻状態が健康に影響を与えることが知られている。社会レベルの関係性では、所得分布の不平等が大きい社会は、そこに暮らす人々の健康度を下げるという相対所得

仮説などがある。また，ある地域社会全体の人間関係の豊かさに着目して，**社会関係資本**という概念が提唱されている。社会関係資本は，**ソーシャルキャピタル**ともよばれ，地域の死亡率との関連性が指摘されている。

C 医療保障制度

　医療保障制度によっても人の健康状態は大きく影響を受ける。日本の医療の特徴は，フリーアクセスと国民皆保険制度である。日本では受診する医療機関を患者が自由に選択することができ，医療保険によって経済的負担による医療受診の機会が公平に保たれていることが示されている。言い換えると，これらの社会制度がない環境下では医療受診が制限され，健康に影響が生じている。

参考文献
・がん対策情報センターがん情報・統計部：放射線の発がん影響について．http://www.ncc.go.jp/jp/shinsai/pdf/shiryo3.pdf
・田崎晴明：やっかいな放射線と向き合って暮らしていくための基礎知識．朝日出版社，2012

第5章 検査値の見方と分布

　検査は「患者のどこが，どのように悪いのか」という診断を確かなものにするために行われる。病気を見つける以外に，他の疾患の可能性を除外することや，重症度の判定，合併症や続発症の確認といった側面もある。また，治療経過や再発の有無の確認のため，健康診断や人間ドックなどでも行われる。このように，検査は健康にかかわる多くの場所で行われている。

I 検査値のみかた

A 検査値と基準値

　検査結果は，血糖値や血圧値などのように，数値（検査値）で評価される（**定量検査**）。検査値は**基準値**と照らし合わせて正常の範囲内か否かを判定する。基準値によって区切られる問題のない範囲を**基準範囲**とよぶ。定量検査のほかに，試験紙を用いた検査（試験紙法）では，「正常」か「異常」か，「陽性」か「陰性」かなどのように判定結果だけを示す検査（**定性検査**）や，中間的な**半定量検査**（−，±，1＋，2＋，3＋など）がある。

　基準値とは健康な人が示す検査値と考えられ，一定の明確な医学的基準によって選抜された個体の示す測定値である。基準値のいくつかは，たくさんの人々を測り，その上位と下位の2.5％の中に異常が含まれる可能性が高いとみなしている。しかし，このような決め方では，健康な人でも正常の範囲外となってしまうことがある。したがって，検査結果は最終的に判定するものではなく，一応の目安とする。

　測定のたびに検査結果が異なることがある。体内の状態が時間ととも

に変化することによる変動（誤差）は**生理的変動**とよばれ，事実に基づいた変動である。他方，測定する部位や測定者，機器の違いによる技術的変動は，被検者の健康状態とは無関係であるため望ましくない。対象者ごとにこれらの変動の影響を除くことは現実的に困難であることが多いことから，集団全体の分布から基準値を定めている。

　検査項目の基準値は大部分が成人を対象として設定されたものであり，小児や高齢者では当てはまらないことが多い。単純に高齢者に成人と同じ基準値を用いると，異常の判定が増えることがある。また，性別や食事・運動などによっても検査値は異なる。また，学会や施設によっては独自の基準値を設けているところもある。検査では適切に測定し，結果を適切な基準値と照らし合わせることが肝要である。

B 再検査と精密検査

　陽性あるいは異常と判定された場合には，再検査や精密検査を行う。もう一度同じ検査を行う再検査は，一時的な変化によるものか，病気によるものかを明らかにするためである。一方，精密検査は，病気を疑うだけの異常が見つかり，別の検査方法を用いて詳しく調べる必要がある場合に行う。これらの検査を勧められた患者に過度の不安をもたせないような配慮が必要である。

C 感度（敏感度）と特異度

　検査の結果には陽性と陰性がある。たとえば，病気を有する5人の検査結果のうち正しく陽性判定が出た4人は真陽性とよぶ。残りの1人は偽りの陰性であり偽陰性とよぶ（図5-1）。病気の人を見つける精度を感度（敏感度）とよび，次の式で求める。

$$感度 = \frac{真陽性}{真陽性 + 偽陰性}$$

分母は検査結果にかかわらず病気の人であり，図5-1の場合に当てはめると $4 \div 5 = 0.80$ となる。他方，病気でない者5人の検査結果のうち正しく陰性判定が出た3人は真陰性とよぶ。残りの2人は偽りの陽性であり偽陽性とよぶ（図5-1）。この検査により病気でない人を見つける精度を特異度とよび，次の式で計算される。

$$特異度 = \frac{真陰性}{真陰性 + 偽陽性}$$

分母は検査結果にかかわらず病気でない人であり，図5-1の場合は，

図5-1 感度・特異度の考え方

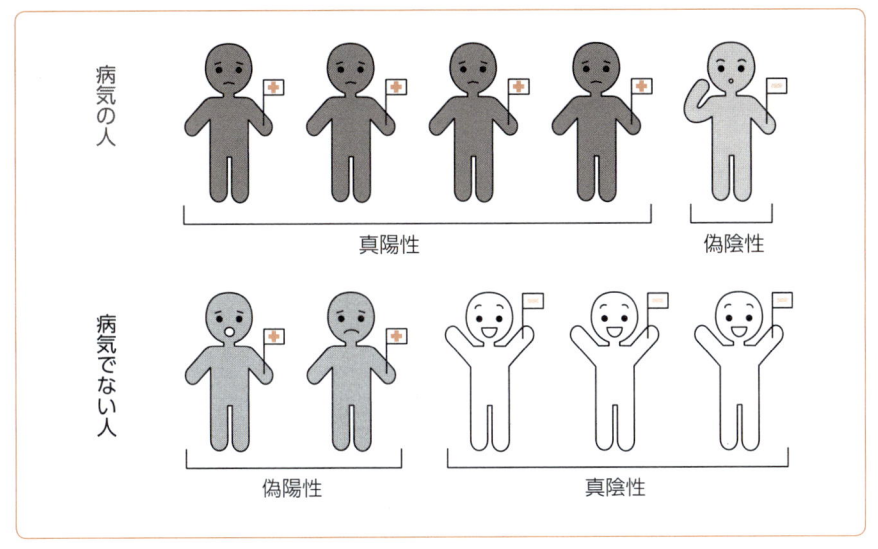

$3 \div 5 = 0.60$ となる。

　感度を高めるには病気の人の見落としを少なくすることである。同じ検査法のまま基準値を緩めて多くの病気の人に陽性判定を下すようにすることもできる。しかしその結果，病気でない人に誤った陽性判定を出してしまうことにもなる。偽陰性と偽陽性，感度と特異度は，一方を改善しようとすると，他方が悪化する関係にある。病気のある人とない人を誤ることなく判定できる検査が理想的だが，費用や侵襲性などから多くの人が受ける検査には向いていないことが多い。

D 陽性反応的中度と陰性反応的中度

　患者にとって検査は，その結果の正しさが気になるところである。被検者に下された陽性あるいは陰性判定の正しさは，検査の精度指標である感度と特異度とは異なる。判定結果の正しさの指標は，陽性反応的中度と陰性反応的中度という別の指標で評価される。

$$陽性反応的中度 = \frac{真陽性}{真陽性 + 偽陽性}$$

$$陰性反応的中度 = \frac{真陰性}{真陰性 + 偽陰性}$$

　陽性反応的中度の分母は病気の有無にかかわらず陽性判定が出た人であり，図5-1では陽性反応が出た人に注目して，$4 \div 6 = 0.67$ となる。陰性反応的中度の分母は病気の有無にかかわらず陰性判定が出た人であ

図5-2 陽性反応的中度・陰性反応的中度の例

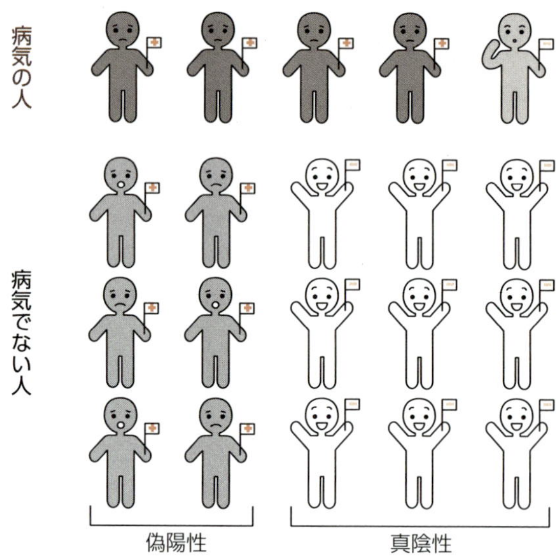

り，図5-1の場合は3÷4＝0.75となる。陽性反応的中度と陰性反応的中度は患者が多い（有病率の高い）地域とそうでない地域では結果が異なってしまう。図5-1では10人中5人が病気である有病率50％の集団であったが，図5-2では20人のうち5人が病気という有病率25％の低い集団を考える。同じ検査法では感度と特異度は変わらないので，この15人から真陰性が9人，偽陽性が6人となることが期待される。この場合の陽性反応的中度は，病気の人5人における真陽性4人を含めて，4÷10＝0.40となり，先ほどの0.67から低下している。病気の人が少ない（有病率が低い）と偽陽性が増加し，陽性反応的中度は低下する。

II 検査項目の紹介

　尿や便，血液などの検体を用いた検査や，心電図，脳波などの電気的情報，心音図，脈拍，体温，血圧などの物理学的情報，超音波やMRI，CT，X線などの画像を用いた検査など，多くの検査指標が開発され，今後も増加することが予想される。ここでは，検査値として結果が示される検体を用いた検査を中心に紹介する。ただし，ここであげた標準範囲を明確に示せないものもあり，絶対的な値ではない。

A 尿検査

　尿検査には，**随意尿（新鮮尿）**と**蓄尿（24時間尿）**の２つの検査法がある。採尿時には，尿以外からの血液の混入を避ける。しかし月経中あるいは終了後１～２日では避けられない。また，雑菌の混入を避けるには，排尿の最初の尿は捨て，排尿途中の尿（**中間尿**）をとるようにする。早朝起床時の尿（**早朝尿**）は，濃縮されて沈渣成分も多く含まれているので検査にふさわしい。尿検査結果（**表5-1**）は日内変動があり，健常人でも少なからず排出されている項目が多い。

▶**尿潜血**　尿中の血液成分の混入を調べる検査である。健康な人でも10％くらいに陽性が出る（偽陽性）。ビタミンＣの大量服用がある場合には尿潜血反応は偽陰性となる。

▶**尿量**　400mL以下を乏尿，100mL以下を無尿という。一方，2500mL以上を多尿といい，排尿回数の多い頻尿とは異なる。

▶**尿比重**　電解質が溶けている尿と，電解質を除いた水との重量比。

▶**尿ビリルビン・尿ウロビリノーゲン**　古くなった赤血球が壊され生成されたビリルビンが尿中にみられたものである。尿中のビリルビンが陽性になる黄疸尿は，振ると泡立ち，泡まで黄色く着色している。

▶**尿沈渣**　遠心分離器にかけた後の沈殿分を顕微鏡（400倍）で形態学的に調べる検査。腎臓や尿路に病気があると，赤血球や白血球，円柱が増加する。

表5-1 ■ 尿検査項目の基準範囲の例と特徴

検査項目	基準範囲	備考（異常値と考えられる値や主な疾病など）
尿潜血	陰性（－）	腎疾患のほか，発熱や運動後に偽陽性が出る
尿量（１日）	600～1600mL	水分摂取や薬の影響，糖尿病や慢性腎不全
尿比重	1.005～1.030	1.030以上で多尿は糖尿病，乏尿は心不全
尿蛋白（１日）	150mg以下	腎臓病が疑われる。試験紙法では（－）
尿糖（１日）	160mg以下	糖尿病が疑われる。試験紙法では（－）
尿ビリルビン	2.0～3.0mg/dL	肝臓や胆道の疾患。試験紙法（±）まで正常
尿ウロビリノーゲン	0.03～1.0mg/dL	肝臓や胆道の疾患。試験紙法では（－）まで
尿沈渣（赤血球）	１視野１個以下	５個以上で明らかな異常で顕微鏡的血尿という
尿沈渣（白血球）	１視野３個以下	５個以上で明らかな異常で，腎盂炎や膀胱炎
尿沈渣（円柱）	陰性（－）	尿中のたんぱくのゲル状化したもの。腎臓疾患
尿妊娠反応	0.7mIU/mL以下	試験紙法では陰性（－）

▶**尿妊娠反応** 受精卵が子宮内膜に着床すると産生されるホルモン（ヒト絨毛性性腺刺激ホルモン（hCG））を検出する。このホルモンは妊娠5週目から増加し，妊娠8～10週にかけて最高値を示す。微量で短時間での検査が可能だが，異所性妊娠（子宮外妊娠）の場合は，陰性になることがある。血液検査でも用いられる。

B 便検査

便潜血反応や寄生虫の有無などを確認する。便は乾燥しないように密閉した状態で保存する。便潜血反応検査では，便は表面をまんべんなくこすり取り，便中にある赤血球のヘモグロビンを検出する。色素で化学的に判定する方法と，免疫学的に判定する方法がある。前者は，肉類などに含まれるヒト以外の血液にも反応してしまうことや，尿の潜血反応と同様にビタミンCの服用によって偽陰性になることがある。潜血が認められた場合には，消化管からの出血，痔，大腸がんなどが疑われる。

C 血液検査データ

血液検査は一般に早朝の空腹時が適している。血糖や中性脂肪などの検査値に食事内容が大きな影響を与えるためである。採血時刻や服用薬剤も影響を与える。主な検査項目と基準範囲の例を**表5-2**に示す。

▶**赤血球** ヘマトクリットとは，血液中に赤血球が含まれる割合をいう。赤血球数やヘモグロビン濃度，ヘマトクリット値が基準値以下に減少した状態を貧血という。指標の違いから鉄欠乏性貧血や再生不良性貧血，悪性貧血などに細分類できる。

▶**白血球** 白血球数は幼児・小児では多い。肉体的疲労や精神的ストレスでも一時的に増加する。ヘビースモーカーでも軽度の増加がみられる。好中球や好酸球など白血球の種類（分画）ごとに評価することもある。

D 肝臓・胆道・膵臓・腎臓の機能検査

肝臓，胆道，膵臓，腎臓の機能は，血液検査データから判断することができる。主な検査項目と基準範囲の例を**表5-3**に示す。

▶**AST・ALT** ASTは心臓と肝臓に，ALTは肝臓に多いことから，これらの臓器の障害の指標となる。男性と幼児で高いが，小児で成人と近くなる。

▶**ALP・γ-GTP** ALPの上昇は主に肝道や肝臓の疾患が疑われる。γ-GTPの上昇は，肝臓，胆道，膵臓などに疾患がある場合にみられる。ア

Ⅱ 検査項目の紹介

表5-2 ■血液検査項目の基準範囲の例と特徴

検査項目	基準範囲	備考
赤血球数	男427〜570万/μL 女376〜500万/μL	基準値以下は貧血 基準値以下は貧血
ヘモグロビン濃度	男13.5〜17.6g/μL 女11.3〜15.2g/μL	基準値以下は貧血 基準値以下は貧血
ヘマトクリット値	男39〜51% 女34〜46%	基準値以下は貧血 基準値以下は貧血
白血球数	4000〜9000/μL	増加した場合は感染症，急性白血病，再生不良性貧血など

表5-3 ■肝臓・胆道・膵臓・腎臓の検査項目の基準範囲の例と特徴

検査項目	基準範囲	備考（増加した場合）
AST（GOT）	10〜40IU/L	心臓と肝臓の疾患
ALT（GPT）	5〜40IU/L	肝臓の疾患
ALP（JSCC法）	100〜350U/L	胆道や肝臓の疾患
γ-GTP（男） （女）	79IU/L以下 48IU/L以下	アルコール性肝障害，胆道疾患
クレアチニン（男） （女）	0.6〜1.0mg/dL 0.5〜0.8mg/dL	腎臓の疾患が疑われる
尿酸（男）	3.0〜7.0mg/dL	痛風，尿酸排泄障害
総ビリルビン	0.2〜1.2mg/dL	肝臓の疾患，胆管結石やすい臓がん

ルコールによく反応するので，禁酒すると基準範囲に戻る場合は問題ないと考えられる。

▶**クレアチニン** 腎機能の指標。クレアチニンの生産量は筋肉量に比例するため，男性で高く，小児では年齢が低いほど低くなる。また，午後から夕方にかけて高い。尿量や食事などの影響を受けない。

▶**尿酸** 腎機能指標であり，痛風（高尿酸血症）の指標でもある。男性が女性よりも高く，男女差は20歳代で大きく，50歳代で差がなくなる。幼児期は低いが，10歳以上でほぼ成人値となる。

E 脂質代謝と糖代謝の検査

脂質代謝異常と糖代謝異常の判定は，血液検査データを用いて行われる。中性脂肪と遊離脂肪酸はエネルギー源として，コレステロールとリン脂質は細胞膜の構成成分，胆汁酸の成分，ステロイドホルモンの材料として利用される。主な検査項目と基準範囲の例を**表5-4**に示す。

表5-4 ■ 脂質代謝と糖代謝の検査項目の基準範囲の例と特徴

検査項目	基準範囲	備考
総コレステロール	130～220mg/dL	原発性，家族性，糖尿病など
HDL（男） 　　（女）	29～80mg/dL 37～90mg/dL	低い場合は動脈硬化性の疾患。禁煙と運動で改善する
LDL	70～139mg/dL	動脈硬化を促進する
中性脂肪	30～150mg/dL	糖尿病や痛風など多くの疾患が背景となる
血糖値	食前60～110mg/dL	空腹時140mg/dL以上，随時血糖200mg/dL以上で糖尿病
HbA1c	6.5％以下	高い場合は糖尿病

▶コレステロール　コレステロールは，細胞膜やホルモンなどの原材料として用いられる必須のものである。コレステロールはその比重から，LDL（low-density lipoprotein；低比重リポたんぱく），HDL（high-density lipoprotein；高比重リポたんぱく），VLDL（very low density lipoprotein；超低比重リポたんぱく）に分けられる。HDLは末梢の余剰コレステロールを回収すると考えられており，善玉コレステロールともよばれる。LDLはコレステロールを末端に配給する役割をもっており，悪玉コレステロールともよばれる。悪玉・善玉は理解しやすい説明だが，どちらも適度に必要な成分である。総コレステロールは，加齢とともに増加し，男性では40～50歳代で，女性では60歳代にピークを迎えると，多くの者が基準値を超えてしまう状況になっている。

▶血糖値　食事の影響を受けやすく，食前と食後ではかなり数値が異なる。健常人では，食前には60～110mg/dLであるが，食事摂取によって糖質が腸管から吸収されると上昇し，30～60分後にはピークとなり（130～160mg/dL），2時間後には元に戻る。随時血糖とは来院・受診時の採血による測定値で，食事との関係を問わない。

▶HbA1c　HbA1cも血糖の指標として用いられる。HbA1cは，赤血球のヘモグロビンに結合したグルコースである。これはヘモグロビンが血中でグルコースと接することができた量に比例する。赤血球は全身を巡っており，全身のグルコース濃度の指標となる。HbA1cの基準値6.5％以下は近年日本で導入されたNGSP値という国際基準による計算式で算出した場合である。

第6章 感染症とその予防

I 感染症とは

　感染症とは，病原体が生物の体内に入り，そのためにその生物の身体に何らかの症状が出た状態をいう。

　病原体には目には見えないくらい小さいウイルス，リケッチア，クラミジア，マイコプラズマ，細菌などから，目で見ることができる大きさのダニや寄生虫などまでいろいろある。それらをまとめて**病原微生物**という。それらの病原体は多くの場合，皮膚にある傷口，口やのど，腸の粘膜などから体内に侵入し，その人の身体を栄養分として使いながら自らの子孫を増やしていく。また，病原体によっては毒素や人体に影響を及ぼす様々な活性物質を人の体内に放出する。これらの直接的な影響，あるいは人の身体そのものに備わっている自分をまもる働き（免疫）によって，発熱したり，病原体のいるあたりが腫れたり，痛んだり，発赤（皮膚が赤くなること）が起こったりする。病原体が体内に入ると，これら以外にも様々な身体の変化（下痢や嘔吐など）が起こり，場合によっては精神症状が出現することもある。

　このような病原体侵入後に身体に生ずる様々な変化を，広く**症状**とよぶ。医学ではより厳密に，かかった人が自覚する身体の変化を症状といい，医師が観察できる変化を**徴候**といっている。また，症状と徴候を合わせて**症候**ということもある。たとえば，頭痛，寒気，倦怠感（だるいこと）などは症状であり，発赤，腫脹（はれること），顔色不良などは徴候である。発熱や下痢は症状でもあり，徴候でもあるといえる。

　病原体が体内に侵入した状態を**感染**というが，この時点では症状や徴候で把握できる身体の変化は必ずしも起こっていない。感染が起こり，病原体が次々と子孫を増やし始めてもまったく症状が現れないこともあ

る。このような状態を**不顕性感染**とよぶ。たとえば，食べ物や生水を摂取することによってサルモネラ菌が体内に入った場合でも，下痢や嘔吐などの症状が出る人と全然出ない人とがいる。後者は不顕性感染である可能性が高い。一方，症状が出た場合を**顕性感染**という。

　病原体が体内に入り，発熱などの症状が出た場合には，その後のその人の身体はどうなるのだろうか。病原体の勢いが強く，どんどん数が増え，体中に影響が及ぶようになると，身体の様々な働きに支障をきたし始める。そして免疫の働きなどの身体をまもる働きが十分になされなくなると，生命が脅かされることにもなる。昔は，コレラ，赤痢（せきり）などで多くの人が命を落とした。しかし，日頃から身体を鍛え，適切な栄養と十分な休養をとり，丈夫な身体が保たれ，免疫が効果的に働き，さらに適切な抗菌薬（抗生物質）などで治療がなされるなら，たとえ感染したとしても，病原体の増殖を抑え，治癒させることも可能である。

　感染症の治療のために，現在では抗菌薬をはじめとする薬剤が数多く開発され，用いられている。しかし抗菌薬が多用された結果，薬剤耐性菌が出現し，治療に苦労させられる事例も出現するようになった。新しい薬剤が開発されてはいるが，イタチゴッコとなっている。

II 予防法

　感染症はかからないように事前に，予防対策を講ずることも大切である。感染症の起こり方を考えると，予防のためには大きく分けて以下の3つの戦略が考えられる。

　第1は，感染源対策である。病原体が発生する元を絶つことである。たとえば細菌が増える場所である腐った食料などが含まれる生ゴミ，便所の汚物などを環境中から除去したり，消毒したりすることがそれに相当する。感染した人を別室にて治療することもその一つである。

　第2は，感染経路対策で，病原体が人体に入るまでの経路を遮断することである。トイレの後や食事の前に手を洗うのは，手から病原体が口に運ばれるのを防ぐためである。マスクをすることや，処置などの際に手袋やエプロンなどの個人防護具をつけること，うがいも感染予防策の一つである。また，歯科医院でミラーや金属製の道具を使用後に消毒するのも同様である。表6-1にアメリカ疾病管理予防センター（CDC）が発表した標準的な感染予防措置（**標準予防措置（スタンダード・プリ**

表6-1　標準予防措置（スタンダード・プリコーション）

対象	すべての患者の血液・体液・分泌物・排泄物・嘔吐物・創傷皮膚・粘膜などは感染する危険性があるものとして取り扱う
措置	①取り扱うときは，手袋を着用する。 ②手袋をはずしたときは，手洗い（石けんと流水）をする ③飛び散る危険性があるときは，マスク，プラスチックエプロン，ゴーグルの着用 ④感染性廃棄物を扱うときは，手袋をして分別・保管・管理・処理を適切に行う ⑤針刺し防止のため，リキャップの禁止

図6-1　正しい手の洗い方

手を濡らし，1〜5mLの製剤をとる。次に，両手を下記のように5回擦り合せる

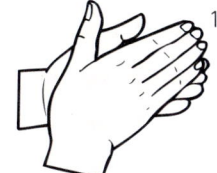

1. 手のひらと手のひらを擦る
2. 右の手のひらで左手の甲を擦る。左右を逆にして同様に行う
3. 手のひらと手のひらを合わせ，指を交差させる
4. 指の外側を反対の手のひらの中に合わせ，指を組み合わせる
5. 右母指を左手のひらで握り，回しながら擦る。左右を逆にして同様に行う
6. 左手のひらの中に右手の指を置き，回しながら前後に擦る。左右を逆にして同様に行う

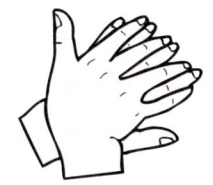

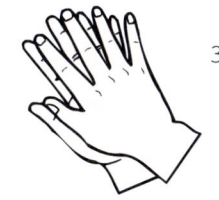

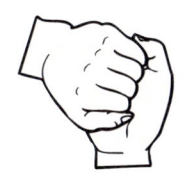

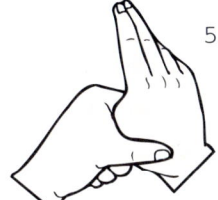

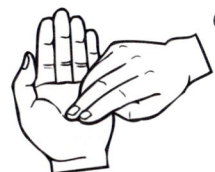

手首を数回，擦り合せた後，手指をすすぎ，乾かす。アルコール擦式消毒の場合は6を最初に行う。水は使わずに乾燥するまで擦る

コーション））を，図6-1に正しい手の洗い方，図6-2に洗い残しが出る部分を示す。

　第3は，主体対策といい，われわれ人の側に講ずる対策である。予防接種をして，あらかじめ免疫をつけておくのがその代表例である。病原体の表面の構造物の一部，あるいは弱毒化した病原ウイルスなどを注射または口から飲ませるなどして体内に入れることで，免疫の働きを刺激

第6章 感染症とその予防

図6-2 洗い残しをしやすい部分

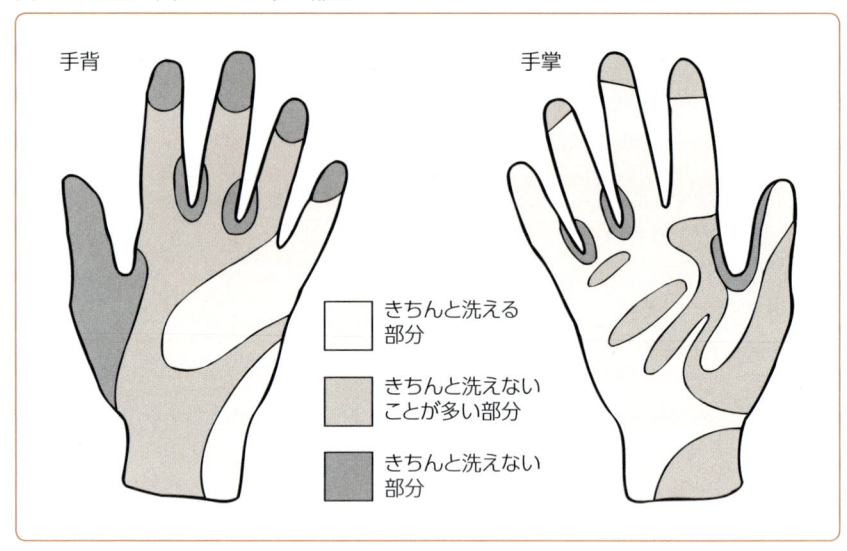

手背　　　　　　　　　　　　手掌

きちんと洗える部分
きちんと洗えないことが多い部分
きちんと洗えない部分

し，結果として特定の病原体に対する免疫をつけるのである。日常的には，身体を鍛え，適切な栄養と十分な休養をとり，身体や環境の清潔を保つことなども大切である。

第7章 メンタルヘルス（医療と保健）と福祉

I　メンタルヘルスとは

　「メンタル」は「精神の」という意味であり，「ヘルス」は「健康」を意味するので，「メンタルヘルス」は「精神保健」と同義であるが，人々には現代的響きをもって受け止められている。今日，こころを病む人は増加しており，私たちのこころは様々なストレスに曝されることにより傷つきやすくなっているともいえる。すでに，小学生においても，いじめ，不登校などこころの健康にかかわる問題が発生しており，大人においては「うつ」が増えているといわれている。

II　メンタルヘルスの歴史

　現代において，このようなメンタルヘルスとして括（くく）られる不健康状態は，昔は正常からの著しい偏りととらえられ，人々から様々な蔑称（べっしょう）を投げつけられ，さらには座敷牢に監禁するなどの差別と人権侵害が行われてきた。しかし，こころも身体と同じように病むという認識がしだいに共有されるようになり，予防や治療の必要な不健康な状態として理解されるようになって，こころを病む人々には社会的支援が必要であるという認識が生まれるようになったのである。
　『甘えの構造』という本で有名な精神医学者の土居健郎は，「差別の根源には『よくわからない』『理解できない』という不安が引き金になっている」と述べている。この解釈を採用するなら，こころの病については，その当事者（患者）について様々な資源を活用して理解しようと努めることから支援が始まることになるだろう。

第7章 メンタルヘルス（医療と保健）と福祉

　明治以前までは，日本における精神障害者への社会的支援（公的支援）は，寺社の慈善事業として行われてきた。その後，1875（明治8）年に京都の南禅寺境内に京都癲狂院が公立精神病院として初めて整備されたことに始まったと理解されている。

　第2次世界大戦後，欧米から精神衛生に関する知識と考え方が次々に紹介され，精神を病む人には適切な医療が必要なこと，保護が必要な場合があること，予防も大事であることなどが知られるようになり，1950（昭和25）年に「精神衛生法」が制定された。この結果，各都道府県に精神病院の設置が義務づけられ，座敷牢（私宅監置）が禁止され，「精神衛生鑑定医制度」ができ，精神衛生相談所の規定が決められた。

　その後，精神障害の発生の予防から治療，そして社会復帰までを包括した施策を推進することの必要性が論じられていたが，精神障害者による米国駐日大使刺傷事件が起き，これをきっかけに不十分な在宅医療体制が社会問題となった。この事件を受け，1965（昭和40）年に精神衛生法は改正され，地域精神衛生活動の整備を図ることを目指すこととなり，保健所をその中心的な第一線機関と位置づけ，その技術援助を行う機関として精神衛生センターを置くことや在宅の精神障害者の医療を確保するための制度（通院医療公費負担制度）などが決められた。このような制度変更により，精神病床に措置入院させられていた患者数は1970（昭和45）年をピークとして減少に転じた。その後，さらに精神障害者の社会復帰制度やそのための施設が整備され，診療報酬に関する点数化にも様々な工夫がなされた。

　しかしながら，宇都宮病院事件*のような精神病院を舞台とした不祥事が起こったことをきっかけに，人権の擁護や医療が適正に行われることを目指した法律の改正が必要となり，1987（昭和62）年の改正時には法律名も精神衛生法から「精神保健法」となった。この法改正により，任意入院制度，通信・面会などの権利の確保，精神保健指定医制度，精神医療審査会，応急入院制度，授産施設などが規定された。また，法律を5年ごとに見直すことも定められた。その後，1993（平成5）年の法律の見直しの際に，社会復帰の促進，グループホームの法定化，精神障害者社会復帰促進センターの創設，そのほかが行われ，調理師，栄養士などの資格取得の際の精神障害者であることにかかわる制限が緩和された。

　1993（平成5）年，別の法律である「障害者基本法」のなかで精神障害者が障害者として位置づけられ，福祉施策の充実が図られたことを踏

---

*宇都宮病院事件
1983（昭和58）年に私立宇都宮病院で起こった看護職員らによる暴行で精神病患者2名が死亡した事件。

まえて，1995（平成7）年に精神保健法の改正が行われ，精神障害者の福祉施策が法律に盛り込まれることとなった。また，精神保健法の名称は「**精神保健福祉法**」（正式名称は「精神保健及び精神障害者福祉に関する法律」）に変更された。この改正により，精神障害者の社会参加が明示された。さらに1997（平成9年）には，社会復帰を推進する職種として**精神保健福祉士**が国家資格として法制化された。その後，市町村によるホームヘルプサービスなどの在宅福祉サービスが法制化された。

2005（平成17）年には「障害者自立支援法」が成立し，障害の種別（身体障害，知的障害，精神障害）にかかわらず市町村が提供するサービスを利用できるようになった。その後，2013（平成25）年に精神障害者の地域生活への移行を促進する方向での「精神保健福祉法」の改正が行われた。

III 精神障害者の医療

精神疾患の患者数は近年増加傾向にあり，2011（平成23）年の厚生労働省による「患者調査」では，日本全体で322.4万人となっている。精神障害者の医療は入院医療と通院医療からなる。入院には以下のものがある。

▶ **任意入院**　患者自身の同意に基づき行われる。
▶ **措置入院**　2人以上の精神保健指定医が診察した結果，その者が精神障害者であり，かつ入院させなければその精神障害のために自身を傷つけるか他人に害を及ぼす恐れ（自傷他害の恐れ）があると一致した場合に，国または都道府県立の精神科病院または指定病院に入院させる制度である。措置入院にかかわる指定医の診察のきっかけとしては，一般人からの申請，警察官からの通報，精神科病院管理者からの届け出などがある。
▶ **医療保護入院**　精神保健指定医が診察した結果，精神障害者であると診断され，自傷他害の恐れはないが入院の必要があると認められた人が，配偶者，親権を行う人，家庭裁判所で選任を受けた扶養義務者など（以上を保護者という）の同意がある場合に，精神科病院管理者が本人の同意がなくても精神科病院に入院させることのできる制度である。

入院患者総数のうち，本人の同意に基づく任意入院が半数以上を占めている（2012（平成24）年で53.8％）。措置入院および医療保護入院の

要否については，第三者機関として，精神医療審査会という組織が都道府県・指定都市単位で設置されている。

通院医療については，以前は精神保健福祉法に規定されていたが，2006（平成18）年に施行された障害者自立支援法において，自立支援医療の中の**精神通院医療**と既定されることになった。医療費の自己負担は原則として1割であるが，所得や病気の種類に応じて上限額が設定されている。このような措置や入院期間が短期化したことの影響もあり，精神障害者通院医療費の公費負担受給者は年々増加している。

IV 地域精神保健福祉対策

地域における精神保健福祉活動の第一線は保健所が担っており，管内の精神保健福祉に関する実態把握，精神保健福祉相談，訪問指導，患者・家族会などの活動に対する援助と指導，教育・広報活動と協力組織の育成，関係諸機関との連携活動，医療と保護に関する事務などを受け持っている。

保健所を中心とする地域精神保健福祉活動を技術面から指導・援助する機関として精神保健福祉センターが機能している。この機関はすべての都道府県および指定都市に設置され，精神科医，精神保健福祉士，臨床心理技術者，保健師などの専門職員が配置されている。精神保健福祉センターの業務としては，保健所と精神保健関係諸機関に対する技術指導と技術援助，これらの機関の職員に対する教育研修，精神保健に関する広報普及，調査研究，精神保健福祉相談（複雑または困難な事例など），協力組織の育成などである。

V 精神障害者福祉

A 障害者総合支援法によるサービス

2013（平成25）年から施行された「障害者の日常生活及び社会生活を総合的に支援するための法律」（いわゆる障害者総合支援法）は，それまでの障害者自立支援法による福祉サービスを引き継ぐとともに，諸制度の谷間を埋めるべく，従来の3障害（身体障害，知的障害，精神障害）

に難病を加えている。

障害者総合支援法によるサービスは自立支援給付と地域生活支援事業に分けられる。自立支援給付はさらに介護給付費，訓練等給付費，地域相談支援給付費，計画相談支援給付費，自立支援医療費，補装具費などに分けられている。地域生活支援事業は，障害者などが自立した日常生活または社会生活を営むことができるよう，住民に最も身近な市町村を中心として実施される事業である。市町村および都道府県は，地域で生活する障害者などのニーズを踏まえ，地域の実情に応じた柔軟な事業形態での実施が可能となるよう，自治体の創意工夫により事業の詳細を決定し，効率的・効果的な取り組みを行っている。主な事業としては，地域住民を対象とした研修・啓発，障害者などによる自発的活動に対する支援，相談支援，成年後見制度利用支援，コミュニケーション支援，日常生活用具の給付，移動支援などである。

B 精神障害者保健福祉手帳

精神障害者保健福祉手帳は，精神障害があるため，長期にわたり日常生活や社会生活に相当な制限を受ける人を対象として精神障害者福祉の枠組みをつくり，社会復帰を促進し，その自立と社会参加の促進を図ることを目的として1995（平成7）年度に制度が創設された。1〜3級までの3区分があり，手帳の交付を受けた人は，2年ごとに精神障害の状態の認定を受けることになっている。この手帳を持つことにより，通院医療費の公費負担，各種税制の優遇措置，生活保護の障害者加算などの申請と認定手続の簡素化，公共交通機関の運賃割引，携帯電話，各種施設の利用割引などを受けることができる。

C 精神保健福祉士

精神障害者が社会復帰に向かううえでの自助努力を支援するため，日常生活を営むための種々の相談，助言，指導などを行う職種として「精神保健福祉士」が1997（平成9）年に法制化され，翌年度から試験制度が開始され登録されるようになった。

D 発達障害者支援

自閉症や落ち着きなさが特徴の注意欠陥・多動性障害，特定の学習課題に困難を生ずる学習障害などを総称して発達障害とよぶが，従来は，精神障害とは類縁の病気であり，どのように扱うかが明確ではなかった。

一方で「発達障害者支援法」では，発達障害を，「広汎性発達障害（自閉症等），学習障害，注意欠陥・多動性障害，その他通常低年齢で発症する脳機能における障害である」と定義したことを踏まえて，2010（平成22）年に公布された「改正障害者自立支援法」からは，サービスを受けやすくするため，発達障害者を障害者の範囲に含めることと法律上明示された。また，発達障害者支援法に基づき，様々な地域支援体制が整備され始め，市町村などに対する専門的な情報の提供や研修のため，都道府県などに発達障害者支援センターが設置されるようになった。

VI 精神保健福祉の課題

精神保健福祉にかかわる様々な問題を解決するためには，その前提として精神疾患，精神障害者に対する人々の正しい理解が必要であり，それらの積み重ねにより偏見を解消することが重要である。このための様々な普及啓発活動や教育活動が政府，自治体，民間諸団体などにより展開されている。

第8章 リハビリテーション

I リハビリテーションの概念と歴史

A 概念

　一般に「リハビリテーション（リハビリ）」という場合，身体的・精神的・社会的な障害をもつ人の，機能や能力，社会生活の全人格的回復や促進を目的とする専門技術による支援，たとえば骨折などにおける身体機能の回復のための作業療法や理学療法による医学的リハビリテーションを指すことが多い．しかし，この医学的分野のほかにリハビリテーションには教育的・職業的・社会的な分野がある．その内容は，リハビリテーションを「全人間的復権」とする邦訳があるように，その人のハンディキャップを認識したうえで，その解決への多職種の連携による総合的な援助が含まれている．

　たとえば，脳出血によって右半身に運動麻痺（まひ）が認められる人が，原因疾患である高血圧の医学的な治療を続けながら，日常生活をスムーズに送るための利き手交換などの練習をし，さらに職業につく訓練と職場を探し，普通の生活をもう一度送ることができるよう複数の専門職が援助する過程が，リハビリテーションの実際である．すなわち，「リハビリ」は誰でも簡単に口にしているが，身体的援助だけではなく精神的，そして本人だけでなく，家族までをもケアする非常に奥が深いものである．

B 歴史

　「リハビリテーション（rehabilitation）」とは，「訓練」という意味に思われがちだが，この言葉はラテン語の「re：再び」と，「habilis：適した，（人間に）ふさわしい」，そして「～ation：すること」，という意

味の形容詞を結びつけたものである。つまり，人間が何らかの原因で人間にふさわしくない（望ましくない）状態に陥ったときに，そこから救い出して，再びふさわしい（望ましい）状態に復帰させる，という意味をもっている。

歴史的にもヨーロッパでは中世から「身分・地位・資格の回復」「破門の取り消し」などの意味で使われている。たとえば，魔女として無実の罪に問われたジャンヌ・ダルクにおけるリハビリテーションは，「無実の罪の宣告と破門の取り消し」としても使用されている。近代では「無実の罪の取り消し」「名誉回復」「権利の回復（復権）」などの意味にも広がり，さらに現代になると，犯罪者の「更生」「社会復帰」などの意味にも使われるようになった。要するに「権利・名誉・資格の回復」という人間全体の価値や尊厳にかかわるような重大な意味をもつ言葉がリハビリテーションなのである[1]。

C 現代のリハビリテーション

前述したように，リハビリテーションは医学的なものだけでなく，「人間らしく生きる権利の回復」や「自分らしく生きること」のために行われるすべての活動に対してあることを理解してほしい。このことに対する取り組みこそが「障害をもつ」という，特定の権利を利用する者すなわち障害者にとって，その権利をもつ者に実施される権利が「リハビリテーション」という理解もできるわけである。

1 国際生活機能分類（ICF）*1

現代においては障害構造が変化してきたことに伴い，「障害」のとらえ方も変化している。2001年にWHO（世界保健機関）で採択されたICFの前身である1980年の国際障害分類（ICIDH*2）とICFとを比べ，「障害」のとらえ方がどのように国際的に共通理解されるようになったかを考えてみる。

ICIDHモデルは障害を多面的，構造的に理解する視点を示したものである。しかし「環境的要素が含まれていないために個人のなかで完結している」「構成要素間の関連が十分でない」などの様々な批判を受けた。そのため世界各地で改訂作業が進められ，「医学モデル」であるICIDHモデルからの脱却を図ったのがICFモデルである。そこでは「社会モデル」「生活モデル」として人間の生活機能の低下を環境も含めた広い視野でとらえようとした。つまり「障害」から「生活機能」へというプラ

＊1 国際生活機能分類（ICF）
International Classification of Functioning, Disability and Healthの略。
＊2 ICIDH（国際障害分類）
International Classification of Impairments, Disabilities and Handicapsの略。

Ⅰ リハビリテーションの概念と歴史

図8-1 ICIDH（上）とICF（下）

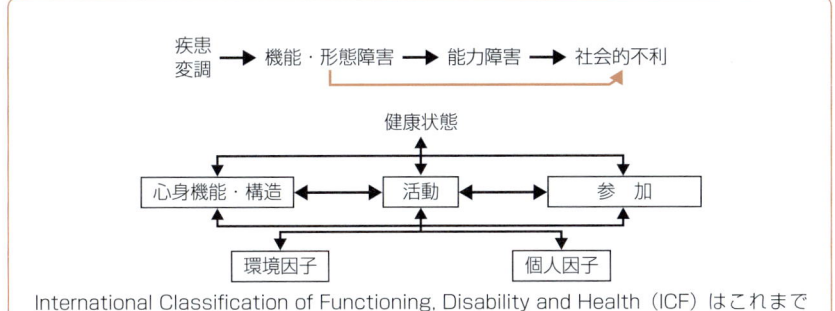

疾患
変調 → 機能・形態障害 → 能力障害 → 社会的不利

健康状態

心身機能・構造 ↔ 活動 ↔ 参加

環境因子　個人因子

International Classification of Functioning, Disability and Health（ICF）はこれまでの障害構造主体の考えから，人間の生活機能の低下に環境も含めた広い視野でとらえようとしたもの。つまり国際障害分類（International Classification of Impairments, Disabilities and Handicaps：ICIDHから「生活機能」へと変化をした

出典／吉田望：ICFに基づいたリハビリテーション．理学療法の歩み18：22-30，2007より作成

ス面に視点を移し，大きなパラダイム変換を行うことになったのである。

生活機能とは，英語のfunctioningの訳であるが，英語でもまったく新しい概念といわれている。これは「人が生きることの全体像」ということで，「心身機能・構造」「活動」「参加」の3つの「レベル」を統合したものである。「心身機能・構造」は障害そのものであり，「活動[*1]」は生活行為，つまり朝起きてから夜寝るまでに行うことすべてを指し，身の回りのことだけでなく，家事・仕事・勉強・趣味・スポーツ・人との交際などの，あらゆる行為のことになる。また「参加[*2]」とは，社会参加のほか，他者とのかかわりのなかで何らかの役割を果たすことのすべて，たとえば家庭内での役割，労働，文化的・地域的・政治的・宗教的な組織や催しへの参加など多彩なものを含んでいる（図8-1）[2]。

*1 活動
activity

*2 参加
participation

2 医工学連携による支援アプローチ

医学だけでなく，医療機器の分野の進歩も目覚ましく，種々のデバイスから福祉機器の進歩による新たな取り組みが広がってきている。

たとえば，上肢（手や腕）を切断した場合には，日常生活や社会生活の拡充を目的に義手が処方される。切断部位の状況や生活状況などはそれぞれ異なる。その人に適した義手を製作するために，生体信号処理とロボット工学の融合により，日常生活動作（ADL[*3]）の補助や代替を目的としたシステムの開発が進んだことによって，個別の対応が可能となっている。筋電義手開発や運動補助機器の開発がそれにあたる。「筋電義手」は，様々な要因により国内での普及は欧米諸国に比べて遅れている。しかし，筋活動電位という生体信号を利用して義手を操作すると

*3 ADL
activity of dairy life の略で，日常生活動作（活動）のこと。

55

第8章 リハビリテーション

図8-2 ■筋電義手

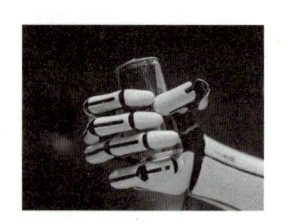

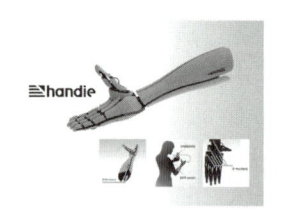

筋電義手とは，手を失われた人が残された筋肉の電気信号を介して動かす義手（Handiii）。安価でありながら機能的でスタイリッシュで，Handiiiは，モーター数を最小限に抑え，3Dプリンタで造形し，情報処理を自作の筋電センサとスマホで行うことで材料費を抑えた

出典／http://www.exiii.jp/index.html

いう点が特徴で，その仕組みは残存する筋が収縮時に発生する微弱な筋電位を電子工学的に処理し，表面電極からアンプ，フィルタを介し，コントローラによりモーターの力源の順に伝達させ手先具の開閉を行う機序となっている（図8-2）[3]。「閉じる」と「開く」の2種類の動きをさせるために，発生源が異なる2種類の筋電位が必要となる。

3 内部障害に対するリハビリテーション ―循環器の場合―

　心不全などの循環器疾患患者のリハビリテーションの目的は，1日も早く快適な社会生活や家庭生活に戻り，さらに再発を予防することである。治療には医師，看護師，理学療法士，健康運動指導士・臨床検査技師などがチームを組んで，脳血管疾患同様にリハビリテーションを支援することが必要である。そのために食事療法・運動療法だけでなく，健康相談などを行う。たとえば，弱くなった心臓の機能を高めるためには，心臓に負荷がかかる要素（危険因子）を取り除きつつ，レジスタンス運動などで強化を図っていく必要がある[4]。

　このように運動療法を中心とした心臓リハビリテーションは，運動能力を高め，再発を予防し，退院後どの程度まで運動してよいかを決めるのにも役立つ。わが国では心筋梗塞や狭心症の発症日，もしくは心臓手術の日から6か月間は，健康保険でリハビリテーションを行うことが認められている。

4 アスレティック（スポーツ）とリハビリテーション

　アスレティックリハビリテーションには大きく2つの目的がある。その

一つはスポーツ活動（競技）への復帰，もう一つは種々の予防活動である。前者は周術期後，医療機関からスポーツ活動の現場に戻っていくためなどに行われる。たとえば，投球障害による肩痛には，その選手の投球動作のなかに肩を痛めた原因があるはずで，それを見極め，医療者は機能解剖学的な知識や投球動作に対する理解，動作分析能力を駆使してリハビリテーションのメニューを作成し実施する。

　一方後者では，肩を痛める原因となった問題のある動作とは何かを追求し，その動作をつくる原因は技能の未熟なのか，身体機能の低下なのかを見極める。技能に問題がある場合にはその予防として正しい方法での反復練習を繰り返し，筋力の低下など身体機能に原因があるならば先にその部分の機能改善を図る。さらに，たとえば肩甲骨を安定化させる筋力が弱い，下肢全体の筋力が弱い，扁平足など軸足を不安定にする要因があるなどの隠れた原因には，スポーツ動作の分析を行ったうえで，局所だけでなく全身を視野に入れた治療手段・方法が必要となる。したがってスポーツにおけるアスレティックリハビリテーションの目標は，その実践により，デコンディショニング＊を防ぎ，体調の再調整（リコンディショニング）をすることである。

　さらに，昨今のスポーツサイエンスの発展は目覚ましく，疾患像・病態を知るための技術，再生医療などの革新的な医学的情報の収集，傷害の発生機序の緻密な解析による注意を要する動作など，そのリスクの理解が進み，サイエンスとしてスポーツを診る手段の多様化が発展してきている。それにより，けがや傷害を治すだけでなく，競技力の向上を目指すリハビリテーションの場合は，より繊細な治療が必要であるが，より早期に競技に復帰することや高いパフォーマンスによる身体能力の向上のためのトレーニング，防具や用具の適切な使用などその発展がスポーツのみならず一般市民の健康増進へも大きな影響を与えるものとなってきている。

＊デコンディショニング
身体が本来備えている様々な調節機能の低下のこと。たとえば安静が長期にわたると，起立性低血圧や運動能力・筋力低下などデコンディショニングが生じる。

5 介護予防とリハビリテーション（高齢者のリハビリテーション）

　介護予防とは，高齢者が要介護状態となるのを防ぐ（遅らせる）ことや要介護状態などの軽減・悪化の防止を目的として行うものである。特に，生活機能[5]の低下した高齢者に対しては，リハビリテーションの理念を踏まえて，「心身機能」「活動」「参加」のそれぞれの要素にバランスよく働きかけることが重要とされ，単に運動機能や栄養状態といっ

第8章 リハビリテーション

図8-3 高齢者リハビリテーションのイメージ

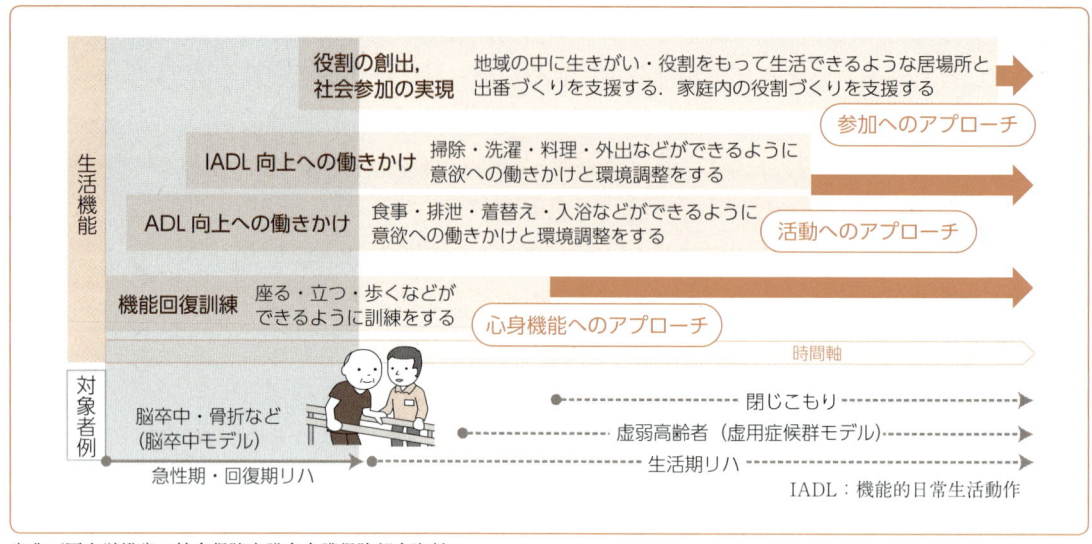

生活機能	役割の創出，社会参加の実現	地域の中に生きがい・役割をもって生活できるような居場所と出番づくりを支援する．家庭内の役割づくりを支援する	参加へのアプローチ
	IADL向上への働きかけ	掃除・洗濯・料理・外出などができるように意欲への働きかけと環境調整をする	
	ADL向上への働きかけ	食事・排泄・着替え・入浴などができるように意欲への働きかけと環境調整をする	活動へのアプローチ
	機能回復訓練	座る・立つ・歩くなどができるように訓練をする	心身機能へのアプローチ

時間軸

対象者例：脳卒中・骨折など（脳卒中モデル）／閉じこもり／虚弱高齢者（廃用症候群モデル）

急性期・回復期リハ　　生活期リハ

IADL：機能的日常生活動作

出典／厚生労働省：社会保障審議会介護保険部会資料

＊QOL
quality of lifeの略。

た心身機能の改善だけを目指すものではない。そのために日常生活の活動性を高め，家庭や社会への参加を促し，一人ひとりの生きがいや自己実現のための取り組みを支援して，生活の質（QOL＊）の向上を目指す。

　これからの介護予防は，機能回復訓練などの高齢者本人へのアプローチだけではなく，生活環境の調整や，地域のなかに生きがい・役割をもって生活できるような居場所と出番づくりなど，高齢者本人を取り巻く環境へのアプローチも含めた，バランスのとれた支援が重要である。このような効果的なアプローチを実践するために，地域においてもリハビリテーションの専門性を活かした取り組みをチームで推進し，たとえ要介護状態になっても，生きがい・役割をもって生活できる地域の実現を目指すことが大切である（図8-3）[6]。

II リハビリテーションの種類

　前述のとおり，リハビリテーションは医学的，社会的，職業的，教育的な分野に及ぶ[7]。

A 医学的リハビリテーション

　医学的リハビリテーションは，WHOによって，「個体の機能的または心理的能力を，必要な場合は代償機能を活用することによって発達させ

る一連の医療であってそれによって障害者が自立し，活動的な生活ができるようにすること」と定義されている。

医学的リハビリテーションは，障害出現の時期と経過によって，急性期（亜急性期），回復期，維持期に分けられる。このうち急性期（亜急性期）と回復期のリハビリテーションは，医療機関に入院して行われる。特に回復期リハビリテーションは，一般病床と異なる専門の病棟で行うことが多く，病気によって生じた障害の治療や合併症の予防，さらに治療によって生じた機能障害や能力低下の回復や維持，残存機能を最大限に活かす訓練などが行われる。

B 社会的リハビリテーション

社会的リハビリテーションの概念は広く，障害者が社会的に不利益を被らないように，施設の確保，適正な賃金，教育機会，環境－町づくり，関連した法律の整備などの社会的資源を整えることも含まれている。現在では，障害者は地域社会での役割を果たしたり，自らの生活機能を向上させるために，これらの社会的資源と人的資源を積極的に活用するようになってきている。また，環境整備とともに障害者の自立を促すために各種の法整備が行われている。

その他，地域リハビリテーションは，障害者の地域生活を継続的に支えるリハビリテーションをいい，住み慣れた地域でともにいきいきとした生活を営むことができるよう医療，介護，福祉，行政のサービスの充実が図られている（地域包括ケアシステム）。

C 教育的リハビリテーション

わが国では1979（昭和54）年，「障害児が教育を受ける事は能力を開発し，人格形成に影響し，そして社会の構成員になる為の準備として重要であり，障害児のリハビリテーションの主要な分野でもある（養護学校[*1]の義務制）」の実施で，すべての障害児に教育の権利を保障するなどの，「年齢階層を問わず，障害児者に関して行われる教育的支援」を実現した。

＊1　養護学校
現在の特別支援学校のこと。

D 職業的リハビリテーション

これは国際労働機関（ILO[*2]）による，「障害者が職業に就き，それを通して向上することができ，それによって社会参加を促進する」ことを目的としており，そのための施設（種々の職業訓練所），専門的スタッ

＊2　ILO
International Labour Organizationの略。

フを用意して職業訓練を行うものである。

III リハビリテーション専門職

　　リハビリテーション医療は，リハビリテーション医（専門医）のほかに，主として理学療法士（physical therapist：PT）や作業療法士（occupational therapist：OT），言語聴覚士（speech therapist：ST）などの専門職が中心となって行うものである。また，専門職だけでなく様々な職種が関与しており，時には家族やボランティアの支えなどもリハビリテーションを行う際にはとても大切な位置を占めている。ここでは，リハビリテーション医をはじめとする主な関係職種の役割を概観する（図8-4）。

A リハビリテーション医

　　リハビリテーション科専門医は，日本リハビリテーション医学会によって認定される。同学会は，リハビリテーション科専門医を，「病気や外傷の結果生じる障害を医学的に診断治療し，機能回復と社会復帰を総合的に提供することを専門とする医師」と定義している[8]。その役割については，同学会の「リハ科専門医需給に関するワーキンググループ」によって，「医療施設内においては，患者の評価，ゴールの設定，リハ

図8-4 ■ リハビリテーション専門職の連携

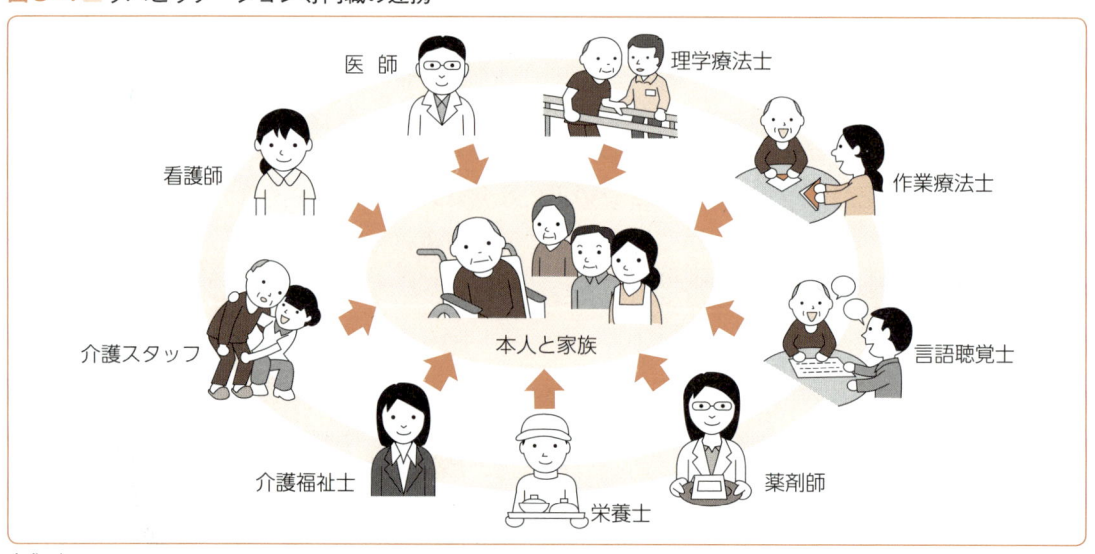

出典／http://www.kyowakai.com/sr/information/n09aui0000000iw6.html

ビリテーションの処方，退院調整，リハビリテーションシステムの構築などが主な役割であり，地域においては，リハビリテーションおよびサービス受給に関する相談・支援が主な役割である」としている[9]。

B 理学療法士（PT）

　PTは，「理学療法士及び作業療法士法」第2条において，「医師の指示の下に，理学療法を行なうことを業とする者」と規定されている国家資格である。また，同法における理学療法とは，「身体に障害のある者に対し，主としてその基本的動作能力の回復を図るため，治療体操その他の運動を行なわせ，及び電気刺激，マッサージ，温熱その他の物理的手段を加えること」とされている。1965（昭和40）年に制定されたこの法律では，対象は「身体に障害のある者」となっているが，地域における高齢者の転倒予防などの障害予防やスポーツ選手を対象とするスポーツリハビリテーション分野での活動など，職域は拡大してきている。

　PTは，医師の指示（処方）に基づき，患者の状態を医学的視点および社会的視点から評価（理学療法評価）し，問題点を抽出する。そのうえでリハビリテーションチームにおいて決定されたゴールに向けて，適切なプログラム（理学療法計画）を作成して治療を実施する。理学療法の治療体系は，物理療法，徒手療法，運動療法，義肢・装具療法の4種類に大別される[10]。

C 作業療法士（OT）

　OTは，「理学療法士及び作業療法士法」第2条において，「医師の指示の下に，作業療法を行なうことを業とする者」と規定される国家資格である。この法律における作業療法とは，「身体又は精神に障害のある者に対し，主としてその応用的動作能力又は社会的適応能力の回復を図るため，手芸，工作その他の作業を行なわせること」とされている。

　作業療法の定義に関しては，日本作業療法士協会が，1985（昭和60）年に「身体または精神に障害のある者，またはそれが予測される者に対してその主体的な活動の獲得をはかるため，諸機能の回復・維持および開発を促す作業活動を用いて行う治療・指導・援助を行うこと」としている[11]。協会の定義にみられるように，対象は障害のある人だけでなく「予測される人」や「諸機能の維持・開発を必要とする人」を含むまでに拡大している。また，「応用的動作能力や社会的適応能力の回復の目的（自立や質の向上）」が示され，領域も医療施設内における治療にと

どまらず，「指導・援助」を必要とする保健や福祉の領域に拡大してきている。手段としての作業活動には，手芸や工作のほか，日常生活の諸動作や教育活動，余暇活動，仕事，社会参加などを含むものとされている。

D 言語聴覚士（ST）

1997（平成9）年制定の「言語聴覚士法」第2条において，STは，「音声機能，言語機能又は聴覚に障害のある者についてその機能の維持向上を図るため，言語訓練その他の訓練，これに必要な検査及び助言，指導その他の援助を行うことを業とする者」と規定されている国家資格である。失語症，構音障害，音声障害，言語の発達障害，聴覚障害に加え，摂食・嚥下障害の評価・検査を行い，問題の本質や発現のメカニズムを明らかにし，必要に応じて訓練，指導，助言などの援助を行う[12]。

E 看護師

看護師は，「保健師助産師看護師法」第5条で，「傷病者もしくは褥婦に対する療養上の世話または診療の補助を業とする者」と定められている国家資格である。診療の補助は医師の指示を必要とする行為であり，療養上の世話は，医師の医学的判断を要する場合と，看護師独自の判断で実施可能な場合がある。たとえば入院中の患者に対する看護師は，リハビリテーションチームの一員としても機能する一方で，看護チームとしての活動も行う[13]。

認定看護師*には「リハビリテーション看護」はないが，「脳卒中リハビリテーション看護」という分野がある。その専門性を打ち出すことを困難にしている要因には，「リハビリテーション看護＝看護である」というジェネラリスト論に支配されているといわれている。

しかし，わが国におけるリハビリテーション看護は，リハビリテーション専門病院や回復期リハビリテーション病棟における看護を中心に，発展しつつある。

*認定看護師
日本看護協会が行う試験に合格した人に与えられる資格で21分野に及ぶ。

F チーム

実際の臨床現場では，専門職ばかりでなく，すべての医療従事者がリハビリテーション医療に携わっている。たとえば，心臓リハビリテーションでは包括的リハビリテーションが行われ，栄養状態は管理栄養士が，服薬管理については薬剤師が指導や相談を担当している。また，救急医

療でも，救命処置を施した医療従事者がそのままリハビリテーションに携わることは少なくなく，リハビリテーションにおけるチーム医療は特定の場所や環境に存在するのではなく，かかわる医療従事者が，対象者に対しチームの一員として役割を果たすことが大切であることはいうまでもない。

IV リハビリテーションの実践

リハビリテーション医学における急性期（亜急性期），回復期，維持期それぞれのリハビリテーションについて紹介する。特に，リハビリテーションの流れ，期ごとに何が目的となり，リスク管理をどのようにすべきかについて述べる。

A 急性期（亜急性期）

急性期医療全般は目まぐるしく大きく変化をしている。この時期の積極的リハビリテーションは，たとえば脳卒中診療においては脳卒中ユニット（SU[*]），脳卒中リハビリテーションユニットなどによる組織化された治療の発達により，集中的なリハビリテーションが早期退院へ向け積極的に行われるようになってきている。

リハビリテーション病院・施設協会によれば，急性期とは生命に危険があるか，障害の進行，悪化が起こりうる時期とし，疾患管理・リスク管理を十分に行いつつリハビリテーションを行う必要が大きく，廃用症候群の予防とADL訓練の早期開始（ともに病棟訓練）が主体であるといわれている（表8-1）。そのためSUでは，多職種連携のもと協調的に評価・治療を行うシステムとなっており，脳卒中治療に精通した医師のほか，看護師，理学療法士・作業療法士にこの積極的治療システムを担う役割がある。早期から運動療法を中心としたリハビリテーションを行うことは，生活機能を見据えたリハビリテーションアプローチを行うことを可能にする。また，脳卒中では早期より離床を促すことが効果的とするなかで，多職種連携のもと，①体位変換・良肢位保持（ポジショニング），②他動的関節運動，③起居動作・座位肢位などを行う必要がある[14]。主治医もしくはリハビリテーション医との連携のもと，全身状態と病床診察を経て実施前・中・後の意識障害などのレベルの確認とバイタルサインや気分不良の有無など以前とは異なる症状を把握し，注意

*SU
stroke unitの略。

第8章 リハビリテーション

表8-1 脳卒中リハビリテーションでのアプローチ

アプローチ		時期	項目（病態）	治療手段
医学的管理	脳卒中の治療	急性期〜回復期	・病型と関連した続発症治療 （1）再発・増悪 （2）水頭症 （3）症候性てんかん	・リハビリテーション中止による集中管理 ・短絡術（VPシャント・LPシャント） ・抗てんかん剤の投与・変更
	合併症の治療 ・神経系 ・筋骨格系 ・呼吸・循環器系 ・消化器系 ・泌尿器系 ・電解質と代謝系	急性期〜維持期	・通過症候群とうつ ・肩手症候群・変形性関節症・筋肉痛・痙縮などの出現・増悪 ・中枢性疼痛 ・深部静脈血栓症と肺塞栓症 ・消化管出血・痔核出血 ・反復性誤嚥性肺炎 ・無石性胆嚢炎 ・神経因性膀胱と尿路感染 ・低ナトリウム・クロル血症・糖尿病増悪	・睡眠・覚醒リズム調整と向精神薬治療 ・物理療法・薬剤（副腎皮質ホルモン）・関節腔およびトリガーポイントブロック ・物理療法・薬剤（アミトリプチリン，など） ・リハビリテーション中止による集中管理・抗凝血療法 ・抗潰瘍剤投与・座剤使用 ・嚥下評価と内視鏡的胃瘻造設（PEG） ・安静と抗生剤投与，消化器外科的治療優先 ・尿動態検査と薬剤投与 ・内科的治療
障害へのアプローチ	生体力学的アプローチ	急性期〜維持期	・機能障害レベル ・活動制限レベル	・可動域・筋力・運動協調性訓練
	発達的アプローチ	急性期〜回復期	・機能障害レベル ・活動制限レベル	・発達原理に基づく評価・基本動作能力拡大訓練
	代償的アプローチ	回復期〜維持期	・自助具・補助具使用 ・環境整備	・自助具（箸・杖）と短下肢装具・車椅子など ・在宅環境評価のうえ，手すり・スロープ取り付け，など

出典／佐山一郎：脳卒中リハビリテーションでのチームアプローチ．リハ実践テクニック 脳卒中（千田冨義・高見彰淑編），p31-45，メディカルビュー，2006より作成

深く確認しながら次の到達目標に進む必要がある。

B 回復期

　回復期とは，さしせまった生命の危険から脱し，ADLとQOLの改善が期待できる時期であり，リハビリテーションなどの負荷量の増加が可能となる。まだ医学的な疾患管理やリスク管理の必要性はあるが，それに留意しつつ多様なリハビリテーションプログラムを行う必要があり，より能動的な訓練を進めることになる。急性期と同様，病院・医療機関で行われる。

Ⅳ リハビリテーションの実践

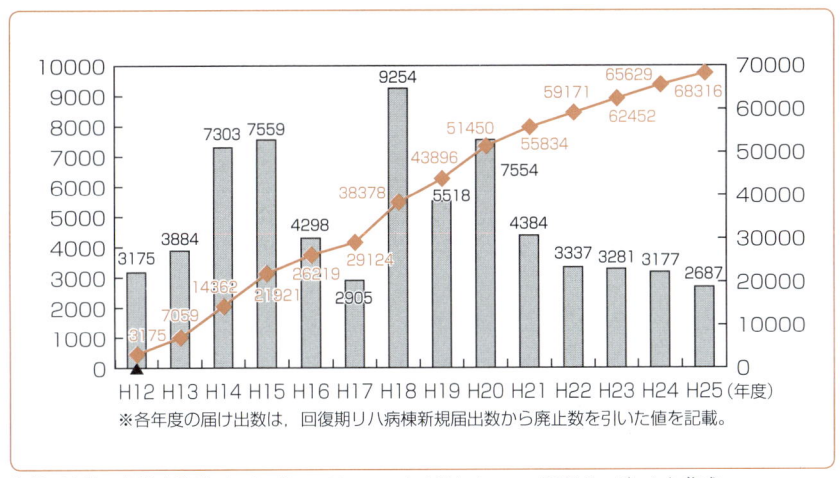

図8-5 ■ 回復期リハビリテーション病棟届出病棟数および累計(2014年3月31日現在)

※各年度の届け出数は、回復期リハ病棟新規届出数から廃止数を引いた値を記載。

資料／病棟の都道府県別データ（http://www.rehabili.jp/source/0331/1.pdf）より作成

　また，回復期は入院回復期リハビリテーションと外来回復期リハビリテーションとして分けることもできる。2000（平成12）年度の介護保険制度の施行と相まって，わが国独自の医療制度としてつくられた回復期リハビリテーション病棟は，わずか10年足らずで急速に増加し，届け出病床数は62000床（2011年）を超え（図8-5），急性期から回復期そして維持期という機能分化が確立されてきている[15]。

　わが国の温泉地型のリハビリテーションに端を発したリハビリテーション医学が，その歴史のなかで画期的な医療として受け止められ，回復期リハビリテーションに応用されるようになった。そして，回復期リハビリテーション病棟の果たす役割は，在宅復帰を望む多くの患者の地域医療への懸け橋としての役割を担うようになり，社会的重要性や存在価値は目を見張るものがある。

　回復期リハビリテーション病棟における主な治療手段は，積極的な理学療法・作業療法・言語療法を中心とした生活支援アプローチが基盤とされている。したがって，ADL能力向上による寝たきりの予防と在宅復帰とを支援する目的でリハビリテーションを積極的かつ集中的に行う。さらに最近は栄養サポートチーム（NST*）による摂食・嚥下障害に対する職種横断的アプローチから，食事摂取や栄養摂取方法に至るまで全身状態に応じたきめ細かい支援が行われるようになってきている（図8-6）[16]。

　しかし，大腿骨頸部骨折後の移動能力の改善に焦点を当て，リハビリ

*NST
nutrition support team
の略。

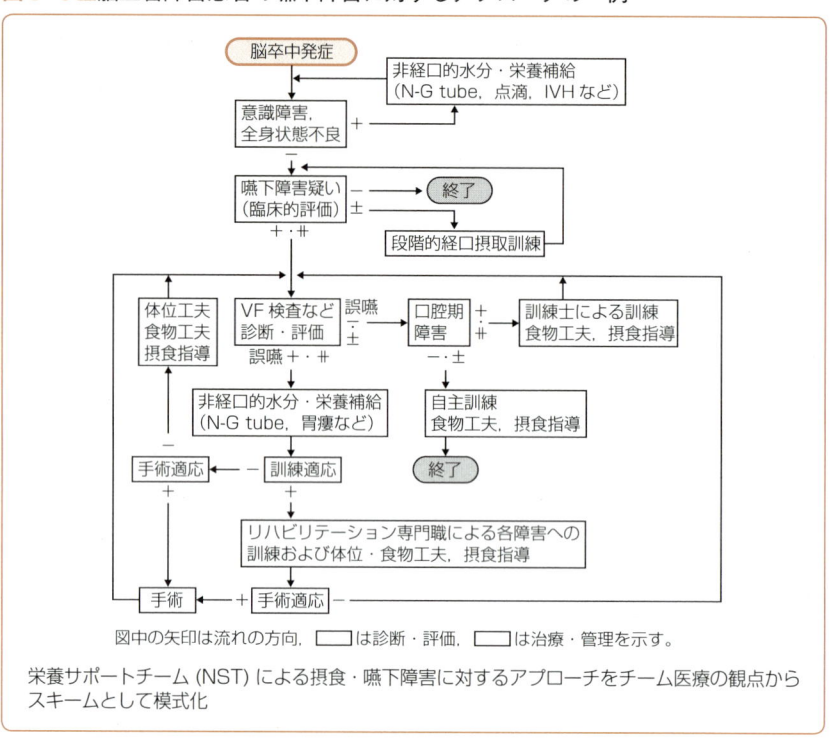

図8-6 ■ 脳血管障害患者の嚥下障害に対するアプローチの一例

栄養サポートチーム (NST) による摂食・嚥下障害に対するアプローチをチーム医療の観点からスキームとして模式化

テーションを行っても，退院・在宅復帰後の患者の生活にはまったく意味をなさない場合がある。それは骨折の原因となる転倒・転落が，身体的な内的要因だけではなく，社会環境や住環境などの外的要因によって起こることが多く，むしろその改善こそが在宅生活を見据えた生活支援となり，有効なリハビリテーションアプローチであるといえるからである[17]。つまり，骨折の回復期におけるリハビリテーションの到達目標は，治癒はもとより，移動能力の改善や在宅生活を見据えた生活支援および介護保険の有効活用などが中心とされる。このように，脳卒中医療にみられる機能障害重視の考え方よりも，日常生活のための種々の能力の改善（社会的支援）が目的とされる場合もある。

C 維持期

　維持期とは，再獲得した機能をできる限り長期にわたり保ち生活していく時期である。この時期はそれまでのリハビリテーションによって得たADLとQOLを保つために，さらに能動的な訓練を進める必要がある。
　一方，たとえば脳卒中患者においては，運動障害に起因する関節拘縮や筋力低下，体力低下などの廃用症候群（身体不活発病）を招きやすい

ことが知られている。したがって，維持期においてもリハビリテーションの機会を設けることが望ましく，その人に合ったホームプログラムの提供のほか，地域，居宅・在宅を主体とした訪問・通所リハビリテーション，外来リハビリテーションなどの継続的なアプローチが重要となる[18]。

この時期のリハビリテーションでは，居住地域で能力が発揮できるような支援とリハビリテーション提供体制が必要とされ，そのためには医療・介護・行政とそこにかかわる人たちのリハビリテーション・マインドが組織の協同体としての礎となり，地域の障害者の自立支援を図ることになろう。

V まとめ

1 リハビリテーションの語源と定義

リハビリテーションはre（再び）+habilitate（適応する）+ion（名詞にする接尾語）からなる言葉である。また，「障害者を最大の身体的，精神的，社会的，職業的な能力を有するまでに回復させる」という古典的定義（全米リハビリテーション協議会，1948）から，現代のリハビリテーションでは，人間性の回復が重要視されるようになった。

2 現代のリハビリテーションとは

国際障害分類（ICIDH）と国際生活機能分類（ICF）はどのようなものか。国際障害分類（1980年制定）では，障害を①機能障害[*1]，②能力低下[*2]，③社会的不利[*3]の3段階に分けて評価した。その後，国際生活機能分類（2001年制定）は，社会参加を支援する視点から生活機能とその障害として，①心身機能・構造，②活動，③参加に区分して評価するようになる。そして背景因子を①環境因子と②個人因子に分けるようになった。

*1 機能障害 impairment
*2 能力低下 disability
*3 社会的不利 handicap

3 リハビリテーションの種類

病気の治療から社会復帰までの各段階でどのようなリハビリテーションがあるかを知り，医学的リハビリテーションは①急性期（亜急性期），②回復期，③維持期に分かれ，それぞれで目的，方法が異なる。また，職業的リハビリテーション，社会的リハビリテーション，地域リハビリ

テーションのそれぞれについても，目的，実施場所などがどのようなものかを知る必要がある。

4 リハビリテーション専門職

　リハビリテーション医は医学的な診断，治療，評価，予後予測が主な役割であり，理学療法士は運動療法や物理療法を用いた機能治療を行い動作能力の回復を図り，作業療法士は日常生活動作（食事，排泄，入浴など）や応用動作（家事，買い物，車の運転など）能力，職業能力などの測定と評価を実施する。また，看護師は健康管理はもちろんのこと，看護チームとしてリハビリテーションチームの一員として機能し独自の活動もある。

5 リハビリテーションの実践

　急性期（亜急性期），回復期，維持期のうち，特に回復期リハビリテーションでは，専門の病棟（回復期リハビリテーション病棟）でのリハビリテーションとなる。また，回復期を過ぎた維持期のリハビリテーションは，医療・療養型病院のリハビリテーション病棟への転院，退院して在宅生活をしながら通所リハビリテーションや在宅でのリハビリテーションなど療養から自立，社会生活を目指すものまでその目標に沿って実施される。

引用・参考文献

1) 砂原茂一：リハビリテーション，岩波新書，1980.
2) 上田　敏：ICFの理解と活用―人が「生きること」「生きることの困難（障害）」をどうとらえるか，きょうされん（発売：萌文社），2005.
3) http://www.exiii.jp/index.html（2015年8月31日閲覧）
4) 特定非営利活動法人日本心臓リハビリテーション学会　http://www.jacr.jp/web/committee/（2015年8月31日閲覧）
5) 世界保健機関（WHO）：ICF 国際生活機能分類―国際障害分類改訂版．厚生労働省社会・援護局障害保健福祉部編，2002.
6) 厚生労働省ホームページ　http://www.mhlw.go.jp/file/05-Shingikai-12301000-Roukenkyoku-Soumuka/0000052328.pdf（2015年8月31日閲覧）
7) 日本リハビリテーション医学会監修：リハビリテーション医学白書，医学書院，2003.
8) 日本リハビリテーション医学会ホームページ　http://www.jarm.or.jp（2015年8月31日閲覧）
9) 日本リハビリテーション医学会リハビリテーション科専門医会「リハ科専門医需給に関するワーキンググループ」：「リハビリテーション科専門医需給」に関する報告．第2回日本リハビリテーション科専門医学術集会パネルディスカッション「リハ科専門医の需給を考える」資料．
10) 日本理学療法士協会ホームページ　http://www.japanpt.or.jp/（2015年8月31日閲覧）
11) 日本作業療法士協会ホームページ　http://www.jaot.or.jp/（2015年8月31日閲覧）
12) 日本言語聴覚協会ホームページ　http://www.jaslht.or.jp/st_app/（2015年8月31日閲覧）
13) 日本看護協会ホームページ　http://www.nurse.or.jp/（2015年8月31日閲覧）
14) 佐山一郎：脳卒中リハビリテーションでのチームアプローチ．リハ実践テクニック　脳卒中（千

田冨義・高見彰淑編），p31-45，メディカルビュー，2006.
15）一般社団法人回復期リハビリテーション病棟協会：回復期リハビリテーション，2014.
16）三原千惠：脳卒中後の嚥下リハビリテーションの栄養管理．静脈経腸栄養，26（6）：1371-1378，2011.
17）日本整形外科学会診療ガイドライン委員会，厚生労働省医療技術評価総合研究事業「大腿骨頸部骨折の診療ガイドライン作成」班編：大腿骨頚部/転子部骨折診療ガイドライン，南江堂，2005.
18）林　泰史：連携システム図─在宅医療　午後から地域へ，日本医師会雑誌，139（特別号）：S15，2010.
19）森　英二，他：脳卒中早期リハビリテーションの実際．総合リハ，18（12）：935-938，1990.
20）木藤栄一，千野直一：嚥下障害．総合リハ，15（3）：215-222，1987.

第9章 地域保健

I 地域保健

1 地域とは

　地域保健では，人々が居住し共有する地理的・社会的環境を地域とよんでいる。社会，環境，居住する人々によって，地域で行われる公衆衛生活動は大きく影響される。地域保健の課題と内容は，時間の流れに対して，あまり変化しないものと非常に短い時間で大きく変化するものとがある。

2 分　　野

　わが国の保健の体制は，**産業保健**，**学校保健**，**地域保健**の三本柱で組み立てられている。年齢によって，**母子保健**，**成人保健**，**老人保健**と分類されるが，実際に公衆衛生活動が行われるのは地域である。保健所や市役所などの行政機関が主役を果たすが，広範で膨大なニーズを果たすために，種々の部署の協力を得ている。
　世界的な社会変化や地球規模の自然環境の変化によって，広域での健康危機が危惧されている。**危機管理**も地域保健活動の一部である。

A 地域保健の理念

1 プライマリ・ケアとヘルスプロモーション

　1978年の国際会議（世界保健機関（WHO）と国連児童基金（UNICEF）による）で，プライマリ・ヘルスケアの重要性を強調した**アルマ・アタ宣言**が出された。その内容は「すべての政府，保健・開発従事者，世界

の市民社会が，世界中のすべての人々の健康を守り促進するため，至急のアクションをとる必要性」が強調された。

1986年に出された**オタワ憲章**では，住民参加による健康な町づくりを強調するヘルスプロモーション（health promotion）が示された。

2 国民健康づくり運動

わが国では，1978（昭和53）年から「国民健康づくり運動」の第1次計画が実施され，予防・健診体制の整備が進められた。1988（昭和63）年からの第2次計画では，生活習慣の改善による疾病予防・健康増進の方針で実施された。

さらに2000（平成12）年からの第3次計画は，「21世紀における国民健康づくり運動」（通称，健康日本21）として実施され，その法的基盤として，2002（平成14）年には「健康増進法」が制定された。

B 地域保健の法制度

「保健所法」が国民の体位向上を目的に1937（昭和12）年に制定されたが，戦後，1947（昭和22）年に公衆衛生の第一線機関として衛生行政組織と制度の強化が図られた。さらに1994（平成6）年に総合的な地域保健対策を推進するために「地域保健法」と改正された。

C 地域保健の組織

1 保健所

地域保健法の制定時には全国に848か所あった保健所は集約が進み，2015（平成27）年には都道府県立が364，政令市（72市）立が99，特別区立が23の合計486となっている。各地の保健所は都道府県（主幹部局），市町村（主幹課）を介して情報を交換し，全国規模の事案に対応している。

保健所の職員は，医師，歯科医師，薬剤師，獣医師，保健師（看護師），診療放射線技師，臨床検査技師，管理栄養士など，多種の専門職で構成されている。地域保健法によって保健所の業務は**表9-1**のように規定されている。保健所の業務はさらに**対人サービス**（保健指導や検診などの業務）と，**対物サービス**（食品や環境，医薬品についての業務）とに分けられている。

表9-1 保健所の業務（地域保健法）

1	地域保健に関する思想の普及及び向上に関する事項
2	人口動態統計，その他地域保健に係る統計に関する事項
3	栄養の改善及び食品衛生に関する事項
4	住宅，水道，下水道，廃棄物の処理，清掃，その他の環境の衛生に関する事項
5	医事及び薬事に関する事項
6	保健師に関する事項
7	公共医療事業の向上及び増進に関する事項
8	母性及び乳幼児並びに高齢者の保健に関する事項
9	歯科保健に関する事項
10	精神保健に関する事項
11	治療方法が確立していない疾病その他の特殊の疾病により長期に療養を必要とする者の保健に関する事項
12	エイズ，結核，性病，伝染病その他の疾病の予防に関する事項
13	衛生上の試験及び検査に関する事項
14	その他，地域住民の健康の保持及び増進に関する事項

2 市町村保健センター

　地域保健法により各市町村に保健センターが設置されている（2015年4月1日現在，2477か所）。地域で行われる母子保健，成人保健，老人保健の多くの保健サービスは，この市町村保健センターで実施され，保健師を中心に歯科衛生士や行政事務職員が，住民にかかわる保健活動の業務を直接担当している。

II 地域医療

A 保健医療計画

1 医療計画

　「医療法」で，都道府県が地域ごとに医療計画を策定することが定められている。

　▶**5疾病5事業の記載**　医療計画の記載事項として，5疾病（がん，脳卒中，急性心筋梗塞，糖尿病，精神疾患）と，5事業（(救急医療，災害時における医療，へき地の医療，周産期医療，小児救急医療を含む小児医療（その他））ならびに在宅医療があげられている。

　▶**医療圏**　都道府県が病床の整備を図るにあたって設定する地域的単位

のことで，1次，2次，3次の医療圏に分類されている。**1次医療圏**は医療法では規定されていないが，日常的に発生頻度の高い疾患に対して診療を提供する範囲で，市町村の範囲である。**2次医療圏**は特殊な医療を除いて入院治療が可能な範囲であり，複数の市町村を1つの単位としたものである。おおむね人口30万人程度の区域を指すが，都心部では100万人を超えることもある。**3次医療圏**は特殊な医療にも対応する範囲で，都道府県が単位となる（北海道の3次医療圏は6つ）。

▶**基準病床数** 全国統一の算定式で，一般病床・療養病床は2次医療圏単位で，精神病床，結核病床，感染症病床は都道府県単位で設定されている。

B 医療施設

「医療法」は医療と医療業について規定しており，医療提供施設として，**病院**，**診療所**，**介護老人保健施設**，**助産所**，調剤を実施する**薬局**を定めている。全国に病院が8540，一般診療所が10万528，歯科診療所が6万8701存在する（2013年現在）。病床の総数は全国で169万5210であり，対応する疾患ごとに**一般病床**（89万7380床），**療養病床**（34万668床），**精神病床**（33万9780床），**感染症病床**（1815床），**結核病床**（6602床）の5つに分類されている（2013年現在）。

1 病 院

▶**特定機能病院** 大学病院などの高度医療の提供，開発・研修を行う。

▶**地域医療支援病院** 地域医療の確保のために，救急医療を含む他の医療機関から紹介された患者に対して医療を提供するとともに，地域の医療従事者が診療，研究，研修に利用できる。

▶**救命救急センター** 急性心筋梗塞や脳卒中などの重篤な患者に高度な医療を提供する．

▶**へき地医療拠点病院** へき地診療所への医師派遣など，へき地医療の拠点となる。

▶**災害拠点病院** 2次医療圏に1か所以上設置され，災害時に中心的な役割をする。

▶**その他** 感染症指定医療機関，エイズ拠点病院，がん診療連携拠点病院，周産期母子医療センター，臨床研修病院がある。

2 一般診療所

病床が19床以下または無床の医療機関をいう。医院，クリニックともよばれる。2006（平成18）年，夜間や休日に往診や訪問看護を行う**在宅療養支援診療所**が診療報酬上制度化された。

3 歯科診療所

公衆または特定多数人のため歯科医業を行う場所であって，患者を入院させるための施設を有しないか，あるいは19人以下の患者を入院させるための施設である。

4 介護老人保健施設

病状が安定しており入院医療が必要ない要介護者に対して，リハビリテーションや介護，看護のサービスを提供する。

5 助産所

助産師が公衆または特定多数人のため助産業務を行う場所である。

6 薬局

医薬品の販売と，医師の処方せんに基づく調剤を行う施設である。薬剤師が常駐していなければならない。

C 救急医療体制

1 救急医療機関

▶**初期救急医療機関** 在宅当番医制（621地区）や休日夜間急患センターが地域（560地区）の医師会の協力で運営されている（2014年）。

▶**2次救急医療機関** 入院を必要とする重症患者を対象に，輪番制で休日や夜間の体制を維持している（393地区，2014年）。

▶**3次救急医療機関** 重症および複数の診療科領域にわたるすべての重篤な救急患者を24時間体制で受け入れる救命救急センターが，全国に279か所設置されている（2015年）。

2 救急搬送

救急車による搬送途上での救命率の向上を目指して，1991（平成3）

年より**救急救命士**の資格（国家資格）が開始され，2014（平成26）年現在で4万8742人の免許登録がある。

また，2007（平成19）年に「救急医療用ヘリコプターを用いた救急医療の確保に関する特別措置法」（ドクターヘリ特別措置法）が制定されて，全国37か所に45機のヘリコプターが配置・運用されている（2015年）。

さらに，病院外での心停止の救命率を向上させるために，**自動体外式除細動器（AED）**の設置が進み，2014（平成26）年には約51万6000台が全国に設置され，一般の人たちへの使い方の普及も図られている。

D 地域医療連携

どの地域でも，より質の高い医療を効率的に供するためには，多種多様な医療機関が連携する必要があり，それを地域医療連携とよぶ。病院と病院の連携を**病病連携**，病院と診療所の連携を**病診連携**とよぶ。地域医療連携では，関係機関の間の調整を図り，患者や家族が抱える心理的・社会的な問題を解決するために，**医療ソーシャルワーカー（MSW）**の役割が重要となる。

E へき地医療と無医地区

過疎は，人口の著しい減少に伴って地域社会における活力が低下し，生産機能および生活環境が低下した状態を指す。医療過疎に対して，「過疎地域自立促進特別措置法」を基に，過疎地域では医療の確保が図られている。

山村，離島などのへき地における医療確保が，1957（昭和32）年より11次にわたってへき地保健医療計画により図られている。

無医地区とは，半径4km以内に医療機関がなく，50人以上の住民がいる地区と定義される。無医地区は全国に705か所，無医地区人口は約13.6万人である（無医地区等調査，2009年）。中核となる病院と診療所，ヘリコプターの活用で無医地区への対応がなされている地域もある。

III 母子保健

A 母子保健の体系

1 歴史

　1947（昭和22）年に，厚生省（現・厚生労働省）に児童局母子衛生課が設置され，「児童福祉法」と「母子衛生対策要綱」により，母子保健福祉の基本方針が決定された。1965（昭和40）年に制定された「母子保健法」は，1994（平成6）年の改正で都道府県から市町村へ移譲され，市町村が母子保健サービスを主体的に提供している。

2 健やか親子21

　わが国の母子保健は世界最高水準にあるが，思春期や妊娠・出産など取り組むべき新たな課題がある。2001（平成13）年からの10年計画で目標値を設定し，関係機関・団体が一体となって「健やか親子21」が国民運動計画として始まった。引き続き，2015（平成27）年より，「健やか親子21（第2次）」が実施されている。

B 母子保健の水準

　乳児死亡率は，衛生状態の比較によく用いられる。乳児の生存は，母体の衛生状態と母子を取り巻く環境衛生，社会の状態に強く影響されるためである。わが国は母体の衛生状態でも世界屈指の高い保健水準を維持している。

C 母子保健の施策

1 保健指導

a 妊娠届と母子健康手帳

　妊娠したときに，妊娠届が提出されると市町村から**母子健康手帳**が妊婦に交付される。婚前学級，母（両）親学級，育児学級などの集団指導が行われている。

b 妊産婦と乳幼児の保健指導

　市町村は，妊産婦と新生児に対して保健師・助産師らによる家庭訪問

を行い，身体測定や保健指導を行っている。妊産婦の地域での孤立の予防と，育児不安の軽減や虐待予防を目的として，2007（平成19）年に「乳児家庭全戸訪問事業」（こんにちは赤ちゃん事業）が開始された。

保健所は，2500g未満の低出生体重児と小児慢性特定疾病（14疾患群704疾病で医療の公費負担がある）に罹っている児童などに対しても，訪問指導を行っている。

2 健康診査

a 妊婦健康診査

高齢での出産となる妊婦やストレスや不安を抱える妊婦が増加し，よりよい妊娠・出産を支援する健診が必要となったので，2008（平成20）年度から公費負担となり，医療機関で行われる。

母子感染防止対策として，妊婦のB型肝炎ウイルスやC型肝炎ウイルスなどの抗体検査を行っている。母子感染を起こすおそれのある妊婦（HBe抗原陽性）から出生した児すべてに，抗HBV免疫グロブリンとB型肝炎ワクチンが投与される。さらにHTLV-1（成人T細胞白血病の原因ウイルス）と性器クラミジアの検査が新たに追加された。

b 乳幼児健診

健康診査（健診）は疾病や異常の早期発見（2次予防）が目的であるが，リスクの早期発見（1次予防）のための情報提供（保健指導）の意義もある。

▶乳児健康診査　4か月の頃に行われる。股関節脱臼などの身体疾患のほか，神経学的な発達のスクリーニングがなされる。

▶1歳6か月健康診査　子どもの歩行，言語などの神経学的な面からの異常の早期発見を目的とするが，生活習慣の自立，虫歯の予防，栄養状態の確認も行われている。

▶3歳児健康診査　身体発育，精神発達および斜視，難聴などの視聴覚障害の早期発見が目的である。

3 新生児マス・スクリーニング

すべての新生児を対象に，血液を用いたマス・スクリーニングが行われている。フェニルケトン尿症や先天性甲状腺機能低下症などの6疾患が対象であったが，現在は新しい検査法（タンデムマス法）により，メチルマロン酸血症などが追加されて，対象疾患が約20に増加している（表9-2）。

表9-2 先天性代謝異常などの検査の例（横浜市，平成23年10月より実施）

分野	疾患数	疾患名
アミノ酸代謝異常	5	フェニルケトン尿症，メープルシロップ尿症，ホモシスチン尿症，シトルリン血症1型，アルギニノコハク酸尿症
有機酸代謝異常	7	メチルマロン酸血症，プロピオン酸血症，イソ吉草酸血症，メチルクロトニルグリシン尿症，ヒドロキシメチルグルタル酸血症，複合カルボキシラーゼ欠損症，グルタル酸血症1型
脂肪酸代謝異常	4	中鎖アシルCoA脱水素酵素（MCAD）欠損症，極長鎖アシルCoA脱水素酵素（VLCAD）欠損症，三頭酵素（TFP）／長鎖3・ヒドロキシアルCoA脱水素酵素（LCHAD）欠損症，カルニチンパルミトイルトランスフェラーゼ-1（CPT1）欠損症
その他	3	ガラクトース血症，先天性甲状腺機能低下症（中枢性を含む），先天性副腎過形成症

4 医療援助・公費負担

▶ **妊娠高血圧症等の療養援護**　妊娠高血圧症候群などに罹患している妊婦には，保健指導を目的に保健師などによる家庭訪問が行われる。低所得の場合には妊娠中の費用に対して公費による援助がある。

▶ **未熟児養育医療**　2500g未満の低出生体重児を対象として，保健師・助産師らの家庭訪問が実施される。出生体重が2000g以下の場合には養育医療の給付が行われる。

▶ **小児慢性特定疾病対策**　先天性心疾患や小児がんなどの特定の疾病は，治療・研究の対象となり，併せて医療費の助成が行われる。

▶ **自立支援医療（育成医療）**　身体に障害がある児童に対して，医療保険の自己負担分が給付される。

▶ **結核児童療育医療**　結核の児童に対して，学用品などを支給し，医療保険の自己負担分が給付される。

D 母子保健の関連施設

1 周産期医療

新生児医療の体制の整備を目的とする。総合周産期母子医療センターが全国で100施設，地域周産期母子医療センターが全国で292施設整備されている（2015年現在）。

2 各種施設

「児童福祉法」に基づき，助産施設，乳児院，母子生活支援施設，児童厚生施設，児童養護施設，知的障害児施設，知的障害児通園施設，盲

ろうあ児施設，肢体不自由児施設，重症心身障害児施設などの施設がある。入所や通所についての相談窓口は，市町村や児童相談所または福祉事務所である。また，児童館や児童遊園などの厚生施設もある。

ドメスティック・バイオレンス（DV）を受けている母子の避難所（シェルター）が非営利組織（NPO）によって運営されている。

E 母子保健の新たな課題

1 リプロダクティブヘルス・ライツ

すべてのカップルと個人が有する権利の一部とされる。妊娠や出産は女性の問題だけではなく，性と生殖に関する男女の平等な関係，同意，共同の責任が認識されて，男性の性に関する役割と責任が強調されている。

2 生殖補助医療

1983（昭和58）年以降，体外受精が増加し，2012（平成24）年には全出生数の3.7％を占めている。生殖補助技術の医療は高額であり，複数回の治療が必要なことが多い。高額の治療費に対して，2004（平成16）年から特定不妊治療費助成事業が行われている。

3 妊孕力

近年，女性の教育（高学歴）や就労などによって結婚，妊娠・出産の時期が遅くなってきている。しかし加齢とともに妊孕力（妊娠する能力）は低下することが知られており，若い年齢層に対して妊孕力と年齢についての知識啓発が必要である。

4 児童虐待

児童相談所に相談された虐待の件数は増加の一途をたどり，1990（平成2）年度は全国で1101件であったが，2014（平成26）年度には8万8931件と急増している。その内訳は，身体的虐待が29.4％，ネグレクト（育児放棄）が25.2％，性的虐待が1.7％，心理的虐待が43.6％であった。虐待による死亡は99人と報告されている（2014（平成26）年度）。

対策として，早期発見と通告，児の安全性の確認と保護，適切な支援が必要となる。医療機関の関係者には，早期発見，児の成長発達に及ぼす影響の理解，診断書や写真などの準備が求められる。児童相談所，保

健所，警察，市町村，医療機関など，関係者の役割を分担・連携した組織的対応が重要である。

5 その他

乳幼児突然死症候群，乳幼児の事故防止対策，神経管閉鎖障害の発症リスク低減のための葉酸摂取の情報提供，食育，子どものこころの診療，予防接種などがある。

F 子育て支援対策と少子化対策

[a] 育児休暇

「労働基準法」では，産前6週間，産後8週間の休暇（産休）や，生後1年未満の子育てのために1日2回各30分の育児時間が認められている。

1992（平成4）年に施行された「育児休業，介護休業等育児又は家族介護を行う労働者の福祉に関する法律」（育児・介護休業法）により，1歳に満たない子どもの養育にあたるために休業が保証されている。

[b] 育児ボランティア

母子愛育会や**母子保健推進員**などによって，子育て支援のための種々のボランティア活動が行われている。

IV 成人保健

A ヘルスプロモーション

1 健康日本21（21世紀における国民健康づくり運動）

すべての国民が健やかでこころ豊かに生活できる活力ある社会とするために，壮年期死亡の減少，健康寿命の延伸および生活の質（QOL）の向上を実現することを目的としている。

9つの分野（栄養・食生活，身体活動と運動，休養・こころの健康，たばこ，アルコール，歯科の健康，糖尿病，循環器病，がん）について2011（平成23）年に最終評価が出された。59項目の数値目標のうち，10項目が目標値に達した。

一方，悪化傾向の高い分野は，20～40歳代にかけての若年者の自殺死亡率，メンタルヘルス不調や精神疾患の発症による長期休業者，男性の肥満者（BMI25以上）の割合である。これらの評価に基づき，2012（平成24）年より「21世紀における第2次国民健康づくり運動」（健康日本21第2次）が策定された。今後の健康寿命の延伸と健康格差の縮小が注視されている。

2 新健康フロンティア戦略

内閣官房長官が主宰して，国民の**健康寿命**の延伸を目標とした政府の10か年戦略がまとめられた。

「健康国家への挑戦」として，2007（平成19）年から，生活習慣病予防対策の推進と介護予防の推進を図る10か年戦略（新健康フロンティア戦略）が開始されている。子どもの健康，女性の健康，メタボリックシンドロームの克服，がんの克服，こころの健康づくり，介護予防，歯の健康づくり，食育の推進，運動・スポーツの振興の9分野が国民自ら取り組む分野として取り上げられている。

B わが国の死因

1 死亡率

死因統計は，死亡診断書を基に，「疾病及び関連保健問題の国際統計分類第10回修正」（ICD-10）に準拠して作成される。2014（平成26）年の死亡数は，総数が127万3020人で，死因の内訳は，悪性新生物，心疾患，肺炎，脳血管疾患の順である（表9-3）。

▶**年齢調整死亡率** 死亡数を単に人口で除した**粗死亡率**では，年齢構成が異なると比較が困難である。そこで年齢階級別の死亡率を求めた後，基準人口における死亡数を求めて死亡率を算出する年齢調整死亡率が用いられる。

2 死因

▶**悪性新生物（がん）** 年齢調整死亡率を男女別にみると，男性は女性に比べて高い。部位別にみると年次変化は多様である。胃がんは男女とも大きく低下している。大腸がんは男女とも1955（昭和30）年よりも上昇したが，近年は横ばいとなっている。肺がんは男女とも1998（平成

第9章 地域保健

表9-3 2014（平成26）年における性別にみた死因順位別の死亡数と死亡率（人口10万対）

死因	総数 死亡数	総数 死亡率	男性 死亡数	男性 死亡率	女性 死亡数	女性 死亡率
全死因	1273020	1014.9	660349	1081.8	612671	951.5
悪性新生物	367943	293.3	218301	357.6	149642	232.4
心疾患	196760	156.9	92178	151.0	104582	162.4
肺炎	119566	95.3	64738	106.1	54828	85.1
脳血管疾患	114118	91.0	54953	90.0	59165	91.9
老衰	75340	60.1	18297	30.0	57043	88.6
不慮の事故	39011	31.1	22585	37.0	16426	25.5
腎不全	24747	19.7	11919	19.5	12828	19.9
自殺	24398	19.5	16868	27.6	7530	11.7
大動脈瘤及び解離	16403	13.1	8594	14.1	7809	12.1
慢性閉塞性肺疾患(COPD)	16160	12.9	12982	21.3	3178	4.9

出典：国民衛生の動向2015/2016

10）年頃までは大きく上昇していたが，近年は微減傾向となっている。男性では肺がんが第1位である。女性の乳がんは1965（昭和40）年頃から上昇している。子宮がんは1955年に比べ2010（平成22）年は約5分の1に減少している。肝臓がんは，男性では1975（昭和50）年頃から増加したが，逆に女性では減少し，近年は低下傾向である。膵臓がんは男性では近年横ばい，女性では微増傾向にある。食道がんは男性では1975年以後大きな変化はなく，女性では1985年頃まで減少し現在は横ばいである。

▶**心疾患** 1995（平成7）年以降，虚血性心疾患はほぼ横ばい状態，心不全は上昇傾向となっている。

▶**肺炎** 明治～昭和初期までは死因の第1位を占めていたが，昭和30年代に入り急速に低下した。しかし1996（平成8）年以後は上昇傾向にある。

▶**脳血管疾患** 第2次世界大戦後から死亡率（人口10万対）が上昇し，1970（昭和45）年には175.8にまで増加したが，現在100未満にまで減少した。脳内出血による死亡率は1960（昭和35）年以後減少した。一方，脳梗塞は1980（昭和55）年頃まで上昇し，現在は横ばいとなっている。

▶**自殺** 死亡率の推移はほぼ一定であったが，特定の出生年代で死亡率が高いことが知られている。近年，経済不況や高齢者，過労などによる増加が報告されている。見回りなどによる高齢者への介入で自殺数が減

少したことも知られており，自殺防止の対策，活動が注目されている。

C 成人期の健康課題と保健活動

　糖尿病，高血圧症，脂質異常症などの患者および予備群が増加し，**生活習慣病対策**が課題である。

　生活習慣病として関心が高いメタボリックシンドロームは，その予備群を合わせると，40歳以上では，男性は2人に1人，女性は5人に1人と多い。

　生活習慣病対策では，禁煙は最も重要な事項である。

1 メタボリックシンドローム

　わが国の基準に基づいて，メタボリックシンドロームが診断される（表9-4）。

　2008（平成20）年より，成人期からの健康保持増進を目指して，「高齢者の医療の確保に関する法律」に基づき，**特定健康診査（特定健診）**と**特定保健指導**が実施されている。40～74歳のすべての健康保険加入者を対象とした特定健診，特定保健指導を実施することが義務づけられた。実施主体は，保険者（健康保険組合全国約160組織，国民健康保険組合など全国約1800組織）であり，加入者と40～74歳の扶養家族に対して特定健診，特定保健指導を行う。

[a] 特定健診

　特定健診の検査項目は，服薬歴や喫煙歴を含む質問票，BMI・腹囲などの身体測定，LDLコレステロール，HbA1cなどである。特定健診の目的はメタボリックシンドロームと予備群の抽出である。

表9-4 わが国のメタボリックシンドロームの診断基準

1	内臓脂肪の蓄積	腹囲（へそ周り）男性85cm以上，女性90cm以上
2	脂質異常	中性脂肪150mg/dL以上，HDLコレステロール40mg/dL未満のいずれかまたは両方
3	高血圧	最高（収縮期）血圧130mmHg以上，最低（拡張期）血圧85mmHg以上のいずれかまたは両方
4	高血糖	空腹時血糖値110mg/dL以上

1に加えて，2～4のうち2つ以上の項目が当てはまるとメタボリックシンドロームと診断される。

表9-5 ■ 特定保健指導

	対象者	内容
情報提供	受診者全員	年1回，健診結果と一緒に提供
動機付け支援	追加リスクの少ない人	初回面接（個別面接は最低20分以上，グループ（8人以下）面接は最低80分以上にて行動計画を策定し，6か月以上経過後に実施評価を行う
積極的支援	追加リスクの多い人	上記と同様の初回面接後，3か月以上継続して，電話，Eメールなどによる支援を行い，6か月以上経過後に実績評価を行う

b 特定保健指導

　特定健診から抽出された3グループ（情報提供，動機付け支援，積極的支援）に対して，特定保健指導が実施される（表9-5）。特定保健指導の対象者は約18％であるが，実施率は14％と低い。保健指導完了率はさらに低い。

c レセプトによる評価

　特定健診・特定保健指導を保険者が実施することにより，これらのデータと医療保険のレセプト（診療報酬明細書と調剤報酬明細書）を突き合わせて，分析・評価がなされており，今後の医療費抑制への健康課題解決として期待されている。

2 禁　煙

　たばこは肺がんのみならず，咽頭がん，食道がんなど多数のがんの原因とされるほか，肺気腫などの慢性閉塞性肺疾患（COPD），妊産婦の流・早産，死産など，健康に多大な悪影響を与える。「健康増進法」では，受動喫煙対策が図られている。WHOは5月31日を世界禁煙デーに定め，わが国でも禁煙の普及・啓発が進められている。

V 高齢者保健

A 背　景

1 人　口

　2015（平成27）年のわが国の総人口は1億2660万人である。65歳以上

の割合（高齢化率）は総人口の26.8％を占め過去最高であり，男：女比は76：100と，女性が多い。75歳以上の後期高齢者は12.5％である。高齢化率は2005（平成17）年で20.2％であったが，今後も増加し2060年では39.9％と予測されている。

2 生活状況

2014（平成26）年の「国民生活基礎調査」によれば，わが国の高齢者世帯の5043万所帯のうち65歳以上の高齢者所帯は1221万で24.2％である。高齢者所帯は1986（昭和61）年は6.3％であったが，以後増加し続けている。65歳以上の3433万人の家族形態をみると，子どもと同居しているものは40.6％であり，このうち配偶者のいない子どもとの同居は26.8％，子ども夫婦との同居は13.8％であった。また高齢者夫婦のみの所帯は38.0％，高齢者単身は17.4％である。

3 健康状態

病気やけがで自覚症状のある有訴者は，10～19歳では17.6％であるが，加齢とともに増加し80歳以上では52.8％ときわめて多い。2013（平成25）年における65歳以上の通院者率をみると，男性は68.5％，女性は69.4％であった。その内訳を順にみると，男性では高血圧が29.1％，糖尿病が13.3％，眼の病気が11.7％であり，女性では高血圧症が29.4％，腰痛症が13.6％，脂質異常症（高コレステロール血症など）が12.4％であった（国民生活基礎調査）。

B 高齢者関連の制度

1 施策の経緯

1983（昭和58）年に「老人保健法」が施行され，壮年期以後の保健と医療を連携し必要な費用を国民が公平に負担するしくみがつくられ，健康手帳の交付，健康教育，健康相談，健康診査，機能訓練，訪問指導などの保健事業が市町村を主体に実施された。1990（平成2）年の「老人福祉法」などの福祉六法の改正の一環として，「老人保健法」が改正された。また2000（平成12）年には「介護保険法」が施行された。高齢化の進展，高齢者医療費の増加，健康保険組合の拠出金の増加のために，2008（平成20）年には，老人保健法は「高齢者の医療の確保に関する法律」となり，医療費にかかわる部分が「後期高齢者医療制度」になるな

ど全面的に改正された。

　高齢者の医療の確保に関する法律に基づく医療以外の保健事業は，40～74歳までの者についてはメタボリックシンドローム予防の観点から，特定健診，特定保健指導として，保険者に実施が義務づけられた。75歳以上では後期高齢者医療広域連合の努力義務として健診がなされる。健康教育，機能訓練，訪問指導などが，介護保険法による**市町村介護予防事業**として実施されている。

2 後期高齢者医療制度

　2008年に75歳以上を対象とした後期高齢者医療制度が実施された。都道府県単位で組織される後期高齢者広域連合が運営母体となり，保険料の決定と給付を行う。財源の内訳は，公費が5割（国・都道府県・市町村の比率は4：1：1），健保などの保険者が4割，高齢者からの保険料が1割である。

3 介護保険

　2000年に「介護保険法」が施行された。介護サービスにかかわる給付と負担を行うための社会保険制度で，保険者は市町村である。被保険者は，65歳以上の第1号被保険者と40歳以上65歳未満の第2号被保険者に分かれる。保険料は，第1号被保険者では市町村ごとに設定され，第2号被保険者では全国一律である。65歳以上では原因にかかわらず，40歳以上65歳未満では初老期認知症や脳血管疾患やがん末期など16種の**特定疾病**で，介護保険によるサービスが受けられる。

C 高齢者の医療と介護

1 高齢者の受療

　2014（平成26）年の患者調査によれば，65歳以上の入院患者は推計入院患者数（132万人）の68.2％を占め，65歳以上の外来患者は推計外来患者数（724万人）の45.9％を占める。全体の受療率（人口10万対）は入院が1038，外来が5696であるが，65歳以上の受療率（人口10万対）では入院が2840，外来が1万637である。受療率（人口10万対）を疾患別にみると，65歳以上の入院では，脳血管疾患509，精神および行動の異常が468，悪性新生物317であり，同じく65歳以上の外来では，循環器系の疾患2391，筋骨格系および結合組織の疾患2315，消化器系の疾患1542となっ

ている。

2 高齢者の介護状況

　要介護，要支援認定患者数は，2000年は218万人であったが，2011年は507万人となり，2.3倍に増加した（図9-1）。要介護度は数字が大きいほど重度であるが，最重度の要介護5は，2000年の29万人から2014年の60.5万人に倍増した。以下に紹介する数字は2011年のものである。

　要介護となった人は，65歳以上が95.5%を占める。介護が必要となった原因は，要介護者では脳血管疾患が24.1%，認知症が20.5%，衰弱が13.1%であった。また，要支援者では関節疾患が19.4%，衰弱が15.2%，脳血管疾患が15.1%であった。介護者は，同居者が64.1%と最も多く，次いで事業者が13.3%，別居の家族が9.8%であった。

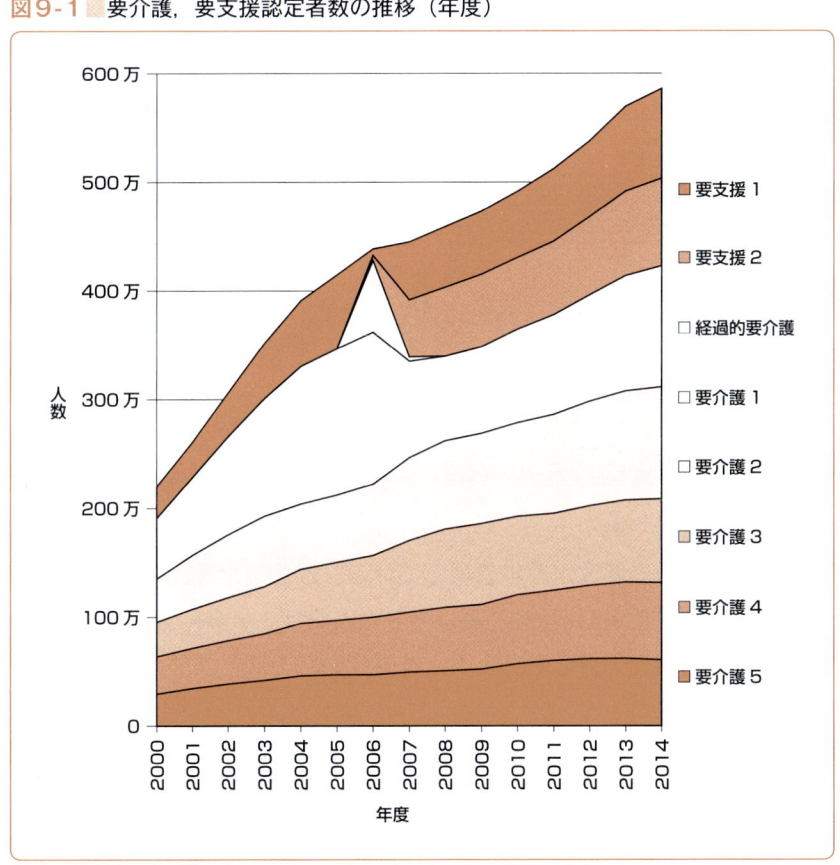

図9-1 要介護，要支援認定者数の推移（年度）

D 在宅ケア

1 訪問看護

訪問看護は，介護保険または医療保険の給付によって行われる。介護保険の給付は医療保険に優先する。

a 訪問看護施設

訪問看護サービスは，2011（平成23）年の調査では，病院・診療所1961か所，訪問看護ステーション5770か所で提供されている。訪問看護サービスの利用者は，介護保険によるものが28.7万人，医療保険によるものが9.9万人で，年々増加している。

b 訪問看護の利用者

訪問看護ステーションの利用者における一人1か月当たりの訪問回数は，介護予防サービスで4.0回，介護サービスで5.5回となっている。介護保険の利用者は76.3％，性別では女性が57.9％であり，80〜89歳が35.1％を占めた。

VI 精神保健福祉

A 精神保健

1 精神障害

病的な精神状態のために社会的生活に支障をきたしている状態を精神障害とよんでいる。精神障害は様々な疾患によって生じる。精神障害が発生してから医療を受けるまで，また治療の継続ならびに社会復帰が地域保健の課題である。

精神疾患の患者数が近年急増している。2011（平成23）年の患者調査では，患者総数が322万人に達し，その内訳は，気分障害（うつ病など）が96万人，統合失調症が71万人，神経症が57万人，アルツハイマー病が37万人であった。

2 精神保健の歴史

1900（明治33）年に「精神病者監護法」が制定され，精神障害者の私

宅監置では官憲への届出義務が始まった。1919（大正8）年，「精神病院法」が制定され，府県に公立の精神病院の設置が義務づけられた。第2次世界大戦後の1950（昭和25）年に「精神衛生法」が施行され，私宅監置の禁止と社会防衛としての措置入院制度，精神衛生鑑定医制度が導入された。

　1964（昭和39）年の精神障害者による米国駐日大使刺傷事件を契機に，1965（昭和40）年に精神衛生法が改定され，通報や入院の強制が強化された。当時の欧米では大規模精神病院が廃止され，入院治療から通院治療に方向転換していたが，わが国ではその後入院治療が中心となった。

　いわゆる宇都宮病院事件などの不祥事件が起こり，それを機に1987（昭和62）年，精神障害者の人権と社会復帰を謳う「精神保健法」が制定された。さらに福祉，ノーマライゼーションの観点から，「精神保健福祉法」に改定された。

　現在は，2013（平成25）年に改正された「精神保健及び精神障害者福祉に関する法律」（精神保健福祉法）の基で，諸施策が実施されている。

3 精神保健福祉活動

　精神保健活動の目的は，精神障害の予防（1次予防），精神障害の早期発見と早期治療（2次予防），社会復帰（3次予防）を行う総括的な活動である。活動は，乳児期から高齢者までのライフステージ全体にかかわり，母子保健，学校保健，産業保健など，他の保健活動と深く関係する。

　保健所は地域における精神保健活動の第一線機関である。

　精神保健福祉センターはすべての都道府県および政令指定都市に設置されており，その目的は保健所および精神保健の関連機関への技術指導，技術援助，教育研修，広報普及，調査研究である。引きこもり対策など地域特性に応じた活動を行うところもある。

B 精神医療

1 通院治療

　病院の精神科と精神科標榜診療所の増加により，精神科の通院医療が拡充してきた。社会復帰のためのデイケアが，精神科病院，病院の精神科ならびに精神科診療所で実施されている。2005（平成17）年の「障害者自立支援法」に基づき，精神科通院治療費は1割の自己負担となって

いる（現在は「障害者総合支援法」）。

2 入院治療

　精神障害では本人に病識がない場合もあり，入院加療が必要であっても受療していないことがある。精神保健福祉法に基づき，入院には以下の5種類がある。

▶ **任意入院**　本人の意思（同意）に基づく入院。
▶ **医療保護入院**　本人の同意が得られない場合に，配偶者，家族の同意に基づき家庭裁判所の審判により決定される。
▶ **応急入院**　緊急性があり，家族に連絡がつかないなどで保護者の同意が得られない場合における精神保健指定医の診察による入院。
▶ **措置入院**　本人の同意が得られない場合で，2名の精神保健指定医の診察に基づく都道府県知事による強制的な入院。
▶ **緊急措置入院**　一人の精神保健指定医の診察に基づき72時間を限度に都道府県知事の権限による入院。

3 医療観察法制度

　「心神喪失等の状態で重大な他害行為を行った者の医療及び観察等に関する法律」（心神喪失者等医療観察法）に基づき，精神障害のために善悪の区別がつかず，刑事責任を問えない状態で重大な他害行為を行った人に対して，適切な医療を提供し，社会復帰を促進する制度である。

C 社会復帰対策

1 障害者総合支援法

　社会復帰対策は，「障害者自立支援法」から改正された，2012（平成24）年成立の「障害者の日常生活及び社会生活を総合的に支援するための法律」（障害者総合支援法）に基づいて実施されている。身体障害，知的障害，精神障害の種類にかかわらず，市町村から提供される，一元的な制度となっている。同法に基づく福祉サービスは，介護給付，訓練等給付，地域生活支援事業に分けられる。

2 社会復帰支援策

　本人が自らの疾患について理解するための心理教育，家族が病気について理解するための家族への心理教育が提供されている。その他，住宅

の確保や就労支援，自助グループなどへの参加も勧められている。
▶ **社会生活技能訓練**　日常生活での困難を生活技術に着目して，患者の生活技能と対処能力を高める訓練。
▶ **包括型地域生活支援プログラム**　重症の精神障害をもつ者を対象として，24時間の多職種チームによる訪問支援を含む集中的包括的なケアをいう。
▶ **住宅確保と就業**　一般に都市部では住宅の確保が困難なので，障害者のための小集団のホームの設立が図られている。本人の症状と仕事内容が合った就業調整が重要である。
▶ **自助グループ**　精神障害をもつ者や経験者が，互いに支え合う活動を行っている。アルコール乱用・依存の自助組織（AA（alchoholics anonymous）や断酒会，アラノンなど）がある。

D 精神科救急

　精神科救急では，夜間や休日の時間外での相談や診療などの保健医療サービスによる対応（ソフト救急）と自傷他害の恐れのある場合の警察官通報や移送，措置入院など法制度に基づく対応（ハード救急）がある。

E 今後の課題

　青少年にみられる社会的引きこもりや不登校，家庭内暴力，災害や事故の被災者，犯罪被害者の外傷後ストレス障害（PTSD），自殺数の増加などがあげられ，その対策が求められている。

VII 歯科保健

1 歯科保健の概況

　乳歯のう蝕（虫歯）について，3歳児の歯科健康診査の結果では，1人平均う歯数は着実に減少傾向を示している（表9-6）。永久歯のう蝕について，5〜24歳の若い年齢層でう歯をもつ割合が減少傾向にある（図9-2）。高齢になるにつれて歯肉に所見のある者対象歯のない者が多くなり，45〜49歳において最高値を示した（表9-7）。加齢とともに1人平均現在歯数は減少し（図9-2），80歳では1人平均現在歯数は12.7本であった。

表9-6 ■ 3歳児1人平均虫歯数の推移

	平17年('05)	18('06)	19('07)	20('08)	21('09)	22('10)	23('11)	24('12)	25('13)
総数	1.14	1.06	1.00	0.94	0.87	0.80	0.74	0.68	0.63
都道府県	1.25	1.17	1.10	1.03	0.96	0.87	0.81	0.75	0.69
政令市・特別区	0.95	0.88	0.85	0.79	0.74	0.70	0.64	0.59	0.55

資料　厚生労働省「3歳児歯科健康診査結果」

図9-2 ■ う蝕をもつ者の割合の推移（5歳以上，永久歯）

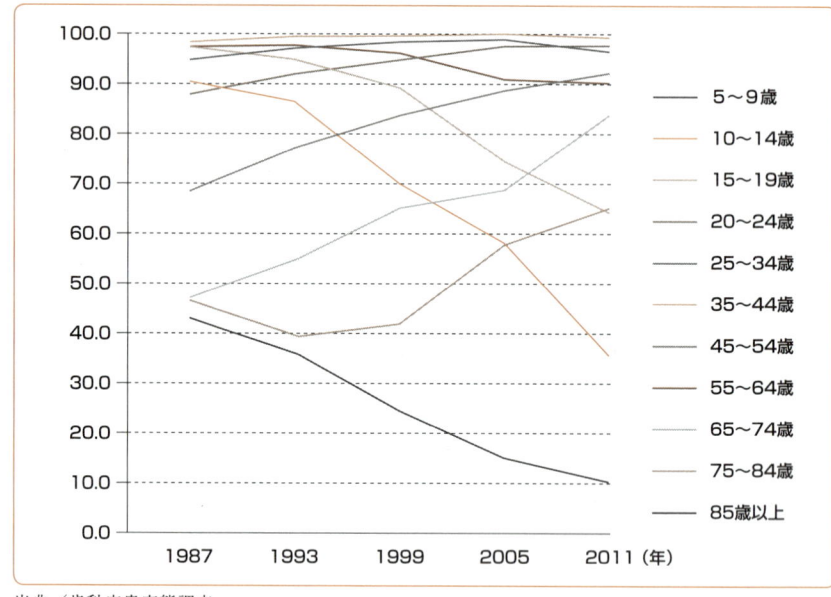

出典／歯科疾患実態調査

2 う　蝕

[a] う蝕の機序

　多糖体を主体とする歯垢（dental plaque）によって起こる。歯垢中の細菌がショ糖などの糖類を代謝して生じた乳酸などの有機酸が，歯牙の主成分である無機質の脱灰を引き起こす。歯垢の中の細菌の種類，食事中の炭水化物（糖質）の種類と量および回数，歯牙の結晶構造などの歯質の3条件によって決定される。

[b] う蝕発生の特徴

▶ **不可逆性と蓄積性**　う蝕は自然治癒がない（不可逆性）ので，経年的に蓄積性をもつ。

▶ **好発年齢**　乳歯のう蝕は1～5歳に，永久歯のう蝕は萌出直後から2～3年後に生じやすい。

表9-7 歯肉の所見の有無，年齢階級別
(単位 %)　　　　　　　　　　　　　　　　　　　　　　　　　　　　　　　　　平成23年（'11）

| | 所見のない者 | 所見のある者 ||||||| 対象歯のない者 |
| | | 総数 | プロービング後の出血 | 歯石の沈着 | 歯周ポケット4mm以上6mm未満 || 歯周ポケット6mm以上 || |
					総数	歯石(+)	総数	歯石(+)	
5～9歳	64.5	35.5	25.0	10.5	－	－	－	－	－
10～14	54.7	45.3	26.7	18.6	－	－	－	－	－
15～19	30.9	69.1	23.6	40.9	4.5	－	－	－	－
20～24	25.8	74.2	13.5	47.2	12.4	4.5	1.1	1.1	－
25～29	31.1	68.9	9.8	45.1	11.5	4.1	2.5	－	－
30～34	25.5	74.5	14.1	40.1	18.2	7.8	2.1	0.5	－
35～39	20.4	79.6	14.1	42.2	21.1	7.0	2.2	0.7	－
40～44	20.7	79.3	11.9	41.9	22.0	8.8	3.5	1.8	－
45～49	12.9	86.7	11.9	44.3	24.8	11.4	5.7	1.9	0.5
50～54	18.5	81.1	8.3	37.4	28.0	8.3	7.5	3.1	0.4
55～59	15.0	83.2	8.0	29.0	36.4	11.5	9.8	3.1	1.7
60～64	10.7	85.2	9.1	28.5	33.6	11.4	13.9	6.4	4.1
65～69	10.7	83.2	6.9	25.6	35.5	12.7	15.2	5.8	6.1
70～74	9.7	73.8	10.6	20.6	29.0	10.6	13.8	6.3	16.3
75～79	8.0	72.1	5.9	17.1	32.4	9.7	16.5	5.3	20.1
80～84	6.7	63.7	6.3	14.8	26.0	8.5	16.6	5.8	29.6
85歳以上	5.7	48.1	3.8	7.5	25.5	7.5	11.3	4.7	46.2

注：歯石の沈着の項には，歯周ポケットが4mm以上の者は含まない。
資料　厚生労働省「歯科疾患実態調査」

c う蝕の予防

　歯科医師の指導のもと，フッ化物の利用と家庭で行う歯磨き，甘味料の適正摂取，歯科医療機関で行うシーラント填塞などの組み合わせで，効果的な予防をする。

▶**フッ化物**　局所応用として，歯磨き剤へのフッ素配合，フッ化物歯面塗布法，フッ素洗口法，全身応用として水道水フッ素化がある。効果，安全性，経済性などの公衆衛生の面から，水道水フッ素化が最も優れ，次いでフッ素洗口法とされる。

▶**シーラント填塞法**　乳歯，永久歯の小窩裂溝はう蝕の好発部位であるので，合成樹脂を詰めて口腔内環境から遮断する。歯科医院で行われる。

▶**甘味料によるう蝕誘発性**　ショ糖は，単糖類，多糖類に比べてう蝕の

誘発性が高い。ショ糖を含め，食品の性状や摂食回数が大きく影響する。
　▶**キシリトール**　う蝕誘発性が低く，酸産生細菌の育成を抑制するとされ，甘味料としてガム，キャンディなどの商品に添加されている。
　▶**歯磨き**　う蝕予防は疫学的に効果の証明が難しい。歯磨きは思春期に多発する歯肉炎防止，成人期の歯周疾患の予防と，う蝕予防の意識高揚に有用である。

3 歯周疾患

a 歯周疾患とは
歯垢の中の細菌による炎症性疾患である。炎症が歯肉のみに限られる歯肉炎と歯根膜や歯槽骨などの歯周組織に炎症が波及する歯周炎とに分けられる。歯周ポケットが深くなり排膿され，歯槽骨が吸収されて歯肉が退縮すると，歯牙の動揺と脱落が生じる。

b 歯石の沈着
歯垢が，唾液のカルシウムやリンを吸着して，石灰化し，歯牙表面に付着したものが歯石である。歯周ポケット内の歯石は歯周疾患の原因となる。歯科医療機関にて定期的に除去してもらうことが望ましい。

c 歯周疾患と全身疾患
糖尿病や白血病，フェニトイン（てんかん治療薬）などと関連がある。

d 歯周疾患の予防
家庭などで個人的に行う歯口清掃と歯科医療機関で定期的に歯周疾患の各種検査，歯口清掃の検査，歯石除去を行うことで，より効果的な歯周疾患の予防ができる。必要に応じて歯周ポケットの掻爬と歯周外科手術により，歯牙喪失を予防する。
　▶**PTC（professional tooth cleaning）**　歯科医療機関において，定期的に歯科医師，歯科衛生士による専門的な歯面清掃（PTC）を行うことにより，効果的に歯周疾患が予防できる。

4 歯科保健対策

歯科保健対策は従来，虫歯に重点が置かれたが，近年歯の温存の面から歯周疾患にも重点が置かれ，小児のみならず，成人や高齢者への対策が進められている。

a 8020（ハチマル・ニイマル）運動と新健康フロンティア戦略
1989（平成元）年より，国民の歯の健康づくりを推進していく一環として，80歳で20本以上の歯を保つことを目標として8020運動が進められ

ている。
ⓑ 噛ミング30（カミングサンマル）運動
ひとくちに30回以上噛むことを目標とした噛ミング30運動の広がりにより，8020運動のいっそうの推進が期待される。
ⓒ 新健康フロンティア戦略
内閣府主宰の新健康フロンティア戦略で，国民が自ら取り組むべき9つの分野の1つに，歯の健康づくりがあげられる。
ⓓ 歯科口腔保健の推進に関する法律
2011（平成23）年に成立して，歯科口腔保健に関する知識や普及啓発などの総合的な実施が図られる。

Ⅷ 災害と健康

災害時の公衆衛生は，災害によって生じる健康問題を地域・集団として予測・把握し，予防可能な健康問題を未然に防ぐために，対処・対応することである。

1 定義と種類

集団災害は，災害の種別にかかわらず，同時に多数の死傷者が発生し，その地域の救急医療能力の範囲を超える場合をいう。

災害は，自然災害，人為災害，特殊災害の3つに大別される（表9-8）。

特殊災害のなかには，CBRNE（シーバーン，chemical（化学），biological（生物），radiological（放射性物質），nuclear（核），explosive（爆発物）によって発生する災害）やマス・ギャザリング（一定期間に限定された地域において，同一目的で集合した多人数の集団を指し，コンサートや花火大会，サッカー大会などの大規模イベントでの

表9-8 ■災害の種類

分類	例
自然災害	地震，津波，火山爆発（噴火），台風，洪水，干ばつ，隕石など
人為災害	航空機，列車などの大型交通災害，都市火災，鉱山事故など
特殊災害	放射線事故，有毒物質の拡大汚染，戦争，CBRNEテロ，マスギャザリングなど

CBRNEテロ：化学物質，生物剤，また核を使用する兵器を用いた大量殺傷型のテロのこと。
マスギャザリング：「一定期間，限定された地域において，同一目的で集合した多人数の集団」と定義され（日本集団災害医学用語集），たとえば花火大会やサッカーなどのスポーツ観戦などの群集を指す。

第9章 地域保健

表9-9 ■ 1990年以後の世界の主な自然災害

年	種類	場所	死者・行方不明者数
1990	地震	イラン	41000
1991	サイクロン	バングラディシュ	140000
1991	台風	フィリピン	6000
1993	地震	インド	9800
1995	地震	日本・阪神淡路	6300
1998	ハリケーン	ホンジュラス	13700
1999	地震	トルコ	15500
1999	サイクロン	インド	9500
2000	洪水	ベネズエラ	30000
2001	地震	インド	20000
2003	地震	イラン	26800
2004	地震・津波	インド洋	226000
2005	ハリケーン	アメリカ	5300
2005	地震	パキスタン	75000
2006	地震・火山噴火	インドネシア	5800
2008	サイクロン	ミャンマー	138400
2008	地震	中国・四川	87200
2010	地震	ハイチ	222500
2011	地震・津波	東日本	19000
2013	隕石	ロシア	0 （外傷 1500）
	台風	フィリピン	8000
2014	火山噴火	日本	63
2015	地震	ネパール	8500

殺到，施設崩壊などにより多数の死傷者が生じる災害）なども注視されている。

　国内，国外で多数の被害者が出る災害は決してまれではない（表9-9）。
　2015（平成27）年より蚊媒介のジカウイルスによるジカ熱が中南米で大流行している。ジカ熱の症状は発熱と発疹であるが，ブラジルでは1年間だけで5000以上の出生児の小頭症が報告された。妊婦の感染と出生児の小頭症との関連が強く疑われており，2016（平成28）年に世界保健機関（WHO）はジカ熱流行について「国際的に懸念される公衆衛生上の緊急事態」を宣言した。

2 災害に関する主な法律

「災害対策基本法」や「災害救助法」「被災者生活再建支援法」「国際緊急救助隊の派遣に関する法律」「大規模地震対策特別措置法」「東南海・南海地震に係る地震防災対策の推進に関する特別措置法」「激甚災害に対処するための特別の財政援助等に関する法律」「地震保険に関する法律」「消防組織法」や「消防法」「救急医療用ヘリコプターを用いた救急医療の確保に関する特別措置法」などが制定されている。

3 災害時の医療機関と組織

▶災害拠点病院　被災地の外からの支援が開始されるまでの災害発生初期に，被災地域内での迅速な医療救護活動の拠点となる病院である。全国に57の基幹災害拠点病院，552の地域災害拠点病院，合計662の施設がある。

▶災害派遣医療チーム（DMAT）　災害発生後，数時間〜48時間以内に活動できる機動性をもったトレーニングを受けた医療チームである。2011（平成23）年6月末で882チーム，約5300名の隊員が登録されている。

▶緊急消防援助隊　大規模災害時に効率的な人命救助と救助活動を行うために1995（平成7）年，全国の消防機関相互による救助体制として発足し，2013（平成25）年には762消防本部，4594隊が整備されている。

▶専門職の派遣　初期から医師会より継続的に救護班（JMAT）が派遣されて，主に避難所を中心に医療活動を行う。全国の多数の医療機関から，医師，看護師，薬剤師などの災害医療チームが派遣される。行政機関からは，保健師を中心とした救護班が長期にわたって保健活動を目的に派遣される。

▶広域災害救急医療情報システム（EMIS）　災害発生時には，被災地内の各医療機関では被災状況，傷病者数，医薬品の備蓄状況などの要請情報，被災地外からは受け入れ可能な病床数，医師，看護師の派遣などの支援提供情報に基づき，医療の需要と供給を調整する。

▶広域搬送システム　都道府県，近隣都道府県のブロックを越えた応援協定が締結されており，傷病者，医療救護班，医療物資などの広域搬送するシステムが整備されている。

▶災害医療計画　情報通信システムの整備，探査・救助体制，初期救急医療体制，傷病者の搬送，医薬品・医療資器材の備蓄，メンタルケアや2次災害発生の防止策，医療関係者への教育・研修，ボランティアへの

受け入れ体制などが含まれる。
▶**災害医療訓練** 参加する機関や構成により内容と規模が異なるが，関係機関の指揮者が集まって情報伝達や対応を検討する，机上訓練，模擬傷病者を作成して行う演習訓練，地域住民を含めて災害に関係するすべての機関が参加する総合防災訓練などがある。

4 災害時の活動

a 活動の基本原則

災害時には，消防機関，警察，自衛隊，医療，行政など種々の組織が活動するが，円滑な遂行には組織内の指揮系統とともに，組織間相互の連携と協力が必要である。安全はすべての活動に優先し，安全の優先順位は，救助者（self），現場（scene），傷病者（survivor）の順である（3Sの原則）。

b 災害弱者

保護すべき災害時の弱者として，子ども（children）や妊婦（pregnant women），高齢者（elderly people），障害者（handicapped），慢性疾患患者（chronically ill），旅行者（tourists）があげられている（CPEHCT）。

c ボランティア活動

災害時には多彩なボランティア活動がなされるが，専門性を求められる保健・医療の分野では，コーディネーターの指揮下に入り，被災住民の需要に応じた活動が主体になる。コーディネーター役は行政機関が行うことが一般的である。

d ロジスティックス

災害時には大量の物資が必要となる。物資と情報の流れを，計画・実行・管理して，被災地で必要な物を，必要な時に，必要な量を，必要な場所に提供することをいう。

5 災害サイクル

被災地が発災から発災前の状況に戻るまでの時間経過を災害サイクルとよぶ（表9-10）。

表9-10 災害サイクル

時期	期間（目安）	活動
超急性期	0〜3日	自助，共助
急性期〜亜急性期	3〜14日	外部からの援助
慢性期〜復興期	14日〜3か月	外部援助の撤退，復興支援
静止期	3か月以降	復興・防災

第10章 学校保健

　学校保健とは，学校という教育の場において繰り広げられる保健活動をいう。その目的としては，①幼児・児童・生徒・学生および教職員の健康を保持し，さらに増進を図ること，②集団教育としての学校教育活動に必要な保健・安全的な配慮を行うこと，③自らが健康を保持させ増進させることができるような能力を育てること，の3つがあるといわれる。なお，教育を受ける対象となる人のことを，幼稚園では幼児，小学校では児童，大学や高等専門学校（高専）では学生，それ以外の学校では生徒と呼ぶ。

　上に掲げた学校保健の説明が意味する特徴として注意すべきことは，学校保健を教育という枠組みのなかでとらえ，位置づけていることである。つまり，教育を円滑に進めるうえでの保健・安全的な配慮であり，なおかつ一人の人間としてこの先生きていくうえで必要な能力を身につけることができるよう教育を通じて働きかけるということである。教育の力を健康の保持・増進のために発揮することが明確に位置づけられていることを理解してほしい。

　では，学校という教育の場で展開される保健活動にはどのような内容と特徴があるのだろうか。

I 学校保健の行政

　行政的には学校保健とはどのように取り扱われてきたのであろうか。学校保健という用語は「文部科学省設置法」の第4条の12に認められる。第4条は「文部科学省は，前条の任務を達成するため，次に掲げる事務をつかさどる」として97項目にわたり記している条文である。第12項は「学校保健（学校における保健教育及び保健管理をいう），学校安全（学

校における安全教育及び安全管理をいう），学校給食及び災害共済給付（学校の管理下における幼児，児童，生徒及び学生の負傷その他の災害に関する共済給付をいう）に関すること」という内容であり，ここで，学校保健という概念は学校における**保健教育**と**保健管理**から構成されていることを示している。

　保健教育は，成長する子どもたちが自らの健康を保持するための能力の育成にかかわることである。保健管理は，教育を受ける子どもたちや教育に従事し，またそれを支える仕事に携わる教職員の健康をよい状態に保つよう管理することであり，教育活動を円滑に展開するうえでの基盤を保証することに相当する。

1 法　　律

　学校保健と学校安全にかかわる規定を定めた法律が「学校保健安全法」である。学校保健にかかわるその他の法律としては，「教育基本法」「学校教育法」「学校給食法」「独立行政法人日本スポーツ振興センター法」などがある。教職員の保健管理については学校保健安全法とともに「労働安全衛生法」もかかわりをもっている。

2 行政機関

　教育に関する行政機関としては，国レベルに文部科学省，都道府県レベルに都道府県教育委員会，市区町村レベルに市区町村教育委員会がある。学校を設置する主体は，公立学校では教育委員会，国立学校では国立大学法人，私立学校では学校法人などである。文部科学省からの様々な通知などの連絡は，都道府県・政令指定都市・特別区の教育委員会を通じ公立学校へ，国立大学法人の学長を通じ各国立学校へ，都道府県知事部局を通じ私立学校へ伝えられることになっている。

II 保健教育と健康教育

　ここまで用語として保健教育と健康教育の双方を用いたが，この2つの用語の示す概念はどのような関係にあるのだろうか。

1 保健教育

　保健教育は学校保健を構成する下位概念として行政的に明確に規定さ

第10章 学校保健

図10-1 学校保健の領域構造

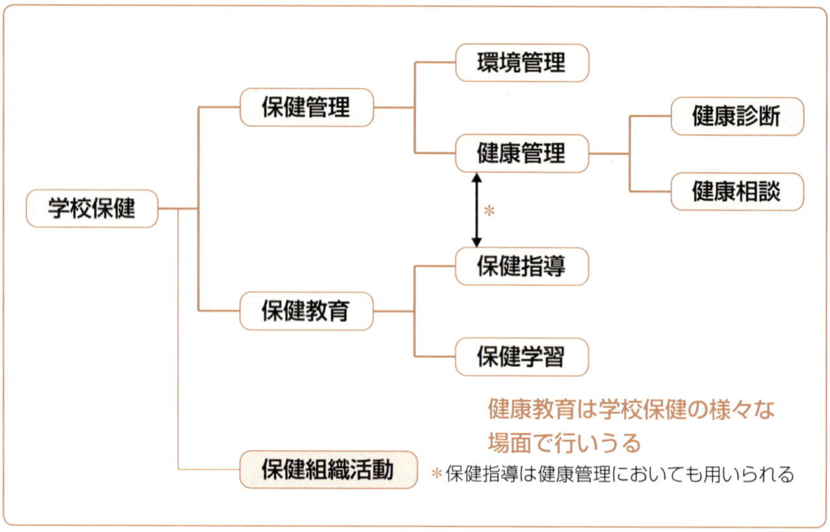

```
学校保健 ─┬─ 保健管理 ─┬─ 環境管理
          │            └─ 健康管理 ─┬─ 健康診断
          │                         └─ 健康相談
          │                   ↕*
          ├─ 保健教育 ─┬─ 保健指導
          │            └─ 保健学習
          └─ 保健組織活動
```

健康教育は学校保健の様々な場面で行いうる

*保健指導は健康管理においても用いられる

れており，狭く厳密な概念として使われる。保健教育はさらに**保健指導**と**保健学習**からなると理解されている。以上をまとめたのが図10-1であり，学校保健の領域構造としてよく知られている。

2 健康教育

　健康教育は，少なくとも学校教育の世界ではむしろ新たな響きをもった広い概念としてとらえられている。

　日本医師会のもとに学校保健委員会が設置されており，2年度を1つの単位として日本医師会会長から諮問された内容について検討し，答申を出している。2000・2001年度期の委員会では「学校医活動における健康教育の在り方と推進のための方策について」という諮問を受け，2002（平成14）年の答申において学校医活動における健康教育のとらえ方についてふれている。すなわち，「健康教育には，学習や指導からなる保健教育をはじめ，保健管理活動の一部，さらには安全や給食における教育的活動等，様々な機会がふくまれる」との見解を示した。

　具体的な例としては，個人を対象とする保健指導や，児童・生徒を対象とした健康に関する講話のような集団対象の指導を保健指導として位置づけた。さらに，保健管理的活動のなかでも健康教育が位置づけられるものとして，たとえば，学校医が薬剤師と協力して環境管理に関する指導・助言を与える場合，健康診断の事後措置としての指導・助言を与える場合などが含まれるとした。

さらに保健管理と保健教育が円滑に進行することを支える保健組織活動のなかにも，たとえば学校保健委員会，教職員研修会，保護者対象の会などで学校医が専門的立場より助言したり，指導したりすることも健康教育に相当するとした。この答申ではすべて学校医の行いうる健康教育として記述されているが，今日的には学校医やその他学校保健にかかわる医師と拡大解釈できると考える。

3 その他

　用語としては，ほかに学校健康教育も用いられるので，この点についても言及しておく。わが国において健康教育に学校を冠した「学校健康教育」という名称が登場したのは，1988（昭和63）年，旧文部省体育局における組織改正により，それまでの学校保健課と学校給食課を統合し，学校健康教育課が誕生したときである。この内容については「健康教育の推進と学校健康教育課の設置について」（文体学第118号，文部省体育局長通知，昭和63年7月1日）に詳述されている。そこには，「この学校健康教育課は，新たに，学校教育及び社会教育における健康教育の振興に関し，連絡調整する等の総合的な事務を行うものである」とある。また，「健康教育とは，心身の健康の保持増進を図るために必要な知識及び態度の習得に関する教育をいうものである」としている。新しい学校健康教育課は，「学校保健課及び学校給食課が所掌していた学校保健，学校安全，学校給食等に関する事務をすべて継承して所掌することとなる」と述べたうえで，「これらに関しても，健康教育の重視の視点から一層の充実向上を図る」としている。すなわち，健康教育を幅広い観点から重視し展開する方針であることが示されている。
　このように学校健康教育とは，基本的には「学校における健康教育」を意味しつつも，行政的に文部科学省の課の名称として用いられているため，当該課の所掌事務をも意識させる用語となっていることを留意すべきである。なお，2015（平成27）年10月にスポーツ庁が発足し，主に学校保健行政を担当する課は，初等中等教育局内に新設された健康教育・食育課となった。

III 学齢期に好発する疾患とその予防

　学校教育法第1条にて，「この法律で，学校とは，幼稚園，小学校，

第10章 学校保健

*1
2016（平成28）年度から義務教育学校が新設される。これは小学校と中学校が一体となった学校である。

*2 第2発育急進期
急に身長が伸びる時期の2回目。1回目は出生後，生後満1歳までなので，思春期のものに「第2」がつく。

*3 運動器
骨・関節，筋肉，靱帯，腱，神経など身体を支えたり動かしたりする器官の名称（「運動器の10年」日本委員会による）。

中学校，高等学校，中等教育学校，特別支援学校，大学及び高等専門学校とする」と規定している[*1]。学齢期とは，このなかで義務教育の9年間，すなわち小学校と中学校の時期を示している。

この時期は，基本的生活習慣がほぼ確立し，集団教育を受け，身体面では思春期前までは比較的緩やかに成長し，第2発育急進期[*2]を迎え大人の身体に近づく。運動発達面では，身体の基本的動きを繰り返し体験しながら巧みな動きを身につけ，呼吸器系，循環器系の発達・充実に伴い，持久的運動に慣れ親しんでいく。一生のうちで死の危険にさらされることの少ない時期であるが，10〜14歳を例にとると，死亡原因としては不慮の事故，悪性新生物，自殺，心疾患が相対的に上位を占めている。

学校現場で日常的に観察される疾患としては，う歯（むし歯），屈折異常（視力低下），鼻・副鼻腔疾患，肥満傾向児および痩身傾向児，脊柱側彎症，運動器疾患[*3]・障害などである。近年，気管支喘息，アレルギー性鼻炎，アレルギー性結膜炎，食物アレルギー，さらにはアトピー性皮膚炎などのアレルギー疾患のある児童・生徒が増えてきていることにも注意すべきである。

予防の観点からは，2次予防（予防のなかで，疾病や異常を早期の芽の段階で発見し，治療につなげることをいう）としては学校保健安全法に基づく**定期健康診断**が毎学年6月末日までに実施され，その前に保健調査が行われるのでこれらが予防に活用されるべきである。また，個別の疾患に関しては「学校生活管理指導表」「学校生活管理指導表（アレルギー疾患用）」の2種類の様式の書類が財団法人日本学校保健会より発行されており，保護者を通して主治医に必要事項を記入してもらい，学校に提出することにより，個々の児童・生徒の健康状態に即した学校生活を送ることができるよう配慮されている。

1次予防（疾病や異常の発生そのものの予防を意味する）としては主として保健学習（小学校「体育」の保健領域，中学校「保健体育」の保健分野）や特別活動（学級活動など）を中心に集団教育として生活習慣病予防，感染症予防などについての保健教育が行われるとともに，保健室などにおいて個別に養護教諭などによる保健指導が行われる。健康診断，事後措置としての健康相談などにおいて，学校医，学校歯科医から疾病予防に関する保健指導が行われる。

Ⅳ 身体発育の特徴

　わが国では文部科学省が行政調査として毎年度,「学校保健統計調査」を実施している。この結果は速報版としてその年の12月から翌年の1月にかけて概要がインターネット上で公開されるほか,年度末には『学校保健統計調査報告書』が刊行され,さらにインターネット上でもその内容が確定版として公開されている。この調査は「児童・生徒および幼児の発育と健康状態を明らかにし,学校保健行政上の基礎資料を得ること」を目的として,毎年1回,全国の幼稚園,小・中・高等学校から抽出された調査実施校を対象に,定期健康診断にて実施される身体計測や疾病・異常について集計されたものである。身長,体重,胸囲の測定については1900（明治33）年以来,座高については1937（昭和12）年より,毎年行われてきた。これらの身体計測は学校での健康診断においては不可欠のもので,健康や発育の評価を行ううえでの基礎資料となっている。毎年定期的に測定されたデータは測定されたその本人にとって有用な資料であることはもちろん,国レベルや都道府県レベルといった集団での発育状態の傾向を知ることもでき,資料としての意義はきわめて高い。

　身長,体重の推移は男女とも第2次世界大戦後,前年値を上回る「右上がり」の状況が1980（昭和55）年頃までは顕著であった。その後,年ごとの増加の程度は小さくなっていった。17歳では,身長については男女とも1994（平成6）年以降,顕著な増加は認められずほぼ上限値に達した観がある。21世紀に入ってもその傾向は変わらない（図10-2,3）。なお,胸囲については1994（平成6）年度をもって,座高については2015（平成27）年度をもって,以後の年度から必須の検査項目から外れている。

Ⅴ 体力,運動能力の現状と特徴

　文部科学省が実施している「体力・運動能力調査」は毎年10月に公表されており,国民の体力,運動能力に関する各年代の動向や年次による変化を知ることができる。1964（昭和39）年,日本で最初の東京オリンピックが開催された年から毎年実施されている。

　最初の約10年は各年齢とも総合成績でみても年々向上が認められてい

図10-2 ■ 身長の平均値の推移

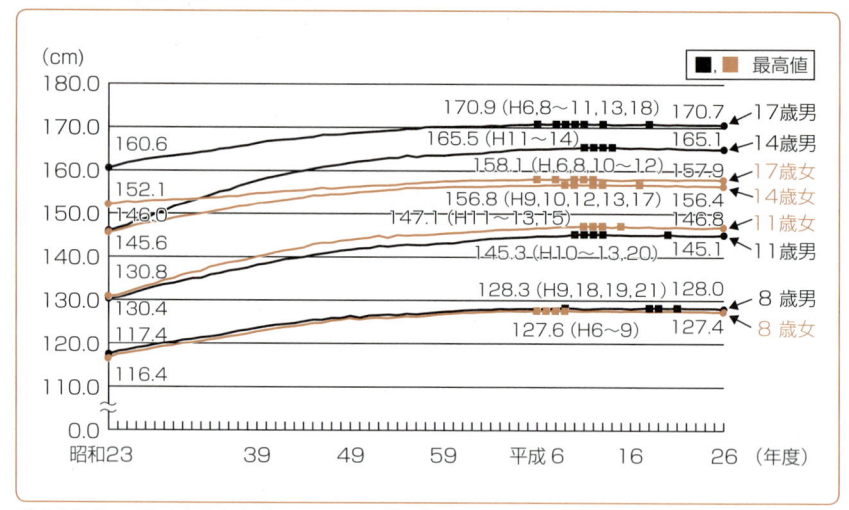

平成6年度～13年度あたりをピークに，その後は横ばい傾向である．
資料：文部科学省「平成26年度学校保健統計調査」

図10-3 ■ 体重の平均値の推移

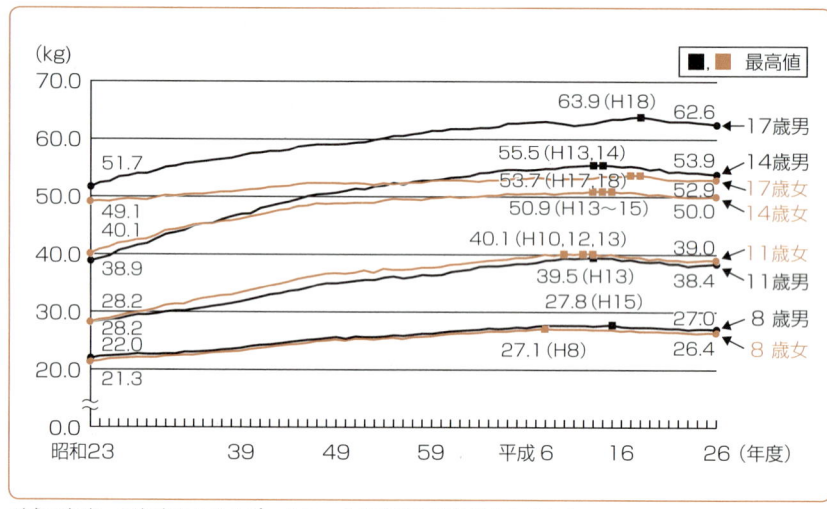

平成10年度～18年度あたりをピークに，その後減少傾向がうかがえる．
資料：文部科学省「平成26年度学校保健統計調査」

たが，1970年代中盤からの次の10年は横ばい，さらに1985（昭和60）年以降は長期低下傾向にある．近年，一部の項目では若干の回復傾向を認めるが，総じていえばいまだ過去と比較し低い水準である．現代人は小学生～青年まで，広く体力・運動能力が落ちつつあることが示されている．

その背景として，生活のなかにおける運動不足があることが推測される．これは高等学校卒業後の青年期に運動習慣が継続せず，働き盛りの

V 体力，運動能力の現状と特徴

図10-4 持久走（1,500m）の年次推移（男子）

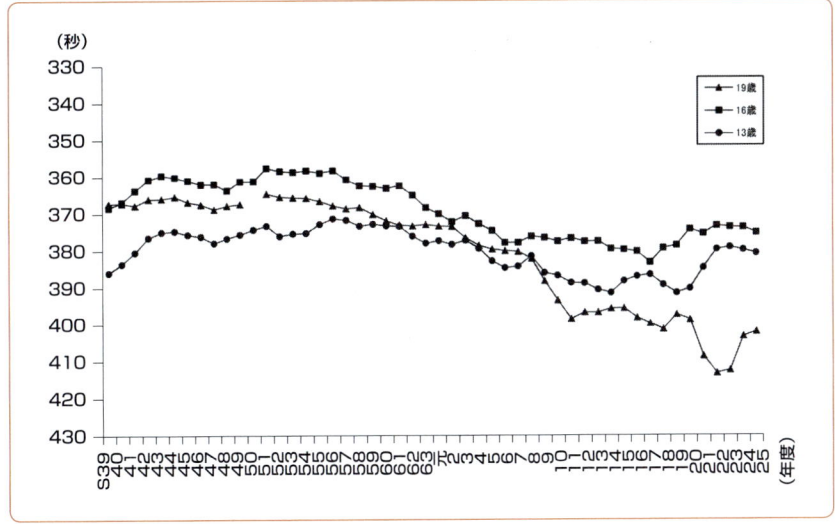

資料：文部科学省「体力・運動能調査」

図10-5 持久走（1,000m）の年次推移（女子）

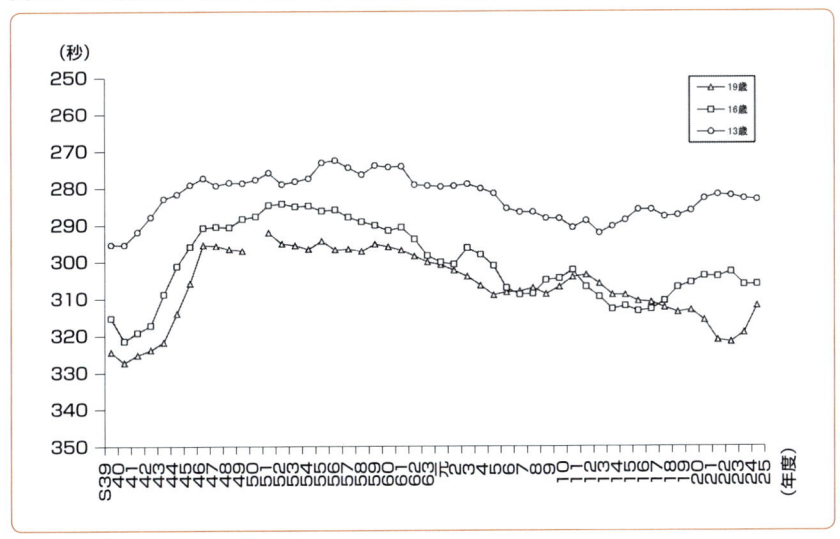

資料：文部科学省「体力・運動能調査」

壮年期まで類似の状況が続いていることが推定される。体格は親の世代よりも大きくなったが，体力や運動能力は親の世代よりも劣っている青少年世代の現状がうかがわれる（**図10-4, 5**）。

VI 学校保健にかかわる人々

　学校保健にかかわる校内の人々としては，校長，副校長・教頭，主幹教諭，保健主事（保健主任），養護教諭，栄養教諭，一般教諭が常勤の職員であり，このほかに専門職として学校医（医師），学校歯科医（歯科医師），学校薬剤師，学校栄養職員（栄養教諭がいる場合は学校栄養職員に代わる），スクールカウンセラーがいる。専門職の前三者は学校三師と称されることもあり，ほとんどの場合，非常勤職員である。なお，**保健主事**には教諭または養護教諭が充てられ，学校保健と学校教育全体の調整，学校保健安全計画の立案など学校における保健や安全についてのまとめ役を務める。**学校医**と**学校歯科医**が主として対人保健的事項の専門家であるのに対して，**学校薬剤師**は主として環境管理を担当する専門家である。通常はこれらの人々の校内連携により学校の保健と安全が司られるが，このほか必要に応じ，また**学校保健委員会**などを通じ，校外の様々な人々（医師，保健師，助産師，看護師，行政官，警察官，消防士など）や組織（医療機関，保健所，市町村，企業，住民組織，ボランティアなど）が支援的にかかわることがある。

　養護教諭は学校教育法第37条12項にて，「養護教諭は，児童の養護をつかさどる」と定められた教育職員である。なお，「つかさどる」対象について，教諭の場合は「教育」あるいは「保育」，栄養教諭の場合は「栄養の指導および管理」としている。

　養護とは何を意味するかについては，これまでに多くの議論がなされてきたが，藤田和也は「学校において健康への配慮や世話（ヘルスケア）をしつつ，それを通して子どもの発達を促し，援助していく営みを養護と規定する」と説明している。

　養護教諭の職務について，1997（平成9）年の保健体育審議会答申では新たな役割を特にヘルスカウンセリング機能の充実に求め，児童・生徒の心の健康問題に対応した健康の保持・増進を実践できる資質の向上を図る必要があることを指摘した。1998（平成10）年の「教育職員免許法」の一部改正は，保健の授業を担任する教諭または講師の兼職発令を受けた養護教諭が保健の授業を担当することを可能にした。

　養護教諭は学校教育法により，小学校，中学校，中等教育学校（中高一貫教育の学校）では置かなければならない職種となっており，幼稚園，高等学校では置くことができる職種となっている。特別支援学校では幼

稚部，小学部，中学部，高等部についてそれぞれ対応する学校種に合わせる規定となっている。

Ⅶ 学校保健と地域の連携

　現代の人々が直面する健康課題には精神の健康（こころの健康），生活習慣病予防，アレルギー疾患，その他の慢性疾患，感染症，喫煙・飲酒・薬物乱用防止，けがの予防など多くあるが，一昔前と比べると急性感染症，結核，栄養失調などの位置が下がり，こころの健康，生活習慣病予防，アレルギー疾患対策が高い位置を占めるようになってきている。学校においても同様であり，しかも現在直面する課題だけでなく，生涯を通じた健康づくりという視点も入ってきているのが現代の特徴である。

　このような状況において，学校保健の推進にあたっては世界保健機関（WHO）の提唱するヘルスプロモーションの考え方に則り，学校が家庭や地域と連携し日々の生活のあり方や人々の行動に着目し，一人ひとりの技術を高めると同時に周囲の人々，施設・設備，行政サービス，制度，法令などの環境支援を充実させることの重要さが指摘されてきている。

　学校保健安全法においても，第10条にて「学校においては，救急処置，健康相談又は保健指導を行うに当たつては，必要に応じ，当該学校の所在する地域の医療機関その他の関係機関との連携を図るよう努めるものとする」と地域の医療機関などとの連携について述べている。

　他方，「母子保健法」においても，第8条の3において，「都道府県及び市町村は，この法律に基づく母子保健に関する事業の実施に当たつては，学校保健安全法（昭和33年法律第56号），児童福祉法その他の法令に基づく母性及び児童の保健及び福祉に関する事業との連携及び調和の確保に努めなければならない」と連携および調和の確保について述べている。このように法制面から学校保健と地域の連携などについて整備はなされつつあるが，現実の世界では必ずしも円滑に連携が図られているとはいえない状況もあるようである。

　アレルギー疾患については近年，かかっている人が増えたという感覚をもつ医療関係者は多いが，実際に地域や集団レベルで調査されたデータは必ずしも多くない。学校に関しては2004（平成16）年度に文部科学省がアレルギー疾患に関する全国調査を実施し，その実態を学校における取り組みの現状と併せて把握し（文部科学省「アレルギー疾患に関す

る調査研究報告書」平成19年4月11日），その結果をもとに，2007（平成19）年度に財団法人日本学校保健会に学校のアレルギー疾患に対する取組推進検討委員会を設置し，翌2008（平成20）年3月に「学校のアレルギー疾患に対する取り組みガイドライン」をまとめ，公表した。ここではアレルギー疾患を患う子どもがどの学級にも必ず存在する程度の頻度であり，決してまれなものではないとの認識に立ち，医師によるきちんとした医学的根拠に基づいた生活指導や生活上配慮すべき点に関する意見を標準的な様式を用い，家庭を介して学校に任意提出を願うことを可能にする体制を築くことを意図した。標準の様式としては「学校生活管理指導表（アレルギー疾患用）」が提示され，これが全国的に用いられることにより，アレルギー疾患にかかり，治療を受けながらも，学校生活を安心して送ることができるようになることを期待したのである。これらは強制されるものではなく，広報活動や各地における講習会などを通じ，学校保健関係者に理解を広げてきた。なお，学校におけるアレルギー疾患の実態については2013（平成25）年度にも全国調査がなされ，食物アレルギーの割合が高くなる傾向を認めるなどのこの間の変化が観察された。

　以上は学校，家庭，地域の連携のための具体的例の一つである。健康にかかわる学校保健の課題は多数存在しているが，それら一つひとつについて，関係者の討議を経て合意形成し，具体的方策を生み出していくことが大切である。

　学校保健は他の公衆衛生領域（地域保健，産業保健など）と比較すると，管轄する官庁が厚生労働省ではなく文部科学省であるという違いがある。保健活動の目的や進め方についても，あくまでも学校教育の一環であるとの基本的考え方の影響が強く出ている。他方で，人の一生を縦に貫く保健活動の一部分という意味も有しており，学校，家庭，地域社会の連携の重要性や健康情報の記録（健康手帳など）の重要性なども指摘されるようになった。学校医のほか産婦人科，精神科，整形外科，皮膚科などの医師が専門校医（仮称）として学校保健にかかわり支援する場面もまれではなくなってきた。今後も学校保健をめぐっては，様々な試みや制度面での手直しが行われる可能性もあり，注目しておく必要がある。

第11章 産業保健

I 産業保健とは

A 産業保健とは何か

　産業保健（occupational health）とは，仕事を人へ適合させ，また，人を仕事へ適合させる活動である。労働者の疾病予防と健康増進が目的であり，産業活動に伴って発生する職業病や，仕事が原因である事故による負傷や死亡の予防も含むことが特徴的である。

B 産業保健と法律

　産業保健の基本となる法律は，「労働基準法」と「労働安全衛生法」である。
　労働安全衛生法は，労働基準法の一部が分離独立し1972（昭和47）年に制定された。

- **労働基準法**　労働条件の最低基準を明らかにし，その遵守を強制するといった性格が強いが，労働安全衛生法では事業内容の変化に応じた障害防止対策の展開と，より快適な職場の形成を目指す内容になっている。
- **労働安全衛生法**　目的は，労働災害防止のために，①危険防止基準の確立，②責任体制の明確化，③自主的活動の促進の措置を講ずる，など労働災害の防止に関する総合的・計画的な対策を推進することによって，職場における労働者の安全と健康を確保するとともに，快適な職場環境の形成を促進することである。

C 労働衛生管理

　労働者が働いている職場には，様々な有害要因が存在している。その

図11-1 ■ 労働衛生の3管理

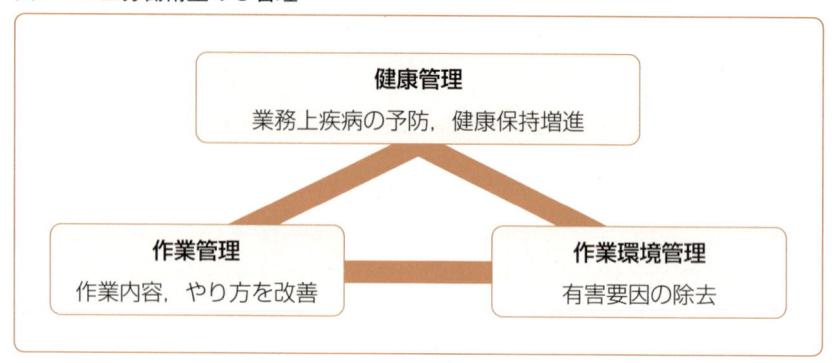

```
            健康管理
      業務上疾病の予防,健康保持増進

作業管理                    作業環境管理
作業内容,やり方を改善         有害要因の除去
```

有害要因によって引き起こされる健康障害を防ぐために，作業環境の改善，作業方法の改善，健康診断などの予防活動が行われてきており，それぞれ**作業環境管理**，**作業管理**，**健康管理**とよばれる。これを**労働衛生の3管理**という（図11-1）。

▶**作業環境管理**　労働者の健康に悪影響を及ぼす有害要因を職場から除去し，安全な職場環境をつくり出すこと。そのため，有害物質を取り扱う職場・作業場では定期的に作業環境測定を行うことが義務づけられている。

▶**作業管理**　作業内容，やり方，勤務形態（長時間残業など）を改善して，作業の負荷や姿勢などによる悪影響を少なくすること。

▶**健康管理**　業務上疾病の発生を防ぎ，健康を保持増進し，労働適応能力を向上させること。そのために健康診断を行い，その結果に基づき就業区分の決定をする。保健指導，専門医療機関への紹介も行う。

D 労働衛生管理体制（図11-2）

「労働安全衛生法」では，事業者には事業場の業種や規模などに応じて必要な労働衛生管理体制の整備を図ることが義務づけられ，以下のようなことが定められている。

1 総括安全衛生管理者（第10条）

総括安全衛生管理者は，安全管理者や衛生管理者を指揮するとともに，労働者の危険や健康障害の防止，労働者の安全や衛生のための教育，健康診断や健康保持増進，労働災害の原因の調査および再発防止対策などの業務を統括管理する。

事業者は一定の規模（林業，鉱業などでは100人以上，製造業などで

図11-2 ■労働衛生管理体制

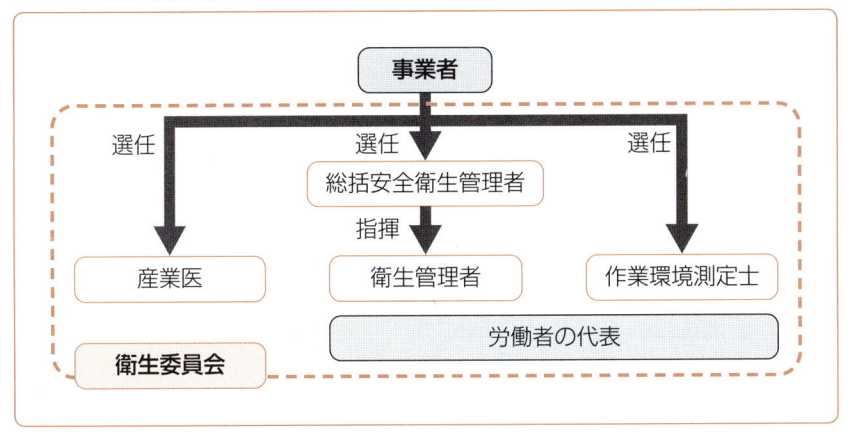

は300人以上，その他の業種では1000人以上）の労働者を使用する事業場において，事業の実施を統括管理する者の中から「総括安全衛生管理者」を選任しなければならない。

2 安全委員会（第17条）

　　事業者は，特定の業種（林業，鉱業，建設業，運送業，製造業，清掃業，自動車整備業，機械修理業など）で一定規模の労働者を常時使用する場合は，安全委員会を設け，毎月1回以上開催しなければならない。
　　安全委員会は，労働者の危険防止や労働災害の原因および再発防止対策で安全に関することや，安全計画や教育などについて調査・審議し，事業者に対して意見を行う。議事録は3年間保存しなければならない。

3 衛生委員会（第18条）（表11-1）

　　常時50人以上の労働者を使用する事業場では衛生委員会を設け，毎月1回以上開催しなければならない。衛生委員会は，労働者の健康障害の防止，労働災害の発生防止などについて調査・審議し，事業者に対して

表11-1 ■衛生委員会の構成

①総括安全衛生管理者（委員長）
②衛生管理者
③産業医
④衛生管理の経験を有する者
⑤作業環境測定士

⑤は任意，②④⑤の半数は，労働者側の推薦による。

表11-2 ■産業医の職務

1．5　管理
(1) 総括管理
　労働衛生管理体制の構築，労働衛生関係諸規定の整備，年間計画の策定など労働衛生管理の基盤整理に関わる職務
(2) 健康管理
(3) 作業管理
(4) 作業環境管理
(5) 労働衛生教育
2．少なくとも毎月1回は作業場等を巡視（じゅんし）し，作業方法または衛生状態に有害のおそれがあるときは，直ちに，労働者の健康障害を防止するための必要な措置を講じなければならない

出典／産業医学振興財団：産業医の職務—産業医活動のためのガイドライン．産業医の職務Q＆A第9版，2009．

意見を行う。議事録は3年間保存しなければならない。
　なお，「安全に関する委員会」と「衛生に関する委員会」とを併せて「安全衛生委員会」を設置できる。

4　産業医（第13条）（表11-2）

　常時50人以上の労働者を使用する事業場に対しては，医師を「産業医」として選任し，健康管理などの専門的なことを行わせるよう義務づけている。常時1000人以上の労働者を使用する事業所，または有害作業を取り行う事業所にあっては500人以上の事業場において，「専属産業医」を選任する必要がある。さらに労働者が3000人を超えると，産業医は2名以上必要となる。
　産業医は毎月1回以上，作業場の巡視を行って，「作業方法又は衛生状態に有害のおそれがあるときは，直ちに労働者の健康障害を防止するため必要な措置を講じなければならない」と法的に定められている。事業者は，その措置のための権限を産業医に対して与えなければならない。

5　衛生管理者（第12条）（表11-3, 4）

　衛生管理者は，衛生に関する技術的な具体的事項を管理する。常時50人以上の労働者を使用する事業場は，業種にかかわらず，衛生管理者を選任しなければならない。また，事業場の規模に応じて増員する必要がある。
　衛生管理者は都道府県知事の免許を受けた，①第1種衛生管理者免許，②第2種衛生管理者免許，③衛生工学衛生管理者免許，のいずれかをもつ者のうちから選任しなければならない。

表11-3 ■事業場の規模と衛生管理者の選任数

事業場の規模（使用する労働者数）	衛生管理者
50人以上　200人以下	1人以上
201人以上　500人以下	2人以上
501人以上　1000人以下	3人以上
1001人以上　2000人以下	4人以上*
2001人以上　3000人以下	5人以上*
3001人以上	6人以上*

＊少なくとも1人は専任であること。

表11-4 ■衛生管理者の職務

1. 健康に異常のある者の発見及び処置
2. 作業環境の衛生上の調査
3. 作業条件，施設等の衛生上の改善
4. 労働衛生保護具，救急用具等の点検及び整備
5. 衛生教育，健康相談その他労働者の健康保持に必要な事項
6. 労働者の負傷及び疾病，それによる死亡，欠勤及び移動に関する統計の作成
7. その事業の労働者が行なう作業が他の事業の労働者が行なう作業と同一の場所において行われる場合における衛生に関し必要な措置
8. その他衛生日誌の記載等職務上の記録の整備等

出典／中央労働災害防止協会編：新／衛生管理（上）第1種用第6版，2008．

　衛生管理者は，少なくとも毎週1回作業場などを巡視し，設備，作業方法または衛生状態に有害の恐れがあるときは，直ちに，労働者の健康障害を防止するための必要な措置を講じなければならない。

E 健康診断 （労働安全衛生法第66条）（図11-3）

　事業者は，労働災害の早期発見，就業の可否の判定，適切な労働者の配置などのために，健康診断（健診）を行わなければならない。

　健康診断には，一般健康診断と特殊健康診断がある。健診後に，労働者を健康状態に応じた仕事に就けるように調整することを「事後措置」という。

1 一般健康診断

　定期健康診断など6種類あり（表11-5），これらをひとまとめにして「一般健康診断」とよんでいる。

a 定期健康診断

　事業者は，全労働者を対象として，定期健康診断を行わなければなら

第11章 産業保健

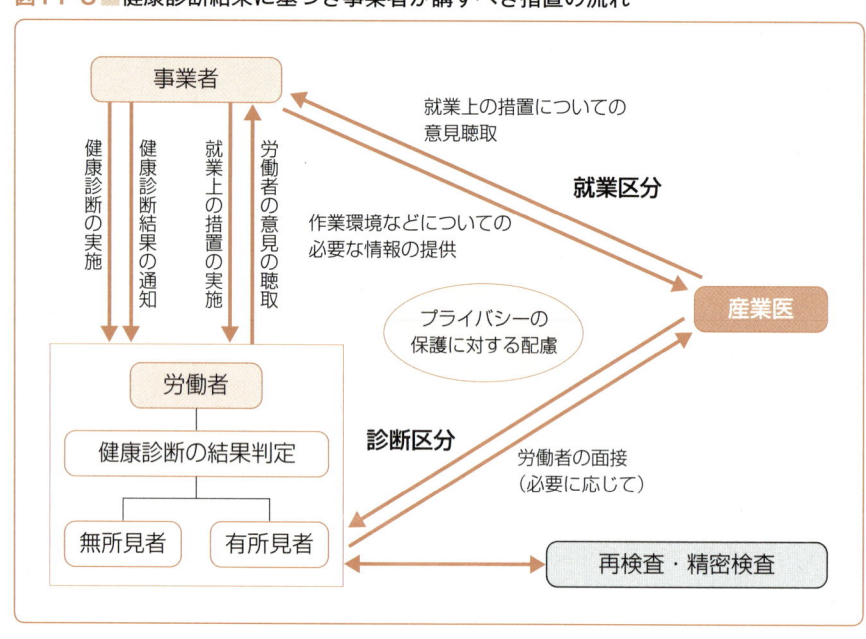

図11-3 健康診断結果に基づき事業者が講ずべき措置の流れ

表11-5 一般健康診断
1. 定期健康診断
2. 雇入れ時健康診断
3. 特定業務従事者の健康診断
4. 海外派遣労働者の健康診断
5. 結核健康診断
6. 給食従事者の検便

表11-6 定期健康診断の項目
1. 既往歴および業務歴の調査
2. 自覚症状および他覚症状の有無の検査
3. 身長，体重，視力および聴力の検査
4. 胸部X線検査および喀痰検査
5. 血圧の測定
6. 貧血検査（血色素量，赤血球）
7. 肝機能検査（AST, ALT, γ-GTP）
8. 血中脂質検査（LDLコレステロール，HDLコレステロール，中性脂肪）
9. 血糖検査（空腹時血糖，HbA1c）
10. 尿検査（尿糖，尿たんぱく）
11. 心電図検査

6〜11は35歳未満および36〜39歳は省略可能。

ない（ただし，臨時の労働者は除く）。項目は11項目（**表11-6**）で，1年以内ごとに1回行わなくてはならない。定期健康診断の結果を，労働者に通知しなければならない。また，「健康診断個人票」を作成し，5年間保存しなければならない。さらに，定期健康診断を行った後「定期健康診断報告書」を作成し，労働基準監督署長に提出しなければならない。

b 雇入れ時健康診断

常時使用する労働者を雇い入れたときに実施する。雇い入れた労働者

表11-7 特定の有害業務

1. 多量の高熱物体の取り扱いおよび著しく暑熱な場所での業務
2. 多量の低温物体の取り扱いおよび著しく寒冷な場所での業務
3. 有害放射線にさらされる業務
4. 著しい粉じん業務
5. 異常気圧下における業務
6. 著しい振動業務
7. 重量物の取り扱いなど重激な業務
8. 強烈な騒音を発する場所における業務
9. 坑内における業務
10. 深夜業を含む業務
11. 有害物（水銀，砒素，黄リン）などを取り扱う業務
12. 有害ガスが発散する場所における業務
13. 病原体による汚染業務

の就業前の健康状態の把握，職務遂行能力・適正配置などの判断材料にする。また，「健康診断個人票」を作成し，5年間保存しなければならない。項目は定期健康診断と同じ11項目である。

<u>c</u> 特定業務従事者の健康診断

　事業者は，特定の有害業務（表11-7）に従事する労働者に対して，6か月以内ごとに1回健康診断を行わなくてはならない。項目は定期健康診断と同じだが，省略可能な項目もある。

　一般の業務から一定の有害業務に配置換えをするときには，即時に健康診断を行う必要がある。また，健康診断を行った場合は，労働基準監督署長に報告しなければならない。

　病院勤務の看護師においては，交代制で勤務し夜勤を行っている場合には，特定業務従事者の健康診断を実施する必要がある。

<u>d</u> 海外派遣労働者の健康診断

　労働者を海外に6か月以上派遣するときには，派遣前と帰国時に健康診断を行わなくてはならない。

2 特殊健康診断

　特殊健康診断は，特に有害な業務に従事している労働者が，その有害物質による業務上疾病になることを予防するために行われる（表11-8）。

　実施するのは，①雇入れ時，②配置換えで新たに業務に就くとき，③定期的，である。この定期的の場合は，有害の度合いに応じ対象業務によって健康診断の間隔が異なり，最短は3か月（四アルキル鉛），最長は3年（じん肺）である。

　また，現に対象業務に就いている労働者だけでなく，過去に一定の業

表11-8 特殊健康診断

1. 有機溶剤等健康診断
2. 鉛健康診断
3. 四アルキル鉛健康診断
4. 特定化学物質健康診断
5. 高気圧作業健康診断
6. 電離放射線健康診断
7. 歯科健診（塩酸，硝酸，硫酸，フッ化水素）
8. 石綿健康診断
9. じん肺健康診断

務に就いたことのある労働者も，在籍の場合には，健康診断の対象となる。

労働者の尿や血液から有害物質やその代謝物を測定し，それから有害物質の摂取量を推定し，健康への影響を判断する手法を「生物学的モニタリング」といい，特殊健康診断で利用されている。

なお，健康診断を行った後「特殊健康診断報告書」を作成し，労働基準監督署長に提出しなければならない。

F 過重労働および長時間労働者

時間外・休日労働時間が1か月当たり45時間を超えて長くなればなるほど，業務と脳・心臓疾患の発症との関連が強まると考えられている。これらを防ぐため，「過重労働による健康障害防止のための総合対策について」(2006（平成18）年）によって，時間外・休日労働時間の削減，有給休暇の取得の徹底と，長時間労働者に対して，医師による面談指導を実施し，適切な措置を行うことが示された。

時間外・休日労働時間が1か月当たり100時間を超え，疲労の蓄積が認められる労働者が面接指導の実施を申し出た場合は，医師による面接指導を行わなくてはならない。

また，時間外・休日労働時間が1か月当たり80時間を超え，疲労の蓄積が認められる労働者についても，医師による面接指導などの必要な措置の対象とするように配慮することが必要である（努力義務）。

G 50人未満の小規模事業場の労働衛生管理体制

労働者数50人未満の小規模事業場では，産業医や衛生管理者の選任義務がないため，十分な労働衛生活動が行われていない場合が多い。

しかし，労働者数10人以上50人未満の事業場では，衛生推進者を選任

し，労働者の衛生に関する業務を行わせなければならない。なお，衛生推進者は，衛生に関する一定の実務経験者（高等学校を卒業後，衛生の実務に3年以上従事した者など）や，衛生推進者養成講習を受けた者のなかから選任する。

　小規模事業場でも健康診断を行わなければならない。ただし，定期健康診断結果報告書を提出する義務はない。

　健康診断後の事後措置として，事業者は有所見者について医師の意見を聞き，適切な措置をしなければならない。また，過重労働者に対する面接指導の実施も義務づけられている。産業医を選任していない小規模事業場は，地域の医師会に窓口を置く地域産業保健センターから面接指導を提供される。

H 女性労働者の母性健康管理

　近年，女性の職場進出が進み，女性労働者数の増加と，職域の拡大がみられる。「男女雇用機会均等法」などが施行され，女性の労働に関する制限はなくなったが，一方，女性労働者には女性としての特性があり，**母性保護**のため母性健康管理が行われる。以下は「労働基準法」に定められている。

1 産前産後の休暇（第65条）

▶ **産前休暇**　事業者は6週間（多胎妊娠の場合は14週間）以内に出産する予定の女性が休業を請求した場合においては，その者を就業させてはならない。出産当日は産前期間に含まれる。本人の希望があれば産前休暇を申請せずに出産前日まで仕事をすることは可能である。

▶ **産後の就業**　産後8週間を経過しない就業は禁止される。ただし，産後6週間を経過した女性が請求した場合には，医師がその就業につき支障がないと認めた業務に就かせることは差し支えない。

▶ **妊娠中**　妊娠中の女性が請求した場合には，時間外労働，休日労働，深夜業をさせることができず，また，他の軽易な作業に転換させなければならない。

2 育児休暇（第66条）

　1歳未満の子がいる労働者が育児休業を申し出た場合には，事業者（雇い主）は子が1歳に達するまでの間の育児休業を拒むことはできない（一定の場合には，子が1歳6か月に達するまで休業可）。また，休業申し

出を理由に解雇その他不利益な扱いをすることはできない。なお，休業の申し出は配偶者の男性でも可能である。育児休業中の所得補償規定はないが，厚生年金保険料と健康保険料は，本人負担分を免除される。

3歳未満の子どもがいるのに，育児休業しない労働者については，労働時間の短縮，フレックスタイム制などの配慮を事業主がしなくてはいけないことになっている。

3 女性に禁止される業務（第64条）

女性は，健康を害する物理的環境や化学物質を取り扱う業務に従事することが禁じられている。すべての女性を就業させてはならないのは，①重量物を取り扱う業務，②鉛，水銀，クロムなどの有害ガスを発散する場所における業務の2つである。

1 職場におけるメンタルヘルス（図11-4）

ストレスを感じる労働者の割合は年々増加傾向にあり，職域におけるメンタルヘルス対策は，重要な課題である。厚生労働省は，具体的な対策として「職域における労働者の心の健康づくりのための指針」を発表しており，①セルフケア，②ラインによるケア，③事業場内産業保健スタッフ等によるケア，④事業場外資源（専門家）によるケア，の4つに

図11-4 ■ 4つのメンタルヘルスケアの推進

セルフケア	労働者による ・メンタルヘルスの正しい理解 ・ストレスへの気づき・対応
ラインによるケア	管理監督者による ・職場環境の改善 ・労働者の相談対応 ・職場復帰の支援
事業場内産業保健スタッフなどによるケア	産業医，衛生管理者などによる ・事業場外資源とのネットワーク形成と窓口 ・職場環境の改善 ・労働者の相談対応 ・職場復帰の支援
事業場外資源（専門家）によるケア	専門家，専門機関，医療機関による ・情報の提供や助言 ・ネットワーク形成 ・職場復帰の支援 ・専門家による相談や治療

よる総合的な対策があげられている。事業者は，心理的な負担の程度を把握するための検査（ストレスチェック）を実施する必要もある。

また，メンタルヘルスの不調により休業した労働者が円滑に職場復帰し，就業を継続できるようにするためには，職場復帰支援プログラムを策定するとともに，その実施に関する体制整備などが求められている。

J 健康保持増進（図11-5）

近年，メタボリックシンドロームやメンタルヘルスなどが新たな産業保健の課題として認められるようになった。その予防の立場から，健康障害の防止を主体とする従来の健康管理に加えて，さらに一歩進んだ労働者の心身両面にわたる健康の保持増進を目指した健康づくりを行うことが強く求められ，厚生労働省から労働者一人ひとりの健康の保持増進を目指す「健康保持増進（トータルヘルス・プロモーション・プラン（total health promotion plan：THP）」が提唱された。

「労働安全衛生法」では，この積極的な健康づくりが，事業者の努力義務として規定され，その内容は，「事業場における労働者の健康保持増進のための指針（THP指針）」で示されている。

THPでは，産業医による「健康測定」とその結果に基づいて，専門スタッフによる「運動指導」「保健指導」「メンタルヘルスケア」「栄養指導」の健康指導を行い，労働者の積極的な健康づくりを推進する。

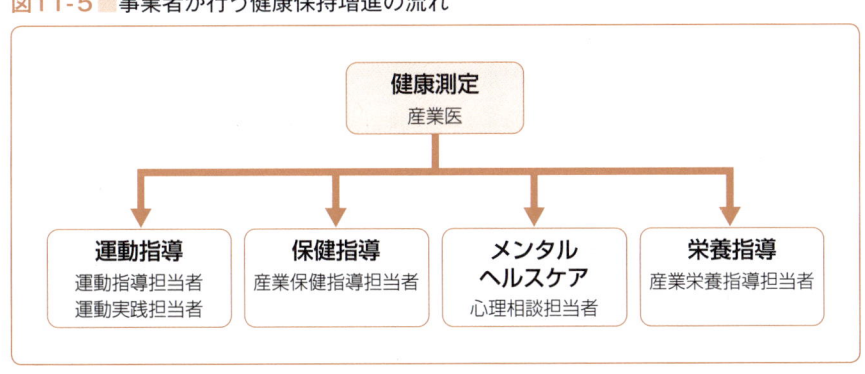

図11-5 ■ 事業者が行う健康保持増進の流れ

```
                    健康測定
                    産業医
        ┌─────────┬──────┴──────┬─────────┐
     運動指導      保健指導      メンタル      栄養指導
  運動指導担当者  産業保健指導担当者  ヘルスケア   産業栄養指導担当者
  運動実践担当者                 心理相談担当者
```

II 職業性疾病

A 職業性疾病と労働災害

　ある特定の職業に従事する者に発生する疾病を，**職業性疾病**という。職業性疾病の歴史は古く，炭坑で働く人たちに起こるじん肺や金属中毒が，17世紀にイタリア人の医師ラマッティーニ（Ramazzini, B. 1633〜1714）によって記録されている。職業性疾病のうち，「労働基準法」で指定された疾病は**業務上疾病**とよばれ，労働者災害補償の対象となる。また，工事現場での墜落・転落など労働過程の事故によって労働者が死亡したり負傷することは**業務上負傷**とよばれ，やはり労働災害補償の対象となる。業務上負傷と業務上疾病とを合わせたものを，**労働災害（労災）**とよぶ。

　労働災害の補償のために**労働者災害補償保険（労災保険）**がある。これは，事業主（企業）によって積み立てられた保険料を用いて，労災が起きたときの労働者への補償を行う制度である。労災補償は，事業主（使用者，企業）の全額負担によって行われる。労災の認定は労働者災害補償保険制度によって規定され，国（労働基準監督署長）が行う。近年，業務に起因することが明らかな脳血管疾患および虚血性心疾患などで過労死に相当するケースが増えており，精神障害の労働災害も増えている。

B 職業性疾病のいろいろ

1 熱中症（図11-6）

　高温環境下での障害をまとめて「熱中症」という。高温環境下で労働などを続けると体温調節機能が障害され，循環器機能が弱って水分・塩分の代謝がうまくいかなくなる。さらに中枢神経障害，発汗作用の停止，体温上昇に至ると生命の危険もある。熱中症を起こしたときは，涼しいところで安静にし，水分補給と同時に塩分も補給する。熱中症は次のように分類される。

▶**熱痙攣**　汗をかいて，水分と塩分が失われた状態で水分だけを補給し，血液中のナトリウム濃度が低下すると，足や腕，まれに腹部や肩の筋肉に痛みが伴う痙攣が起こる。

▶**熱失神（日射病）**　高温環境下で体温調節のために皮膚の血管が拡張

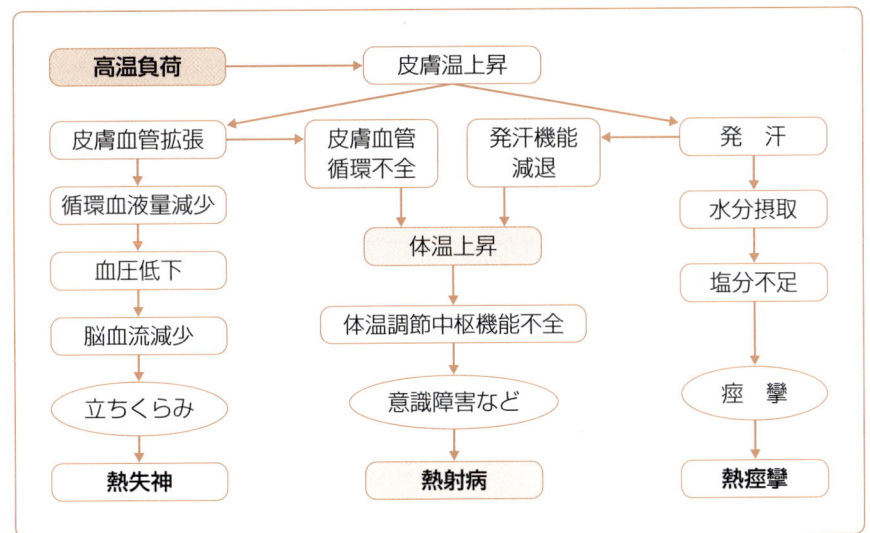

図11-6 熱中症のメカニズム

```
高温負荷 → 皮膚温上昇
 ├→ 皮膚血管拡張 → 循環血液量減少 → 血圧低下 → 脳血流減少 → 立ちくらみ → 熱失神
 ├→ 皮膚血管循環不全 → 体温上昇
 ├→ 発汗機能減退 → 体温上昇 → 体温調節中枢機能不全 → 意識障害など → 熱射病
 └→ 発汗 → 水分摂取 → 塩分不足 → 痙攣 → 熱痙攣
```

して，一時的に血圧が低下し脳へ流れる血液が不足して，めまいや失神を起こす。

▶ **熱疲労（熱虚脱）** 大量の汗をかき，脱水の状態。血圧が低下し，頻脈（脈が速い）となる。脳へ流れる血液が不足して，頭痛，めまい，悪心，顔面蒼白，冷汗がみられる。

▶ **熱射病** 高温環境下で，熱が体表面から放散できず体温が上昇し，体温調節中枢が麻痺した状態。異常な体温の上昇（40℃以上）で発汗が停止し，痙攣，意識不明になるなど危険な状態であり，死亡率も高い。

2 じん肺[1]

じん肺とは，粉じんを吸入することによって，肺に「線維増殖変化」を起こす疾病のことをいう。初期には自覚症状はほとんど認められないが，進行すると肺で酸素の交換ができなくなり，呼吸困難や咳，痰がみられるようになる。

「じん肺法」では，粉じん作業に従事する労働者について，「じん肺健康診断」を義務づけている。胸部に関する臨床検査（自覚症状，他覚症状），胸部X線写真（直接撮影），肺機能検査などが行われる。その結果に基づいた「じん肺管理区分」の決定と，区分に応じた健康管理措置が行われる。

じん肺は，ある程度進行してしまうと，曝露を中止しても肺の変化は改善せず，悪化する場合もある。合併症を伴うこともあり，肺結核，結核性胸膜炎，続発性気管支炎，続発性気管支拡張症，続発性気胸の5つ

図11-7 ■ けい肺

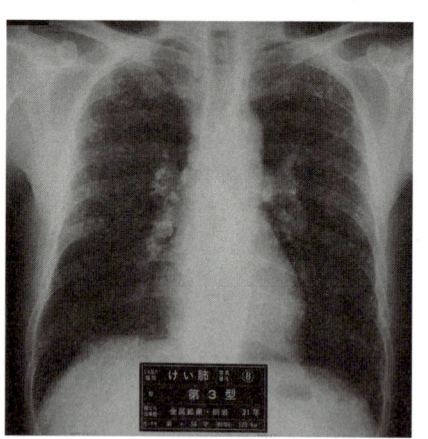

両側の肺にはっきりした粒子状陰影が認められる。

の疾病は、じん肺法により療養する義務がある。

じん肺は、原因となる粉じんの種類により、けい肺、石綿肺（アスベスト肺）、溶接工肺（鉄化合物）、ベリリウム肺などの区別がある。粉じんの種類により肺の障害の機序は異なる。

▶**けい肺** 遊離けい酸（結晶型の無水けい酸）を吸入することで発症する。肺間質およびリンパ節に強い線維化が生じ、肺胞内にけい肺結節がつくられる。これが塊状結節となり、空洞化が起こる（図11-7）。金属鉱業、坑内作業、ガラス工業などで特に注意が必要である。

▶**石綿肺** 天然の鉱物性繊維である、石綿（アスベスト）が原因で発症する。石綿は繊維状結晶をつくっており、5～100μmの大きな粉じんを吸入すると、細気管支炎や気管支拡張症を起こしやすい。石綿肺には、20～30年の潜伏期を経て肺がん、胸膜・腹膜の悪性中皮腫が発症することもあり、その場合は、病変組織に石綿小体が検出される。石綿は、現在は製造禁止物質に指定されている。

3 有機溶剤中毒

有機溶剤は、産業現場で使用することが最も多い化学物質の一つである。特に、塗装業、印刷業などで多い。有機溶剤は揮発性が高い（蒸発しやすい）ため、呼吸器から気道を経て吸入される（経気道侵入）。また、脂溶性（油脂をよく溶かす）のため皮膚からも吸収される。

急性中毒の場合は、血液脳関門を容易に通過し、脳に溶け込み、中枢

神経系に麻痺作用を及ぼす。そのため，頭痛，めまい，失神を起こす。慢性中毒では脳の萎縮をきたすこともある。

代表的な有機溶剤のトルエンは，ラッカー，シンナー，接着剤などに含まれており，シンナー遊びでも知られている。急性中毒としては，麻酔作用や幻覚作用がある。慢性中毒としては，頭痛，頭重，イライラ，めまい，不眠，食欲不振，体重減少，性欲減退などがある。トルエンは体内で代謝されて，「馬尿酸」として尿中に排世される。馬尿酸は，特殊健康診断の尿検査で測定されることで，生物学的モニタリングとして利用されている。

4 騒音性難聴

長期にわたって騒音にさらされる（曝露される）と，騒音性難聴が起こる。造船やプレス加工などの騒音職場で問題となる。

騒音性難聴とは，4000Hzを中心とした高い音域の聴力損失である。そのため，初期では日常会話の音域（500～2000Hz）での聴力の低下がみられず気がつかない。オージオメータによる純音聴力検査で，騒音性難聴の特徴的所見，4000Hz付近で聴力損失である「Ｃ５ディップ（C 5 dip）」を認める。回復困難な障害のため，音源の遮音や吸音設備，遮音性の高い耳栓などの保護具の使用とともに，聴力検査が定期的に実施される。

5 振動障害

振動障害とは，振動によって発生する健康障害をいう。全身振動障害と局所振動障害に分類される。

▶全身振動障害　長距離トラック，クレーンなどの建設機械の操縦を長期間にわたって行った場合に，運転座席から伝達する振動により，血圧上昇，胃腸障害，不快感などの悪影響がみられることがある。

▶局所振動障害　削岩機や，森林の伐採などに使用されるチェーンソーなどの手で持つ振動工具を長期にわたって使用すると起こることがある。振動工具の振動により，手の血行が不十分（末梢循環障害）になったり，手の運動神経の障害（末梢神経障害）が起き，握力低下，関節の腫脹と変形，疼痛，筋萎縮などがみられるようになる。チェーンソーでは，作業を続けるとやがて「白ろう病」とよばれる症状になる。これは指の温冷覚異常がみられるもので，重症例では，熱湯に指を入れても，熱さを感じないようになったり，時に壊疽を生じ，関節や骨の変形もみられる。

白ろう病の前兆として，作業後に手指の蒼白，痛み，冷感，こわばりなどがみられる。これをレイノー現象とよぶ。

振動障害に対しては，低い振動の工具や防振手袋を使用したり，作業時間を短くするなどして予防あるいは症状の進行阻止が行われている。

6 電離放射線障害

電離放射線とは，生体に電離作用（イオン化）を起こさせる放射線のことで，X線，γ線，粒子線がある。電離放射線は医療や農業（食品の殺菌など），工業製品の検査など多方面に利用されている。被曝すると身体的影響や遺伝的影響があり，様々な障害が生じる。身体的影響には，被曝後，数週間以内に現れる早期障害である造血器障害（貧血，白血球減少）や，数年～数十年潜伏した後に晩発障害として発症する，白内障や白血病がある。

被曝には，外部被曝と内部被曝がある。

▶**外部被曝** 外部被曝は，医療機関にあるX線撮影装置の照射などでの放射線に曝露すること（さらされること）である。被曝の恐れのある作業に従事する場合には，フィルムバッチを装着して被爆線量をモニターすることが必要である。特殊健康診断の受診が義務づけられている。

▶**内部被曝** 口から体内に取り込まれた放射性物質が，特定の臓器に蓄積することをいう。特に。妊娠中の女性は，妊娠と診断されてから出産までの間，内部被曝が1 mSV（ミリシーベルト）を超えないよう，法律の規定がある。

7 職業性腰痛

業務が原因で発症した腰痛を職業性腰痛といい，幅広い業種・作業で起こっている。中腰などの不自然な姿勢での作業や重量物の取り扱い作業などで起こることが多いが，軽作業の繰り返しや長時間のデスクワークで徐々に腰痛を生じることもある。

負傷による業務上疾病の約8割を占め，厚生労働省は「職場における腰痛の予防対策指針」という具体的な予防対策を告示している。

予防として，不自然な姿勢をとらない，同一姿勢を長時間しない，急激な動作を避けるなどを留意する必要がある。

8 VDT作業による障害

VDTとはvisual display terminals（ビジュアル・ディスプレイ・ター

表11-9 金属による健康障害

鉛	疝痛，代謝異常→貧血→末梢神経障害
四アルキル鉛	脳損症，不眠，幻覚，悪夢
水銀 金属水銀	脳・神経系損傷，手指のしびれ，精神障害，肺炎，口内炎
水銀 有機水銀	脳・神経系損傷，しびれ感，視野狭窄，失調
水銀 無機水銀	脳・神経系損傷，尿細管障害，血尿，たんぱく尿，尿毒症
カドミウム	上気道炎，肺炎，肺気腫，腎障害，門歯・犬歯の黄色環
クロム	皮膚障害，鼻粘膜潰瘍，鼻中隔穿孔，肺がん，上気道がん
マンガン	脳損傷，筋のこわばり，ふるえ，歩行困難（パーキンソン様症状）
ベリリウム	皮膚炎，皮膚潰瘍，肺炎，肺肉芽腫（ベリリウム肺）
亜鉛・銅	金属熱（悪寒，発熱，関節炎）

ミナルズ）の略で，コンピュータの画面（ディスプレイ）を注視して行う作業のことである。この作業はキーボード操作と，画面の注視を同時に行わざるをえず，健康障害として，酷使からくる眼の疲れ，腕や肩，頸部のこりや痛み，心理的な疲労などの自覚症状が出現し，次いで，眼精疲労や頸肩腕症候群（手指，腕，肩，頸部に，しびれや痛み，運動障害が生じる）が起こる。

厚生労働省から「VDT作業における労働衛生管理のためのガイドライン」が発表されており，一連続作業時間は60分以内とし，次の連続作業までに10〜15分程度の休止時間を設けることとなっている。

9 金属による健康障害（表11-9）

金属は固体として存在するときは，体内に侵入することはないが，微細な粉じんやヒューム（高温で蒸発した金属が，空気中で冷却されて固体の微粒子になったもの）になると，吸入され鼻の粘膜に付着したり，血液に入り込んで全身に運ばれ，健康障害を引き起こす。

健康障害を引き起こす金属には，鉛，水銀，カドミウムなどがある。これらは，それぞれ違った臓器に健康障害を起こす。

10 職業がん（表11-10）

ある職業に従事することで，その職業に特有の発がん性のある物質に曝露して発症するがんをいう。潜伏期間が長く（10〜30年），その職業を退職した後に発症する場合もあるため，該当する職業に一定期間以上従事した者は，離職の際に「健康管理手帳」が公布される。健康管理手

表11-10 主な職業がん

肺がん	クロム，コールタール，石綿，ヒ素
皮膚がん	コールタール，ヒ素，紫外線，電離放射線
白血病	ベンゼン，電離放射線
膀胱がん	ベンジジン，βナフチルアミン

帳の所持者は国の定期的な健康診断を受けることができる。

参考文献
1）労働省労働基準局安全衛生部労働衛生課編：じん肺標準エックス線フィルム（増補版）．

第12章 障害者の医療・保健・福祉の基本

I 障害とは何か

　人は何らかの障害や疾病をもちながら毎日の生活を送っている。ここでは便宜的に障害者と健常者という区別をするが，これは仕事やしくみをつくるうえでの割り切りである。なお，障害者の「害」という文字に問題ありとする考えがあり，「障碍」あるいは「障がい」と書くこともある。日本の法律では障害である。

　ここでは障害をもつ人たちの医療・保健・福祉の基本的なしくみについて考える。

A 障害をもつ人たちへの施策の基本

　われわれは人を障害者と健常者の2つに分けがちであるが，それでよいのだろうか。人間は誰しも多かれ少なかれ障害，疾病をもっている。しかし，障害の程度が大きく，あるいは重くなると他者や社会から何らかの支援が必要となる。

　わが国では「障害者基本法」をもとに，「身体障害者福祉法」などの分野別福祉法と各分野を共通してサービスを提供する「障害者の日常生活及び社会生活を総合的に支援するための法律」（いわゆる障害者総合支援法）などにより施策が行われている。

1 障害者の範囲

　昔は障害者の範囲や定義は狭かったが，近年は社会が豊かになり医学も発達したことで，社会や国家が支援できる範囲も広がり，特に身体障害者の範囲は広がっている。このように，障害者の範囲は，その時々の社会がどの程度の支援をできるかによっても変わる。

障害者の範囲はまた，国や民族，時代によっても異なっているが，およそすべての国で国の基本的な取り組みとして障害者施策は行われている。現在の日本における障害者とは，「身体障害，知的障害，精神障害（発達障害を含む）その他の心身の機能の障害がある者であって，その障害及び社会的障壁により継続的に日常生活又は社会生活に相当な制限を受ける状態にあるもの」（障害者基本法）であり，障害者総合支援法では，難病の患者を含むことを明文化している。ただし，これらは重複していることがある。

2 国際的な障害の分類

日本では障害の種類と重さによって障害ごとに分けて施策が講じられているが，別の観点もある。世界的には1981年の「国際障害者年」の前に世界保健機関（WHO）が障害を3段階に分けたものが名高い。国際障害分類（ICIDH）[*1]といわれるこれは，科学的な障害への取り組みの最初ともいえ，わが国の障害者施策にも大きな影響を及ぼした。3つの段階とは**機能障害，能力障害，社会的不利**[*2]である。具体的には，機能障害は，交通事故で両足が麻痺した場合などの医学的にみた客観的な障害である。能力障害は，両足が麻痺したために歩けないなどで，これは車いすなどで代替または軽減できることがあり，福祉の施策などはここをターゲットにしている。社会的不利は，歩けないために仕事などが他の人と同様にはできないなどのことである。しかし社会的不利は周囲の理解や環境整備で軽減したり解消したりすることができる。これは福祉の施策あるいは行政だけが行うことではなく，社会全体で取り組むことである。

ただし，この3つの考え方は医学中心的なモデルであり，社会的・環境的な視点に乏しいという批判が高まり，2001年にWHOは総会で「**国際生活機能分類（ICF**[*3]**）**」という考え方を承認し採択した。これにも3つのレベルがあり，1次的なレベルを心神機能・身体構造とし，その障害を**機能障害**としている。2次的なレベルは活動で，その障害を**活動の制限**とした。3次的なレベルは参加であり，その障害を**参加の制約**とした。つまり，医学的・個人的・社会的レベルで障害を分けたのである。そして3つのレベルが相互に影響することや，環境因子と個人因子という背景因子をも考えることから社会モデルへの転換ともいわれた。このICIDHとICFは対立するものではなく，相互に補完しており，日本の施策もこの考え方に基づいている。

[*1] 国際障害分類
International Classification of Impairments Disabilities and Handicaps：ICIDH
[*2] 機能障害：impairment，能力障害：disability，社会的不利：handicap

[*3] ICF
International Classification of Functioning Disability Healthの略。

II 各分野の障害者施策

A 障害の法律上の定義

　今の法律上の障害者の範囲は固定されていたものではない。前述のとおり，時代とともに障害についても，障害者の定義も変わってきている。世界でも同様で，国により障害をもつ人の比率も異なっている。わが国では飛鳥から平安時代に至るまでは障害者として目が見えない人，手足がない人が何らかの施策の対象であった。時代が下るにつれ日本が豊かになると新たな対象や施策も生まれ，人々の考え方も変わり，特に身体障害者福祉においては障害の範囲が広がった。

　障害者に関する法律については多岐にわたるが，基本となるのは「障害者基本法」である。この法律は1970（昭和45）年に「心身障害者対策基本法」として制定され，1994（平成6）年に現在の名称に変更された。同法では障害者施策の基本を定めており，差別の禁止から施策の基本，福祉の方向性，国際協調までを内容とする幅広いもので，障害者の自立と社会，経済，文化，その他あらゆる分野の活動への参加を促進するものである。

　障害者基本法における障害者の定義は前述したが，この法律でいう社会的障壁とは，障害がある人にとって日常生活や社会生活を営むうえで立ちふさがる社会における事物，制度，慣行，観念，その他一切のものをいう。

　個々の障害種別の定義については，種別ごとの法律に規定されている。

1 身体障害者

　身体障害者については，**身体障害者福祉法**によって，一定の程度以上の身体上の障害がある18歳以上の都道府県知事から**身体障害者手帳**の交付を受けた者とされている。18歳未満の者についても身体障害者手帳が交付されるが，福祉のサービスは**児童福祉法**に基づいて行われる（表12-1）。

　身体障害者福祉法の障害の種別は，視覚障害，聴覚障害または平衡機能の障害，音声機能・言語機能・そしゃく機能の障害，肢体不自由，内部障害である。なお，内部障害とは，心臓，腎臓，呼吸器，膀胱，直腸，小腸の機能障害，ヒト免疫不全ウイルスによる免疫の機能障害，肝臓機

表12-1 ■障害者の各手帳制度

	発行件数	根拠規定	発行責任者
身体障害者手帳	525万件	身体障害者福祉法第15条	都道府県知事，指定都市市長，中核市市長
療育手帳	94万件	療育手帳制度について（昭和48年厚生省発児第156号　局長通知）	都道府県知事，指定都市市長
精神障害者保健福祉手帳	75万件	精神保健及び精神障害者福祉に関する法律第45条	都道府県知事，指定都市市長

出典／厚生労働省：平成27年版厚生労働白書 資料編，p.221，2015.

能障害をいう。これらの範囲は時代とともに拡大している。医療技術水準の向上により障害をもっていても日常生活が送れるようになれば拡大していくのである。

2　知的障害者

　知的障害者の定義については，「知的障害者福祉法」においては規定されていない。障害者への支援を行う各種施策において，施策目的に応じた障害の範囲を定めて対応している。一般的には18歳未満の発達期において，知的発達の遅滞が生じること，遅滞が明らかであること，遅滞により適応行動が困難であることが知的障害者の範囲である。

3　精神障害者

　精神障害者の定義については，「精神保健及び精神障害者の福祉に関する法律」により，統合失調症，精神作用物質による急性中毒またはその依存症，知的障害，精神病質その他の精神疾患を有する者とされている。なお，知的障害者についてはこの法律も重複して適用される。

4　発達障害者

　発達障害者の定義については，「発達障害者福祉法」により，発達障害を有するために日常生活又は社会生活に制限を受ける者をいい，18歳未満は発達障害児という。発達障害とは，自閉症，アスペルガー症候群その他の広汎性発達障害，学習障害，注意欠陥多動性障害その他これに類する脳機能の障害であって，その症状が通常低年齢において発現するものとして政令で定める言語の障害，協調運動の障害などである。
　また発達障害者については，いくつもの法律が重複して適用されることに注意してほしい。

表12-2 ■ 身体・知的・精神の各障害者数（推計）

		総数	在宅者	施設入所者
身体障害児・者	18歳未満	7.8万人	7.3万人	0.5万人
	18歳以上	383.4万人	376.6万人	6.8万人
	合計	393.7万人（31人）	386.4万人（30人）	7.3万人（1人）
知的障害児・者	18歳未満	15.9万人	15.2万人	0.7万人
	18歳以上	57.8万人	46.6万人	11.2万人
	合計	74.1万人（6人）	62.2万人（5人）	11.9万人（1人）

		総数	外来患者	入院患者
精神障害者	20歳未満	17.9万人	17.6万人	0.3万人
	20歳以上	301.1万人	269.2万人	31.9万人
	合計	320.1万人（25人）	287.8万人（22人）	32.3万人（3人）

（　）内は人口千人当たりの数。
※合計には年齢不詳を含む。
出典／厚生労働省：平成27年版厚生労働白書 資料編，p.221，2015．

B 障害者の現状

　厚生労働省の最新の調査（2011）のデータによると，身体障害者は約394万人，知的障害者は約74万人，精神障害者は約320万人いるが（表12-2），発達障害者と難病患者についてはまだ統計はないので推測するしかない。もちろん重複して障害をもつ人もいるので単純な合計が日本の障害者数ではない。人口千人当たりでみると，身体障害者は31人，知的障害者は6人，精神障害者は25人となり，およそ国民の6％は何らかの障害をもっていることになる。

C 障害者施策の基本理念

1 障害者施策の理念

　医療・保健・福祉は，**利用者の視点**を重視し，**ノーマライゼーション**＊とリハビリテーションを基本にしている。障害者施策もこれにより進められている。
　ノーマライゼーションとは，世の中には様々な人がいるのがノーマル，つまり当たり前ということである。男性・女性，赤ちゃんから高齢者まで幅広い年齢層の人がおり，障害をもつ人やもたない人がいる，それが

＊ノーマライゼーション
normalization

ノーマルな社会である。

　ノーマライゼーションという言葉は，知的障害者が大規模施設に隔離されて集団で生活することが主流であった時代に，隔離処遇はノーマルではない，それをノーマルにしていかなければならないという運動のもとデンマークで生まれた。その目的は障害のある人たちに，ない人と同じ生活条件をつくり出すこと，障害があっても暮らせる社会に環境を改めていくことともいえよう。

　リハビリテーションについては第8章に詳しく説明している。

　障害者施策の基本理念は**完全参加**と**平等**である。施策は厚生労働省の福祉部局だけが担うものでも国だけが行うものでもない。国や地方自治体など行政だけでなく，地域住民とともに進めていくこと，つまり人々の意識が重要なのである。内閣総理大臣を本部長，厚生労働大臣を副本部長とする障害者施策推進本部が内閣に置かれ，国は障害者基本計画を数次にわたり策定し，ノーマライゼーションとリハビリテーションの考え方に沿って総合的な施策を進めている。

　障害者施策は，ノーマライゼーションやリハビリテーションの用語がカタカナであることからわかるように海外の思想の影響を受けている。そのほかにも，影響を受けたものとして1971年の国連総会で採択された「知的障害者の権利宣言」がある。知的障害者は最大限可能な限り他の人々と同じ権利を有するというものである。その後1975年に，国連総会で「障害者の権利宣言」が採択され，障害の種別や程度を問わず障害のある人もない人も同じ基本的人権のあることを明らかにした。この宣言が採択された12月9日は障害者の日となっている。

　その後，国連は1981年を「国際障害者年」とし，完全参加と平等の理念のもと，世界中で障害者施策を推進すること，1983年からの10年間を「国連障害者の10年」として，さらに世界的に施策の推進を図った。日本でも障害基礎年金制度の創設，障害児の全員教育などが行われた。

　その後，アメリカでは1990年に「障害をもつアメリカ人法」が施行され，日常生活のあらゆる場面での差別が禁止された。また，1991年に国連総会で採択された「精神障害者の保護及び精神保健の改善のための諸原則」は，精神障害者の人権を保護するために精神科医療機関におけるケアのあり方や精神障害者の権利について規定し，日本においては1995年の「精神保健福祉法」の制定へとつながった。

2 障害者施策の推進体制

　前述の国の障害者施策推進本部では，内閣府の障害者施策担当室が障害者基本法に基づいて，各省庁の施策の総合調整を行うとともに，『障害者白書』を毎年発行している。具体的な施策担当省庁は，道路や鉄道施設のバリアフリー化については国土交通省，特別支援教育については文部科学省，点字による司法試験の実施については法務省というように，あらゆる省庁に及んでいる。

　特に厚生労働省では，厚生労働大臣，厚生労働副大臣，厚生労働大臣政務官のもとで，社会・援護局障害保健福祉部において障害者保健福祉施策を進め，職業安定局雇用開発部において障害者の雇用の推進施策にあたっている。その他多くの部局が担当しており，地方でも機関がある*。

　地方自治体においての障害者施策は，かつては都道府県が中心であったが，地方分権の流れのなかで1990年の法律改正で基本的に住民に一番身近な行政体である市町村が担うこととなった。都道府県に残された権限も政令指定都市や中核市に順次移譲されている。

3 市町村における障害者対策

　前述の障害の種別を超えてサービスを提供する障害者総合支援法では，市町村の責務として，障害者が自ら選択した場所に居住することを基本に，障害者・障害児がその有する能力や適性に応じて，自立した日常生活や社会生活を営むことができるよう，その市町村の区域における障害者の事態を把握したうえで，公共職業安定所，その他の関係機関との緊密な連携を図り，必要な自立支援給付や地域生活支援事業を総合的かつ計画的に行うことを定めている。

　そのため，原則として障害者の福祉一般については市町村の窓口でまず対応するが，障害児については都道府県の児童相談所，身体障害者の判定や更生相談などについては都道府県の身体障害者更生相談所，知的障害者の更生相談については知的障害者更生相談所，医療扶助などについては市や都道府県の福祉事務所があたっている。

　このように障害者施策は各省庁にまたがっており，厚生労働省以外の主なものを表12-3に，障害者福祉における特徴的な相談所などを表12-4に，各種障害者施策・制度を法体系で表したものを表12-5に示す。

　また，障害者総合支援法の体系とは別に，身体障害者福祉法には地域

---

*その他の厚生労働省の機関には，地方厚生局・支局があり，厚生労働大臣の医療や福祉，社会保険の権限を分担して全国8ブロックに置かれている。医師や看護師などの国家試験に関する事務，医療法に基づく医療監視，薬事監視，麻薬などの取り締まり，社会保険の事務などを担当している。なお，厚生労働省が所管していた看護師養成所などの認可監督権限は都道府県知事に移管されているが，文部科学省が所管する学校の認可監督権限はそのままである。

で利用できる施設を**表12-6**に，児童福祉法などに基づく障害児と知的障害者の福祉施設を**表12-7**に示す。

表12-3 ■ 各省庁の障害者施策

法務省	人権擁護，点字による司法試験，司法手続における障害への配慮
総務省	選挙における障害への配慮，字幕放送や手話放送など
外務省	障害分野の国際協力
文部科学省	障害児教育，障害者スポーツ，障害理解教育，大学における研究，障害軽減科学
国土交通省	バリアフリーの街づくり，交通機関・駅などのバリアフリー化，住みよい住宅確保
経済産業省	福祉機器の研究開発・普及
警察庁	犯罪被害防止，司法手続きの配慮，障害に配慮した自動車運転免許試験実施，視覚障害者や車いすへの道路交通における配慮

表12-4 ■ 障害者福祉における相談所・相談員など

身体障害者更生相談所	都道府県・政令指定都市に置かれ，専門的な知識と技能を必要とする相談と指導を行い，医学的・心理学的・職能的判定や，補装具の処方と適合判定を行う。障害者総合支援法により介護給付費などの支給の決定にあたっては必要に応じて市町村に意見を述べる。
身体障害者福祉司	身体障害者の福祉に関して専門的な知識と技術を有する職員で，身体障害者更生相談所に置かれるほか，市町村では福祉事務所に置くことができる。
身体障害者相談員	身体障害者のなかからボランティアで選任され，相談業務にあたる。
知的障害者更生相談所	都道府県・政令指定都市に置かれ，専門的な知識と技能を必要とする相談と指導および18歳以上の知的障害者の医学的・心理学的・職能的判定を行い必要な指導を行う。障害者総合支援法により介護給付費などの支給の決定にあたって必要に応じ市町村に意見を述べる。
知的障害者福祉司	知的障害者の福祉に関して専門的な知識と技術を有する職員で，知的障害者更生相談所に置かれるほか，市町村が福祉事務所に置くことができる。
知的障害者相談員	主に知的障害者の両親・親族からボランティアで選任され相談業務にあたる。
児童相談所	都道府県・政令指定都市に置かれ，障害をもつ児童も含めた福祉に関して相談に応じ，調査し，医学的・心理学的・教育学的・社会学的・精神保健上の判定を行い指導する。また児童の一時保護を行う。
児童福祉司	児童相談所に置かれる児童の保護や相談を担当する専門職員
専門職	相談援助の国家資格者である社会福祉士，介護の専門家（国家資格）である介護福祉士，精神障害者の社会復帰などの支援を行う精神保健福祉士，保育の専門資格である保育士などが活動している。

表12-5 障害者施策・制度に関する法体系一覧

分類	法律
障害者基本法	・障害を理由とする差別の解消の推進に関する法律（障害者差別解消法） ・障害者虐待の防止，障害者の養護者に対する支援等に関する法律 ・国等による障害者就労施設等からの物品等の調達の推進等に関する法律 ・障害者の雇用の促進等に関する法律 ・高齢者，障害者等の移動等の円滑化の促進に関する法律 ・心神喪失の状態で重大な他害行為を行った者の医療及び観察等に関する法律
障害の各分野に関するもの	・身体障害者福祉法 ・身体障害者補助犬法 ・知的障害者福祉法 ・精神保健及び精神障害者福祉に関する法律 ・発達障害者支援法 ・児童福祉法 ・障害者の日常生活及び社会生活を総合的に支援するための法律（障害者総合支援法） ・戦傷病者特別援護法
障害者の経済的支援に関するもの	・国民年金法 ・厚生年金法 ・生活保護法 ・児童手当法 ・児童扶養手当法 ・特別児童扶養手当の支給等に関する法律
医療・介護の費用を保障するもの	・健康保険法 ・国民健康保険法 ・高齢者の医療の確保に関する法律 ・介護保険法 ・難病の患者に対する医療等に関する法律
社会の基盤をつくるもの	・少子化社会対策基本法 ・次世代育成支援対策基本法 ・子ども・子育て支援法 ・就学前の子どもに関する教育，保育等の総合的な提供の推進に関する法律 ・児童虐待の防止に関する法律 ・児童買春・児童ポルノ禁止法 ・高齢社会対策基本法 ・社会福祉法 ・老人福祉法 ・高齢者の居住の安定確保に関する法律
障害に関係する疾患に関するもの	・がん対策基本法 ・肝炎対策基本法 ・自殺対策基本法 ・アルコール健康障害対策基本法 ・アレルギー疾患対策基本法

一部に略称あり。

表12-6 ■ 身体障害者社会参加支援施設等の概要

身体障害者福祉センター（A型）	身体障害者の各種の相談に応ずるとともに，健康の増進，教養の向上，スポーツ，レクリエーションなど保健・休養のための施設
身体障害者福祉センター（B型）	在宅障害者が通所して，創作活動，軽作業，日常生活訓練等を行うための施設
障害者更生センター	障害者，家族が気軽に宿泊，休養するための施設
点字図書館	視覚障害者の求めに応じて点字刊行物や声の図書の製作貸出し等を行う施設
点字出版施設	点字刊行物を出版する施設
聴覚障害者情報提供施設	字幕（手話）入りDVD等の製作貸出し，手話通訳者の派遣，情報機器の貸出し等を行う施設
補装具製作施設	補装具の製作または修理を行う施設
盲人ホーム	あんまマッサージ指圧師，はり師，きゅう師免許を有する視覚障害者の職業生活の便宜を図るために施設を利用させ，技術の指導を行う施設
盲導犬訓練施設	盲導犬の訓練を行うとともに，視覚障害者に対し，盲導犬の利用に必要な訓練を行う施設

出典／厚生労働省：平成27年版厚生労働白書 資料編，p.223，2015.

表12-7 ■ 障害児通所支援・障害児入所支援の概要

支援		支援の内容
障害児通所支援（市町村所管）	児童発達支援	日常生活における基本的な動作の指導，知識技能の付与，集団生活への適応訓練，その他必要な支援を行うもの
	医療型児童発達支援	日常生活における基本的な動作の指導，知識技能の付与，集団生活への適応訓練，その他必要な支援及び治療を行うもの
	放課後等デイサービス	授業の終了後又は学校の休業日に，生活能力の向上のために必要な訓練，社会との交流の促進その他の必要な支援を行うもの
	保育所等訪問支援	保育所等を訪問し，障害のある児童に対して，集団生活への適応のための専門的な支援その他の必要な支援を行うもの
障害児入所支援（都道府県所管）	福祉型障害児入所施設	施設に入所する障害のある児童に対して，保護，日常生活の指導及び独立自活に必要な知識技能の付与を行うもの
	医療型障害児入所施設	施設に入所する障害のある児童に対して，保護，日常生活の指導及び独立自活に必要な知識技能の付与及び治療を行うもの

出典／厚生労働省：平成27年版厚生労働白書 資料編，p.224，2015.

4 障害施策の各種計画とサービス

　障害分野でも計画的に行政施策が進められている。最初に福祉計画について触れる。障害者の福祉施策は計画的に進めることが必要であり，厚生労働大臣は障害福祉サービス，相談支援，自治体の地域生活支援事業の提供体制を整備し，**自立支援給付**と**地域生活支援事業**の円滑な実施を確保するための基本的な指針を定めている。市町村は基本指針に即して障害福祉サービス，相談支援，地域生活支援事業の提供体制に関する計画を定める。都道府県は，基本指針に即して市町村障害福祉計画の達成に資するために，各市町村を通じる広域的な見地から，障害福祉サービス，相談支援，地域生活支援事業の提供体制の確保に関する計画を定めることとなっている。

▶**自立支援給付**　　障害者総合支援法に基づき，介護給付費，特例介護給付費，訓練等給付費，特例訓練等給付費，特定障害者特別給付費，特例特定障害者特別給付費，地域相談支援給付費，特例地域相談支援給付費，計画相談支援給付費，特例計画相談支援給付費，自立支援医療費，療養介護医療費，基準該当療養介護医療費，補装具費，高額障害福祉サービス等給付費がある。介護給付と訓練等給付の体系について**表12-8**に示す。

▶**自立支援医療費**　　自立支援給付のなかでも自立支援医療を受けるには障害者または障害児の保護者は市町村の支給認定を受けなければならない。市町村は障害者などの心身の障害の状況からみて自立支援医療を受ける必要があり，かつ当該障害者またはその世帯の他の世帯員の所得の状況，治療状況，その他の事情を勘案して，政令で定める基準に該当する場合には，自立支援医療の種類ごとに支給認定を行う。

▶**療養介護医療費**　　市町村は支給決定を受けた障害者が，指定障害福祉サービス事業者などから療養介護医療を受けたときは，要した療養介護医療費を支給する。

▶**補装具費**　　市町村は障害者または障害児の保護者から当該障害者などが補装具の購入または修理を必要とする旨の申請があった場合，当該障害者などが購入または修理に要した費用について支給する。ただし，自己負担や所得制限などがある。

▶**地域生活支援事業**　　自立支援給付以外に，地域の実情や利用者の状況に応じて，都道府県と市町村が柔軟な形態で実施することが可能な事業で，利用者や利用量についても自治体の裁量が大きい。地域活動支援センターや福祉ホームなどがある。

表12-8　障害福祉サービスに係る自立支援給付の体系

	サービス	サービスの内容
介護給付	居宅介護（ホームヘルプ）	自宅で，入浴，排せつ，食事の介護等を行うもの
	重度訪問介護	重度の肢体不自由者で常に介護を必要とする人に，自宅で，入浴，排せつ，食事の介護，外出時における移動支援などを総合的に行うもの
	同行援護	視覚障害により，移動に著しい困難を有する人に，移動に必要な情報の提供（代筆・代読を含む），移動の援護等の外出支援を行うもの
	行動援護	自己判断能力が制限されている人が行動するときに，危険を回避するために必要な支援，外出支援を行うもの
	重度障害者等包括支援	介護の必要性がとても高い人に，居宅介護等複数のサービスを包括的に行うもの
	短期入所（ショートステイ）	自宅で介護する人が病気の場合などに，短期間，夜間も含め施設で，入浴，排せつ，食事の介護を行うもの
	療養介護	医療と常時介護を必要とする人に，医療機関で機能訓練，療養上の管理，看護，介護及び日常生活の世話を行うもので医療型である。
	生活介護	常に介護を必要とする人に，昼間，入浴，排せつ，食事の介護等を行うとともに，創作的活動又は生産活動の機会を提供するもので福祉型である。
	障害者支援施設での夜間ケア等（施設入所支援）	施設に入所する人に，夜間や休日，入浴，排せつ，食事の介護等を行うもの
訓練等給付	自立訓練（機能訓練・生活訓練）	自立した日常生活又は社会生活ができるよう，一定期間，身体機能又は生活能力の向上のために必要な訓練を行うもの
	就労移行支援	一般企業等への就労を希望する人に，一定期間，就労に必要な知識及び能力の向上のために必要な訓練を行うもの
	就労継続支援（A型・B型）	一般企業等での就労が困難な人に，働く場を提供するとともに，知識及び能力の向上のために必要な訓練を行うもの
	共同生活援助（グループホーム）	夜間や休日，共同生活を行う住居で，相談や日常生活上の援助を行うもの

出典／厚生労働省：平成27年版厚生労働白書 資料編，p.219，2015．

III　障害者の医療と保健

A　障害者の医療の基本

　障害者の医療については，基本的には健康保険や国民健康保険などの医療保険が優先して適用される。そのうえで自己負担分については「障

害者総合支援法」に基づき軽減措置が講じられる。なお，軽減は地方自治体によって独自に上乗せされることがある。

1 指定難病

　特に，難病の医療については，「難病の患者に対する医療等に関する法律」により医療費の軽減措置などが行われている。難病とは発病の機構が明らかでなく，かつ治療方法が確立していない希少な疾病であって，長期にわたり療養を必要とすることとなるものをいう。そのうち医療費助成の対象となるものを指定難病といい，2015年7月1日現在306疾病が指定されている。難病の医療は，患者の社会参加の機会が確保され，地域において尊厳を保持しつつ人々との共生を妨げられないことを旨とし，難病の特性に応じて，社会福祉その他の関連施策との有機的な連携を図り総合的に行われる。費用については健康保険が優先されるが，患者の自己負担分3割を2割に軽減するなどの助成措置があり，都道府県知事が担当し，厚生労働大臣は難病施策の総合的な推進のための指針を策定し，都道府県は難病相談支援センターの設置や訪問看護の実施などの環境整備を担当する。

2 精神医療

　精神障害者の医療については，「精神保健及び精神障害者福祉に関する法律」により，医療から保健，福祉まで行われている。かつては精神衛生法とよばれ，その後，精神保健法に変わり，そして現在の名称になった。詳細は第7章に譲るが，各種医療があり，なかでも緊急措置入院および措置入院は都道府県知事の調査と精神保健指定医による診察が必要であるもので，医療費は公費で負担する。その他の医療保護入院，応急入院，任意入院は，健康保険制度で行われる。また，通院については，障害者総合支援法による場合は健康保険が優先されるが，自己負担分3割について1割に軽減されるなどの措置がある。

　退院して地域での生活に移行する際には，精神保健福祉センターや保健所などの支援がある。福祉の面では，障害者総合支援法により，居宅介護，生活介護，就労移行支援，就労継続支援，グループホーム，地域活動支援センターなどの福祉サービスが提供される。

3 自立支援医療

　障害を除去し軽減するための医療であり，障害者総合支援法に基づい

て給付される。以下のものがあり，実際は医療費の自己負担額を軽減する形で給付される。保険優先であるため，保険支払い後の自己負担3割分について1割を自己負担，2割を自立支援医療制度負担という形にするのが原則である。負担割合が異なるものについて各種の取り扱いがある。

▶**精神通院医療**　統合失調症などの疾患で通院による精神科医療を継続的に要する人を対象とする。外来診療や外来での投薬，精神科デイケアなどが給付される。

▶**更生医療**　身体障害者手帳の交付を受けていて，その障害を手術などの治療により除去し軽減することが確実に期待できる18歳以上の人を対象とする。

▶**育成医療**　身体に障害がある，あるいは治療を行わなければ将来障害を残すと認められ，その障害が手術などの治療によりを除去・軽減することが確実に期待できる18歳未満の小児を対象とする。

更生医療と育成医療の例としては，関節拘縮に対する人工関節置換術，白内障に対する水晶体摘出術，心臓機能障害に対する弁置換術，ペースメーカー埋込み術，腎臓機能障害に対する腎移植や人工透析などがある。

4　利用者負担軽減のしくみ

医療においては，利用者負担が過大なものにならないように所得に応じて1か月当たりの負担額を設定し，これに満たない場合は医療費の1割を自己負担とする。また，高額な医療を長期にわたり継続しなければならないときや児童の育成医療についてはさらなる軽減措置がある。

重度かつ継続医療としては，精神科通院では統合失調症，躁うつ病，うつ病，てんかん，認知症などの脳機能障害，薬物関連障害である依存症，精神医療に一定以上の経験を有する医師が判断した人，更生医療・育成医療では腎臓機能・小腸機能・免疫機能障害，心臓移植後の抗免疫療法，肝臓移植後の抗免疫療法の患者，医療保険の多数該当者である。

費用負担については，基本的に自立支援給付費や介護給付費など多くは市町村が支払うが，市町村分のうち半分は国が，1/4は都道府県が負担または補助する。自立支援医療費の一部と都道府県の地域生活支援事業は都道府県が負担し，国が半分を負担または補助する。

5　日本の医療における障害者医療の位置づけ

日本の医療制度は世界的にも高い評価を受け，WHOでは世界最高水

準とまで評価されている。日本の医療の特徴は，誰もが差別なくフリーアクセスで最高水準の医療を受けることができるということであり，世界でも類のない制度である。これを支えているのは，日本医師会が中心となって築き上げた**自由開業医制度**と**国民皆保険制度**である。フリーアクセスは日本の医療の根幹であり，障害によってこれが妨げられるようなことがあってはならない。そもそも障害や疾病があるから医療機関を受診するのであるから，医療関係者は医療の本質を誤らないようにしなければならない。施設のバリアフリー化はいうに及ばず，ソフト面でも障害によって不便を感じないようにしなければならない。特に2016（平成28）年1月に厚生労働省から「障害者差別解消法医療関係事業者向けガイドライン」が公表されている。

　日本の医療制度は公平が基本で，障害の有無によって取り扱いが異なることはなく，障害者医療の世界でも，まず医療保険制度が適用される。そのうえで自己負担部分について，自立した日常生活または社会生活を営むために必要な医療は，障害者総合支援法などにより軽減が図られるのが基本的なしくみとなっている。また自己負担分軽減については，都道府県や市町村によって条例に基づく上乗せ軽減など各種の措置があることにも注意してほしい。

6 障害者の医療と保健の方向性

　特に障害の分野に着目した医療の内容についての国の基本的な考え方は，障害者が身近な地域において，保健・医療サービス，医学的リハビリテーションなどを受けることができるように，国をあげて提供体制の充実を図ることである。その際に，特に高齢化などによる障害の重度化・重複化の予防と，その対応に留意することとしている。そのために以下のような方向で進んでいる。

▶**リハビリテーション**　骨，関節などの機能や感覚機能の障害，高次脳機能障害などの医学的リハビリテーションによる機能の維持・回復が期待される障害について，適切な評価，病院から地域などへの一貫した医学的リハビリテーションの確保が求められている。

▶**保健**　障害者の健康の保持・増進を図るために，福祉サービスと連携した保健サービスの提供体制が求められている。また，障害に起因して合併しやすい疾患，外傷，感染症などの予防と，これらを合併した際の障害・合併症に対して適切な医療を確保する。

▶**歯科**　歯科については，定期的に歯科検診を受けることや歯科医療

を受けることが困難な障害者に対する歯科疾患の予防などによる口腔の健康の保持・増進を図る取り組みを進める。さらに，障害の状況に応じた知識や技術を有する歯科専門職を育成することが求められている。

7 精神科医療・保健分野の方向性

　精神科医療のなかでも特に，入院中の精神障害者の退院，地域移行を推進するために，精神障害者が地域で暮らせる環境の整備に取り組むことは国としての方針である。具体的には，精神障害者への医療の提供と支援を可能な限り地域において行うとともに，入院中の精神障害者の早期退院・地域移行を推進し，いわゆる社会的入院を解消するために精神障害者が地域で生活できる社会資源を整備する。

　そのためには，専門診療科以外の診療科，保健所など，あるいは健診の実施機関などと専門診療科の連携を促進するとともに，様々な救急ニーズに対応できる精神科救急システムを確立するなど，地域における適切な精神科医療提供体制の確立や相談機能の向上を推進する。具体的には，精神科デイケアの充実や外来医療，多くの職種による地域移行・定着支援の充実を図る。精神障害者の地域移行の取り組みを担う精神科医，看護職員，精神保健福祉士，心理職などの人材育成や連携体制の構築などを図る。

　精神疾患について，患者の状態像や特性に応じた精神科病床の機能分化を進めるとともに，適切な医療の提供を確保し，患者や家族による医療機関の選択に資するよう，精神科医療に関する情報提供，EBM*や安全対策の推進を図る。

＊ EBM
evidence based medicineの略。根拠に基づく医療のこと。

▶地域での取り組み　　学校，職域や地域におけるこころの健康に関する相談，カウンセリングなどの機会の充実により，人々のこころの健康づくり対策を推進するとともに，精神疾患の早期発見方法の確立と発見の機会の確保と充実を図る。さらに，精神障害者とその家族のニーズに対応した多様な相談体制の構築を図る。精神障害当事者による相談活動に取り組む地方公共団体に対し国として支援を行う。

▶人権　　精神医療における人権の確保を図るため，精神医療審査会の審査のありかたの見直しなどにより，都道府県・指定都市に対し，その機能の充実と適正化を促すこととしている。

　なお，心神喪失などの状態で重大な他害行為を行った者に対する適切な医療の確保を推進するとともに，心神喪失などの状態で重大な他害行為を行った人に対してもいわゆる「心神喪失者等医療観察法」による精

神科医療と精神保健福祉全般の水準の向上を図ることとしている。

B 障害者福祉の基本

　障害者福祉施策の多くは障害者総合支援法に基づき行われており，福祉サービスは自立支援給付という現物給付である。具体的には介護給付と訓練等給付に大別でき，介護給付には，居宅介護や療養介護，生活介護などが，訓練等給付には，自立訓練や就労移行訓練，就労継続訓練などがある。

　実際のサービスの支給に際しては，日中活動と住まいの場の組み合わせで行われていることが多い。入所施設のサービスについて日中活動事業である昼のサービスと居宅支援事業である夜のサービスに分けている。2種類のサービスを組み合わせることにより多様な選択が可能になる。事業を利用する際には，申請を受けて審査し，判定が行われ，利用者一人ひとりに個別支援計画が作成され，利用目的にかなったサービスが提供される。

　少子高齢社会を支えるのは医療とともに福祉施策の充実である。福祉とは哀れみや同情ではなく，人々が人生の目的を達成し，自己実現を図ることを支援することである。

1 社会福祉の基本

　社会の歴史とともに福祉は歩んできた。古くは701年の大宝律令に公的扶助制度の萌芽が認められるが，近代国家としての福祉制度は，1884年の恤救規則という貧困者の救済法令に始まり，1929年の救護法に引き継がれた。第2次世界大戦後には戦争被害の救済と復興のために，各種法制度が整備されたが，福祉はその一翼を担い，「生活保護法」「児童福祉法」「身体障害者福祉法」などで戦争で障害をもった人などの救済を図り，「社会福祉法」の前身である「社会福祉事業法」などの制定によって，今日の福祉実施体制の基礎が形成された。現在は利用者と提供者が対等の立場で福祉を進める社会福祉基礎構造改革により福祉の再構築が図られようとしている。

　社会活動の実施体制は，かつては都道府県中心の体制であったが，現在では国，都道府県から市区町村，さらには民間である社会福祉協議会も包み込んだ体制になっている。これにより，障害のある人もない人も，高齢者も若い人も，ともに住み慣れた地域や家庭で個人としての尊厳をもって，個性を活かした生活が送れるように支えるノーマライゼーショ

ンを実現しようとしている。そこでは，自らの責任を原則としつつ，自らの努力だけでは自立した生活を維持できない場合には公的施策が責任をもって対応する，**自助**，**互助**，**共助**，**公助**の組み合わせとなっている。住民に身近な市区町村が福祉行政を推進することが求められており，都道府県や国がこれをバックアップする。そしてこの基盤体制のもと，福祉の多元化を進め，民間事業者の創意をも活かした様々な事業の展開により，住民一人ひとりの多様な福祉需要に応えるよう努力している。

　日本の福祉分野は約340万人が働き，15兆円の事業規模を有するまでになっている。そのしくみは市区町村の窓口を基本に，福祉事務所などを柱に様々な組織が有機的に結合している。柱となる福祉事務所は生活保護をはじめとする社会福祉行政の第一線機関であり，都道府県と市区に約1200か所が置かれている。

2 社会福祉の主な運営主体

　社会福祉の主要な担い手である社会福祉法人は約1万9000法人であり，100種類，約9万か所の社会福祉施設のうち，60％に達する約5万の施設を運営している。中でも介護保険で注目されている特別養護老人ホームは，90％以上が社会福祉法人によって運営されており，わが国の施設福祉の中心となっている。通常，社会福祉法人が社会福祉施設を整備する場合は費用に対して税金による補助がある。特別養護老人ホームなどの社会福祉施設の運営については，介護保険料や国と地方公共団体の税金からの負担でまかなう。所得の多い人はそれなりの自己負担をしている。在宅サービスも基本的に同様のしくみである。

3 福祉を支えるボランティア

　このほかにも福祉の担い手としては年間200億円以上を募って福祉事業に配分する共同募金，ボランティアで地域住民の福祉相談などに応ずる22万人の民生委員・児童委員をはじめ，福祉事業者の団体である全国社会福祉協議会も重要な役割を果たしている。さらに地域のボランティアセンターに登録されているだけでも700万人の人々がボランティアとして活動しており，様々な形で福祉を支えている。「学校教育法」の改正などで若い生徒や学生がボランティアとして社会福祉施設の中に入っているが，これらの人たちが福祉の良き理解者となることを期待したい。

　さらに全国に約1000組合，加入員約7000万人を擁する消費生活協同組合も福祉の新たな担い手として福祉サービス提供に参加しており，人び

との生活を支えている。

4 これからの福祉の方向

　福祉の基本もまた，男女共同参画である。これは少子化への対応と表裏一体をなすものであり，社会や地域づくりの基本である。そのためにも子どもや配偶者，高齢者，障害者への虐待の防止は重要であり，その法的整備が進んでいる。さらに，利用者本位である。福祉の発展に伴い福祉制度が複雑化するにつれて，利用者の需要に制度を適合させるため，施策の統合化や各種評価が進んでおり，**地域包括ケア**という概念が広がっている。

　福祉のニーズが必要な人が利用するのであるから，特に危機管理が重要である。これは利用者や法人を危機から守るものであり，リスクを分散し，平時に十分に準備し，非常時には適切に行動することが求められる。基本となるのは常日頃からの地域への情報公開であり，施設やサービスについて地域住民の理解を深めることが危機管理と安全対策の基本である。

5 セーフティーネット

　最後のよりどころである生活保護については，2015年10月現在，保護人員220万人（保護率1.7％）であり，都道府県と市の担当職員が少ない人員と事務予算で世界的にみても効率的に実施されているといわれ，今後も国民生活のセーフティーネットとしての役割は大きい。しかし，高齢単身世帯や医療扶助の増大などが問題となっている。

　生活保護は全額が税金でまかなわれ，国がその75％を負担している。都道府県や市の福祉事務所に申請すれば，東京では標準3人世帯で収入が月額16万110円（2016年4月現在）に満たない場合は差額を支給される。その他に教育費や医療費，介護費なども扶助される。ただし，生活保護は最後の手段であり，資産がある人や親きょうだいが裕福な人は本人の収入が少ないといっても受けられない。

6 福祉を進めるしくみ

　国は社会福祉法を制定し，利用者保護のために日常生活自立支援事業，苦情解決，利用契約の説明，契約書面交付，福祉サービスに関する情報公開，第三者評価などを進め，利用者が選択できる福祉サービスを提供することとしている。さらに都道府県と市区町村の地域福祉計画の策定

などにより福祉の基盤整備も進めることとしている。

また，判断能力が低下した利用者をまもるために，民法の成年後見制度があり，それを補完する福祉分野での日常生活自立支援事業とは車の両輪の関係である。

7 人材の養成・確保

　福祉の基本は質の高いサービスの提供であり，そのためには資質の高いマンパワーの養成確保が重要である。2015年3月末現在，福祉の相談と援助については，大学で福祉の教育を受けた後に国家試験に合格した約19万人の社会福祉士が，福祉学を基盤に精神障害者の生活・社会問題の解決・援助の専門家として厚生労働大臣の免許を受けた約7万人の精神保健福祉士が，専門高度な介護実施については，2年間の介護教育を受け厚生労働大臣の免許を受けた約131万人の介護福祉士が存在する。これら国家資格を有する福祉実務者の活躍が期待される。

　このように福祉においてもヒト，モノ，カネが提供の要素であるが，なかでもヒトが一番重要なのは医療と同様である。医療においては，医師や看護師などの国家資格だけでなく公益社団法人日本医師会が養成する医療秘書も専門職として地域医療の推進のために大きな役割を果たしている。少子化時代の人材確保の基本は，優秀な人材にいかに長く勤めてもらうかにかかっており，そのためには処遇が大きな要素となる。

患者論と医の倫理

患者論

第1章

患者とは―病気と医療の歴史

I 患者とは

　医療機関で診察・治療を受けている病者を一般的に患者という。医療機関には，単に健康診断を受けるために訪れる人もいるが，この人たちを患者とはいわない。ただし医療機関でのサービスを受ける過程では，患者と同じような扱いを受ける。そしてなかには，何の自覚症状もないのに検査の結果異常を発見され，そのまま患者になる人もいる。

　人は疾病に罹患していることを認識した状態（**病感**または**病識**があるという）になると，何らかの行動をとるが，病気にかかったか否かという認識にも様々な種類がある。たとえば，痛み，発熱，不快感，倦怠感，機能異常などの症状もその一つである。そして種類の違いだけでなく，その程度の違いによって直ちに救急車をよんだり，1日待って受診したり，家族に相談してみたが受診せずに様子をみることにしたりする。ふだんから医学的知識を蓄積し，症状が発現したときに正しい判断ができれば，受診しないで望ましい対処行動をとれるかもしれないし，それはある意味，歓迎すべきことである。

　しかし，受診すべき症状なのに，「医者は嫌いだから病院には行かない」と言って無茶をしたり，受療を遅らせる人もいる。つまりこういう人は，症状があり確かに病気にかかっているのだが，受診はしていないので患者とはならない。一方，症状があり自分は病気だと思い受診したが，診察と検査の結果，医師から「病気ではない」と言われ，医療機関との関係が切れてしまう人も，患者とは一般に言わない。

　また，がん患者では術後の治療も終わり，医療機関で定期的に検査を受ける例が増えたこと，エイズ患者の生存期間が延びたことから，このような患者を**サバイバー**＊というようになった。

＊サバイバー
闘病中または，がんなどの疾患を体験し，それを乗り越えて生きる人をいう。

I 患者とは

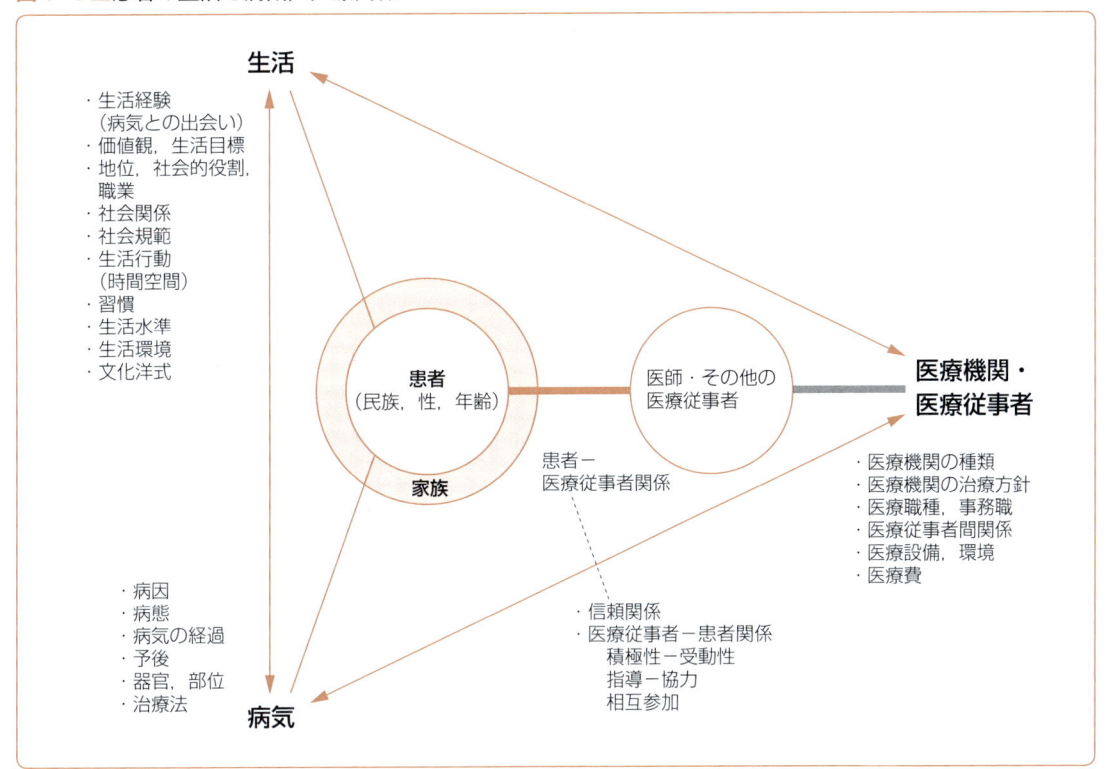

図1-1 患者の生活と病気，医療関係

```
生活
・生活経験
 （病気との出会い）
・価値観，生活目標
・地位，社会的役割，
 職業
・社会関係
・社会規範
・生活行動
 （時間空間）
・習慣
・生活水準
・生活環境
・文化洋式

患者（民族，性，年齢）
家族

医師・その他の医療従事者

患者－
医療従事者関係

・信頼関係
・医療従事者－患者関係
  積極性－受動性
  指導－協力
  相互参加

医療機関・
医療従事者
・医療機関の種類
・医療機関の治療方針
・医療職種，事務職
・医療従事者間関係
・医療設備，環境
・医療費

・病因
・病態
・病気の経過
・予後
・器官，部位
・治療法

病気
```

　人は病気になると，一般に医師をはじめとする医療従事者（以下，医療者）との間に関係が生ずる。その関係を左右する要因として**図1-1**に示すように，患者のそれまでの生活，かかった病気（既往歴），医療機関と医療者の存在があり，それらの中心に患者（家族）－医療従事者関係が位置することになる。特に，その人の治療にどう対応するかについて最もかかわりをもつのは，患者（家族）－医療者関係である。

　人は病気を認知しても，それぞれその対応は異なる。患者はそれぞれ固有のパーソナリティをもち，一定の文化様式のなかで，種々の社会関係をもちながら毎日の生活を送っている。それぞれの価値観，生活目標，職業，地位，社会的役割，社会関係，社会規範をもち，それぞれの生活環境または生活水準の下で生活している。したがって，それまでの生活の違いによって，同じ病気や病状のとらえ方も異なり，そのことが病気への対処行動，**患者役割行動***の実施にも影響するのである。また，患者（家族）－医療者関係も一つの社会関係であるが，これら生活の違いは患者（家族）－医療者関係にも影響を与えることは想像できるだろう。

　次に，病因，病態，病気の経過，予後などは，当然，患者役割行動に

*患者役割行動
アメリカの社会学者パーソンズは，人間の行動や社会のあり方を「役割」を通して理解しようとした。つまり，権利と義務の考え方である。そこでの患者は，社会的責任を免除されるが（出勤しないなど）医師や看護師の助言を取り入れて，治療に専念する役割があるとする。患者が病気の回復のためにとる行動のことである。

151

強く影響する。病因がはっきりしているか否か，人に知られたくない病気か否か，急性か慢性か，自覚症状があるかどうか，生命の危機感が強いかどうか，予後の見通しをつけやすいか，後遺症が残るかどうか，患者役割行動の比重が大きいかどうか，複雑で高度な医療技術を必要とするかなど，実に様々だが，それぞれの違いにより，家族を含めた患者の対応行動は異なる。

一方，病気によって医療者の病気に対する取り組みも異なる。従来のわが国の医師－患者関係は病気の種類や病状によっても異なるが，一般に"能動性－受動性"関係（医師は患者のために何かをし，患者はただ受け身になる）が強かった。しかしここ20年くらいでこの関係は変化してきた。こうした関係は，患者役割行動に影響する。また，医療者－患者間の信頼関係が重要*なことはいうまでもない。

その他に，医療機関の種類，環境，設備，治療方針，医療機関内の医療者間の相互関係，または，医療費なども関係してくる。

患者と医療者との関係については，常に良い関係が築けるとは限らない。患者・家族のなかには，診療所・病院の対応に納得がいかず，苦情を述べたり，少し強い口調で要求することがある。それがたとえ冷静さを失った態度であっても，根拠が正当である場合は，患者・家族の申し述べることを，医療者側は誠意をもって聴くことにより問題を解決できることが多い。しかし，患者・家族の要求の根拠が正当でなかったり，根拠はあるが，要求内容が過大であったり，理不尽な要求であれば，それは問題である。さらに，患者・家族が粗暴な行動をとることがあれば，医療者は身の危険を感じることになる。このような問題を起こす人を**クレーマー**というが，そのような人に医療者はどのように対応したらよいのであろうか。

まず基本的な姿勢として大切なのは，①冷静かつ誠実に対応する，②1人で対応するのではなく組織で対応する，③金銭で解決するようなことはしない。具体的には，苦情や判断できない要求などが持ち込まれたときは，速やかに直属の上司に同席してもらうなどして，まずは相手の話をさえぎったり否定することなく傾聴する。そのうえで，その医療機関全体のこと（共有）として事実の把握と対応方法の決定などを行い，対応する人を決めてていねいに対処することである。

悪質なクレーマーの出現を予防するために，県によっては宣言を出しているところもある。たとえば，香川県では，「地域医療を守るための宣言より」を出している。この中に，「医師，看護師ら医療機関への暴

---

*医師－患者関係
SzaszとHollanderが以下の3つのタイプを示した。
①能動性－受動性（急性外傷，麻酔・昏睡状態に適応）
②指導－協力（急性感染症などに適応）
③相互参加（慢性疾患などに適応）

言や暴力，執拗な面談要求などの迷惑行為は絶対にしないでください」との訴えが記されている。

II 病気と医療の歴史

A 病気の歴史

1 先史時代

　先史時代の人類は，狩猟や収集によって食物を得ていたが，病気や飢餓に常時さらされていたと考えられる。疾病（しっぺい）としては，結核，ハンセン病，マラリアなどがあったものと考えられるが，それらは一種の地方病で，一定の集団を越えて大流行することはなかったようである。

　今から1万年前頃から農耕生活が始まり，高カロリーの炭水化物中心の食事になるに伴い，たんぱく質，ミネラルの不足による脚気（かっけ），くる病があったと考えられる。また，集団生活の規模が大きくなると，それだけ感染症による影響が拡大したことも考えられる。

　しかし，紀元前3000年頃のエジプトを含む古代オリエントの医術は，総じて呪術的，宗教的なものであった。

2 古代ギリシャ時代

　古代ギリシャ時代（BC800〜BC30）になると，多くのポリス（都市国家）が形成され，自由な市民によって民主政治が行われた。ポリスには任命された医師がいた。医師たちは魔力説にとらわれず，病気の原因を経験的，合理的に追究し，特に感染症については，気候や生活環境を含む自然要因に原因を求めた。特にギリシャの偉大な医人ヒポクラテス（Hippocrates，BC460〜BC377）は，健康と病気を自然の現象として科学的に観察し，経験医学とし発展させた。

　マラリアについては周期性が観察され，湿気との関係が述べられている。都市には上水，下水の担当者が配置されていた。

3 ローマ帝国時代

　BC500年頃に始まったローマ帝国時代は，ギリシャ時代の文化を継承するとともに，新たに衛生工学が発達した。下水道網の整備や浴場の建

設，給水施設などの設置が行われた。しかし，スラム（貧民街）の衛生状態は非常に悪く，腺ペストが大流行した。この時代には，ギリシャ人の医師ガレヌス（Galenus，130～200）が体系的な医学を確立するなど，古代の医学の集大成をした。ヒポクラテスによって医学は哲学から分離されたが，ガレヌスは再び哲学に結びつけた。この時代に誕生したキリスト教が諸国に急速に広まり，様々なことに影響を及ぼすようになった。

4　中世の時代

この時代には，前期（5～9世紀）にゲルマン人の諸国家，中期（10～12世紀）にドイツやフランスの成立，イングランド王国が生まれた。しかし後期（13～15世紀）には十字軍*の失敗によって封建制は衰え始めた。

中世初期の世界では，病気は人間の罪に対する神の罰であり，患者は悪魔にとりつかれたのであり，対処法はざんげ，祈り，天使への呼びかけであった。そのなかでかすかにギリシャ医学の経験的，合理的に追究する伝統が残っていた。黒死病（ペスト），レプラ（ハンセン病）が流行し，梅毒がヨーロッパに入ってきた。公衆衛生を担当する地域共同体の行政組織は，中世後期には多様化し，確立され始めた。

> *十字軍
> 西ヨーロッパ諸国が，キリスト教の聖地エルサレムをイスラム教諸国から奪還することを目的に派遣された遠征軍。

a わが国の状況

西欧諸国の中世の時代は，わが国では奈良，平安，鎌倉，南北朝，室町時代にあたる。医学は隋や唐（現在の中国）から伝わったものが徐々に定着していった。一部の僧は仏典に記された医薬の知識を，食事療法や養生法などとともに学び活用したが，庶民は主に呪術による霊験や加持祈禱に頼った。

当時は干ばつや水害などにしばしばさらされ，感染症で多くの人が亡くなった。735年の北九州に始まった天然痘（疱瘡）は全国に広がり，以後，繰り返し日本でも流行した。麻疹やしわぶきやみ（流行性感冒，肺結核，百日咳と考えられる）の流行もあった。1543年には，いわゆる南蛮（オランダやスペインなどのこと）医学が入ってきた

5　中世からの解放期

16～18世紀の半ばあたりには，ルネサンス（復興，再生を意味する），宗教改革，新大陸の発見，産業革命などがあり，感染症にも大きな動きがあった。

イタリア人のコロンブス（Columbus, C., 1451頃～1506）による西イ

ンド諸島の発見，ポルトガル人のマゼラン（Magellan, F., 1480～1521）による世界一周，新航路，新世界の発見は，人々の移動を活発にした。これに伴いヨーロッパでは，英国発汗病，発疹チフス，壊血病，猩紅熱，水痘，梅毒，マラリアが問題となった。ペストが再び広域に流行した。清教徒のアメリカ移住により北米大陸の人口は増加し，黄熱，コレラ，発疹チフス，肺結核，マラリアが流行した。

この時期の特筆すべきことには，ジェンナー（Jenner, E., 1749～1823）による1798年の牛痘接種がある。その後10年もしないうちに，この天然痘の予防方法は世界に広がり，天然痘以外にも，麻疹やペストが克服される最初の契機となった。

a わが国の状況

安土桃山時代から江戸時代にかけては，わが国の漢方医学の樹立期であると同時に，西洋医学の洗礼を受け，革新が始まろうとした。医学も特定の階層のためばかりではなく大衆のためのものになってきた。1549年に宣教師ザビエル（de Xavier, F., 1506～1552）の来日に伴ってポルトガルやスペインの医学が入り，その後，キリスト教宣教師たちによる救ライ（ハンセン病）活動が行われた。

梅毒は1500年代のはじめの頃にわが国に入ってきた。唐瘡あるいは琉球瘡といわれ，人々の世界的往来が激しくなり，各国の軍隊内で流行したといわれている。

1823年にオランダ領事館づきの医師シーボルト（von Siebold, P.F., 1796～1866）が来日。6年間の滞在中に，長崎に鳴滝塾を設立し，医師の教育にあたった。

コレラが初めて流行したのは1822年の対馬においてである。1858年には長崎港に停泊したアメリカのミシシッピー号が本土にコレラをもたらし，江戸でも流行し，3万人以上が死亡した。このときは来日中のオランダ海軍軍医のポンペ（Pompe van Meerdervoort, J.L.C., 1829～1908）が治療に加わった。1863年にも流行があった。

麻疹は，1513年以降，何回も大流行し，来日中のポンペは「麻疹にかかったら余病を起こさない注意が大切」と説いた。

天然痘は治療法がなく，ほとんどの人がかかる病気となってしまい，命は助かっても痘痕面（いわゆるあばた）になってしまうことから，痘瘡よけに護符や赤絵が使われた。患者を人里から遠ざけ隔離する地方もあった。わが国の牛痘接種は1849年に初めて導入され長崎をはじめ各藩に種痘所が開設され，1858年には東京神田お玉ヶ池に種痘所が設立され

た。

6　近代以降

　19世紀後半に，ドイツ人の医師コッホ（Koch, R., 1843〜1910）は，破傷風の病原体，結核菌，コレラ菌を次々に発見し，結核菌からツベルクリンを創製した。フランスの生化学者パスツール（Pasteur, L., 1822〜1895）とコッホによって細菌学，免疫学は始まったといえる。当時の日本では，北里柴三郎の破傷風菌の培養，志賀潔の赤痢菌の発見が有名である。細菌学，免疫学の発展，そして，ヨーロッパ，アメリカでは，住居の改善，上・下水道などの環境衛生の整備・発達，公衆衛生の制度づくり，さらに対人保健に力を入れ出すことによって感染病対策に大きな前進をもたらした。

　一方，20世紀は第1次および第2次世界大戦を経験し，政治情勢も不安定であった。

　20世紀の後半になると，先進国では感染症の時代から生活習慣病の時代となり，開発途上国では，感染症と生活習慣病の両方ともが問題となってきた。さらに各国間の健康格差，各国内の健康格差が問題になっている。

　感染症も，エボラ出血熱，後天性免疫不全症候群（エイズ），C型肝炎，鳥インフルエンザ，重症急性呼吸器症候群（SARS）などの新興感染症の出現が後を絶たず，世界的な流行などもあり，その対策に追われているのが現状である。

[a] わが国の状況

　明治時代にはコレラの大流行が何度も起こった。1899（明治32）年にはペストが初めて侵入してきたが，ネズミの駆除を徹底することで拡大を防ぐことができた。ハンセン病患者は1930〜1940年には強制隔離政策がとられ，効果的な新薬ができても日本では強制隔離政策が続いた。感染力の問題のほか，差別・隔離などが社会問題となり，「らい予防法」の廃止（1996（平成8）年）後も差別などの問題は続いた。

　肺結核は明治期には国民病といわれるほど罹患者が多く，当時はほとんど手の打ちようがなく死亡していった。わが国は諸外国に比べ湿気の多い気候条件から結核になりやすく，特に若い人が罹患すると命を落とすことが多かった。1950（昭和25）年までは結核は死亡原因の第1位であった。その後，化学療法剤や抗生物質の開発，生活水準の改善，公衆衛生や健康教育の進歩などにより，粗死亡率や乳児死亡率の半減とともに

に，結核死亡率は1/3にまで低下した。しかし，結核は現在では新たな感染者の発生や高齢になってからの再発などが問題となっている。

1960年（昭和30年代半ば）頃からは，食生活の欧米化に伴い，いわゆる**生活習慣病**（当時は成人病といった）といわれる脳卒中，がん，心臓病が問題となるようになった。

また，社会生活におけるストレスの増大から精神障害などが多くなった。さらに急激な経済の高度成長によって環境汚染問題が激化し，水俣病，イタイイタイ病，喘息などの公害が原因となる疾病（公害病）が問題となった。

その後の技術革新により環境汚染問題は徐々に解決しつつあるが，2011年3月の東日本大震災に伴う福島原子力発電所の事故のように，環境汚染防止に対する安全管理は一時も気を許せない。

長年の夢である長寿をかなえられたわれわれにとって，がん，脳卒中，心疾患，糖尿病，歯周病，認知症予防への取り組みはいっそう重要になっている。

B 医療の歴史

病気に対してその治療のための医療機関はどのように変わってきたのであろうか。

1　明治時代

明治時代の医療制度にみられる顕著な点は，明治政府による西洋医術の採用であった。維新前の徳川幕府はすでに1858年に奥医師として西洋医学を学んだ人（**蘭方医**）を取り立て，維新後も引き続きイギリス人医師，オランダ人医師が活躍していたが，明治政府は西洋医学のなかでも特にドイツ医学を採用した。

明治初期にはほとんどの県に医学校兼病院がつくられた。当時の医師の教育は先輩の医師に就いて学ぶのが一般的で，医学校は足りない医学知識を補充する場所と考えられていた。東京大学医学部は1886（明治19）年の「帝国大学令」によって帝国大学医科大学と改称。1894（明治27）年には医学専門学校が誕生した。女子のための医学校として1900（明治33）年，東京女子医学校が開校された。

その後，医師の資格は「一定の医学校の卒業以上」とされた。医術開業試験は西洋医学に則ったため，漢方医の反対があったが，1895（明治28）年には漢方だけを学んだ医師は道を閉ざされた。

①軍陣病院：横浜に負傷兵のために大きな病院が建てられた。開国により諸外国からの人々が来日すると今までなかった病気がはやりだした。
②医学校兼病院：大病院には医学校が併設され，病人の救済よりも医学教育が優先となり，無料入院患者を受け入れたが学用患者＊としてであり問題もあった。
③医学校が併設されていた病院には問題もあるとして，市民のための病院である私立病院が生まれた。名医といわれる人が次々に私立病院を建てた。

> ＊学用患者
> 学術研究および教育上，特に必要な貧困患者を無料で入院させて治療をするもの。患者は入退院が自由でないなど，患者本位でない拘束や扱いを受けることがある。

明治時代になると，社会制度の変革のために，農村では地租改正により疲弊し，農民は都市に流入した。都市には貧困者が急増し，疫病と貧困の悪循環が起こった。当時の東京府は1877（明治10）年に自費診療を受けられないものに対して**施療券**を与えた。しかし財政悪化のため1881（明治14）年に廃止された。翌年，有志共立東京病院が設立され，慈善事業を行った。これが後の慈恵病院である。

1886（明治19）年には近代看護教育が始まり，**日本赤十字病院**が発足し，ここでも看護師（当時の看護婦）の養成が行われた。また，1911（明治44）年には**恩賜財団済生会**が設立され，ここで全国的救療方針が決まった。しかし次第に財政難となった。

2　大正・昭和（戦前）時代

大正・昭和は戦争の時代であり，政府は国民の体力向上を謳（うた）ったが，防貧・救貧には効果がなかった。労働者500人以上の企業を対象に，1922（大正11）年「**健康保険法**」が成立，1927（昭和2）年に全面施行された。1939（昭和14）年には「船員保険法」「職員健康保険法」などが成立した。この間の医学教育は，総合大学・単科大学・医学専門学校の3本立てで進んだ。

3　第2次世界大戦後から現在

第2次世界大戦後は，医学の分野も大きく変革し，1947（昭和22）年に医学教育は一本化され，6年制の大学教育が必修になった。さらに，2004（平成16）年から，卒後2年間の臨床研修が必修となった。歯学教育も同様に2006（平成18）年から臨床研修が必修化された。薬学教育は2006（平成18）年から，6年制教育が導入された。看護師教育は今なお複数の形態があるが，看護系大学は2011（平成23）年には200校になった。医学・医療技術の進歩に伴い，その他，管理栄養士，診療放射線技師，

臨床検査技師，理学療法士，作業療法士，視能訓練士，言語聴覚士などの新しい医療関係職種の大学教育が進んでいる。

また，1958（昭和33）年に「国民健康保険法」が改正され，1961（昭和36）年に国民皆保険が実現した。現在では，「被用者保険」「国民健康保険」「後期高齢者医療」に分かれている。

1948（昭和23）年より施行された「医療法」は，2006（平成18）年に第5次改正が行われた。わが国の医療提供体制は，地域偏在などの問題を抱えながらも，国民皆保険制度を背景にして，医療施設，病床設備が積極的に進められた。

わが国の急速な少子高齢化，経済の低成長，国民生活や意識の変化に対応して，医療の方向性を考えなければならない。①病院・病床機能の分化，②在宅医療の推進，③医師確保対策，④チーム医療の推進などが重要である。

第2章

患者の心理，患者の権利

I 患者の心理

患者の心の働き方は，病気そのものに対してをはじめ，病気の受け止め方，医療機関の利用，医療従事者との関係，家族や職場との関係，外来・入院・施設などの利用，終末期に際してなど，それぞれの状況や事柄で違ってくる。

患者の心理については，それぞれの項で関連項目を取り上げるが，ここでは，①具合が悪いと気づいたときの心理状態，②病気の原因，病気回復の要因に関する心理状態，③医療機関を訪れ患者役割行動を遂行するか否かの判断に関連する心理および，④死に行く患者の心理過程について解説する。

1 具合が悪いと気づいたときの心理状態

「具合が悪いけれどどうしたらよいだろうか」「すぐに病院へ行ったほうがよいだろうか」「この程度なら間もなく落ち着いて自然に治るだろうか」「でも手遅れになったら困る」など，体調が悪くなった人々の心理は異なる。

a 受診の遅れ

たとえば，痛みをそのまま放置したり，非常に痛いのに何ごともなかったように振る舞ったり，我慢したりすることがある。それには以下のような心理が隠れている。
①自分が休むと業務や生活（介護，育児）などに支障をきたす。
②会社に言いづらいので我慢をする。
③医療費がかかるので我慢をする。
④このくらいの症状で受診したら笑われる。

⑤もしかするとたいへんな病気かもしれない。受診すると検査をいろいろ受けなければならないかもしれない。恐い。
⑥婦人科や泌尿器科は異性の医者だと恥ずかしい，など。

b ささいな症状でも受診する
①ちょっとでも具合が悪いとその原因を確かめずにはいられない。
②薬局の薬（一般医薬品）は高いから保険のきく安い薬（ただのこともある）が欲しい。
③二日酔いだから受診する，など。

2 病気の原因，病気の回復の要因に関する心理状態

　人は病気になったときや回復が思わしくないときなどには，「何で病気になったのだろう」「何でなかなかよくならないのだろう」としばしば思う。そしてそれは，「自分自身に原因がある」「医師・医療者・親・家族など自分以外の人々に原因がある」，または「運命である」と考える。極端な場合は別として，3次元の割合が人によって異なるのである。

　その状態を調べるために健康3次元ローカスオブコントロールスケール（Multidimensional Health Locus of Control Scale，表2-1）を用いて説明しよう。このスケールでは3つの次元に全18項目を各6項目ずつ配置してあるが，実際の調査では18項目を番号順に並べて用いる。患者には1項目ごとに，「強力に反対1」から「強力に賛成6」までの6点法で答えてもらう。

　3つの次元には，「自分に原因がある」は，自分の行動・コントロール・注意力を観る。「医師・医療者・家族に原因がある」では，医師の診察，医療者への相談，家族の行動，医療者のコントロール，医療者・家族のケア力，医師への服従をみる。「運」では，偶然，運をみる。

column

ドクターショッピング

　たとえば，具合が悪くて受診し，診断の後，薬を処方されたが，その薬を飲んでも症状が治まらない，あるいはますます具合が悪くなる。そのようなときの患者は，その医師が信用できず，次々に医師を変えて受診することがある。それをドクターショッピングという。

第2章 患者の心理，患者の権利

表2-1 Multidimensional Health Locus of Control Scales

自分に原因がある	1．病気になったら，どうすればよくなるか自分で決め，行動する 6．自分の健康は自分でコントロールする 8．病気になったら自分を責める 12．自分の健康に影響する主なことは自分の行動である 13．自分で注意すれば病気は防げる 17．正しい行いをすれば健康でいられる
医師・医療者・家族に原因がある	3．かかりつけの医師に定期的に診てもらうことが，病気を防ぐ最も大事なこと 5．具合が悪ければ，医療者に相談すべきだ 7．私が病気になる，または健康でいるかは家族の行動にかかっている 10．医療者が私の健康をコントロールしている 14．私が病気から回復するのは，医師，看護師，家族，友人などが私のためによいケアをしているからだ 18．私の健康について，私の医師の指示どおりに行動する
運	2．何をしようと，病気になるときは病気になる 4．私の健康状態を左右するほとんどのことは偶然である 9．どのくらいすばやく病気から回復するかはほとんど運による 11．私のよい健康状態は運がよいからである 15．何をしようと，病気になるときはなる 16．運がよければ，健康でいられる

　たとえば，「自分に原因がある」の得点が22点，「医療者・親に原因がある」の得点が15点，「運」が17点という分布になったとしたら，自分がコントロールすることを多くもっていることになる。ただし，研究として用いる場合は，別の説明が必要である。

3　医療機関を訪れ患者役割行動を遂行するか否かの判断に関連する心理

　患者が医療機関で診察を受け，たとえば糖尿病，高血圧などの慢性疾患であると診断されると，治療法が決められる。患者は医師から病気や治療法の特徴や注意点などの説明を受け，多くは勧められた治療を実行することになる。薬物治療，食事療法，運動の実施，生活習慣の改善，検査や通院の継続などを行うことが患者の役割（**患者役割行動**）として，医療者などから期待される。

　患者の役割行動がうまく行われるか否かは，患者の心理状態に左右される。ベッカー（Becker, M.H., 1974）による患者の役割行動を予測した説明を図2-1に示す。基本的にヘルス・ビリーフ・モデル＊を用いている。

　患者が服薬，食事療法，運動の実施，生活習慣の改善，検査の継続，通院の継続などを自発的に行うか否かは，患者の心のなかにどのくらい

＊ヘルス・ビリーフ・モデル
ある病気に対する罹患性（かかるかもしれない）と重大性（かかったらたいへんだ）についての信念の強さによって起こる脅威の強さに，その行動をとることの有益性（役立つ）の信念から行動に伴う障害（お金がかかる，時間がかかるなど）を差し引いた信念が合わさって予防行動を実行する可能性となる。

I 患者の心理

図2-1 患者役割行動の予測と説明のための図（Becker, M.H.による）

指示された患者役割を実行する準備状態

動機づけ
- 健康問題一般に関する（特別の）関心
- 医学的な指示を求め，これを受け入れる意志
- 指示に従う意図
- 積極的な保健への取り組み

病気の脅威減少に関する価値
- 以下のことについての主観的評価
  - 罹患または再罹患（診断に対する信念を含む）
  - 一般に病気のかかりやすさ
  - 起こりうる身体的な障害*
  - 起こりうる社会生活上の障害*
- 自覚症状の存在あるいは過去の経験

医師の指示に従う行動が病気の脅威を減少させる可能性
- 以下のことについての主観的評価
  - 指示される治療の安全性
  - 指示される治療の効果（"医師と医療への信頼"と"治癒の可能性"を含む）

変化させる，または促進する因子
- 人口学的：非常に若いか，高齢
- 構造的：治療の費用，期間，複雑さ，副作用，受けやすさ（新しい行動様式の必要性）
- 態度：診療所への通院，医師，他のスタッフ，診療所のやり方や設備に対する満足
- 相互作用：医師－患者関係の長さ，深さ，継続，相互の期待，質，タイプ（患者に対する医師の同意，患者へのフィードバック）
- 促進：必要な行動や病気，治療に関する以前の経験（助言・勧めの情報源や紹介者）

患者役割行動

指示された治療を実行する可能性
たとえば，薬，食事，運動，生活や仕事上の習慣，検査の継続，他機関への紹介や通院の継続，医療機関における治療計画の開始と継続

＊ただし，抑制的でなく，動機づけになりうるレベルのもの

準備ができているのかが関連する。

　それはヘルス・ビリーフ・モデルでいわれるところの「病気の脅威減少に関する信念と医師の指示に従う行動が病気の脅威を減少させる可能性に関する信念」が大きな準備状態になる。そしてその前にふだんの心理状態をみると，健康推進への取り組みが関係する。

　いざ医療機関にかかったときの様々な要因がプラス要因になったりマイナス要因になる。

　指示された役割行動の内容についての思い，受療満足度，医療従事者－患者関係に対する思い，などである。

　その他，病気の治療に関連する行動を以前に経験したか否か，きっかけとなる情報がＴＶ，新聞，まわりの人々から入ってきたかも影響する。以下の事例で考えてみよう。

事例1

　Ａさん，50歳，男性。企業の健診で5年前に2型糖尿病を疑われたが，自覚症状もなかったので病院には行かなかった。今年になって自覚症状が現れたためＳ病院を受診し，2型糖尿病と診断された。
　受診時の主訴：多飲，多尿，やせ，筋力低下。随時血糖値

300mg/dL, HbA1c10%, BMI19, 軽度の神経障害と軽度の網膜症が認められた。

医師から, 食事療法, インスリン治療, 仕事の調整（主にデスクワークで残業が多い）, 睡眠の確保（6～7時間/日）, 自己血糖測定, 通院の継続について説明があり, 実行することになった。

4　死にゆく患者の心理過程

表2-2にキューブラ・ロス*が多数の患者へのインタビューを通して, 死が近づいた患者が抱く心理の過程を段階別にまとめたものを紹介する。

*キューブラ・ロス
Kubler-Ross, E.（1926～2004）。著書『死ぬ瞬間』で有名なドイツ人の精神科医師。

事例2

Rさんは60歳。健康管理には心がけており, 年に一度, がん検診を受けていた。独身で, 会社で事務の仕事を長年担当していた。ある夕方, 帰宅中に段差を見逃し転倒, 顔面と膝を打ってしまった。多少出血したが自分で応急処置ができた。ベッドに入ってから, 肩と脇の下の痛みを感じたので, 大事をとって翌日病院に行き受診した。

a 否認

検査の結果は思わぬ診断で, 肺がん末期と告げられた。「末期の肺がんだなんて, そんなはずはない」「体調が特に悪いわけでもない」。セカンドオピニオンを受けたが, 診断は同じであった。しかし, 信じられない気持でいっぱいであった。

b 怒り

肺がん検診は1年前に受けたが, 精密検査をするようにとも言われなかった。「何で, もっと早く発見されなかったのか」「自分に落ち度があったのか」「そんなことはない。喫煙はしないし, 事務所

表2-2　死にゆく患者の心理過程

1.	否認と孤立化	そんなはずはない, 私に起こったことではないなど現実のことと考えられない
2.	怒り	激しい怒り, 恨み, 不満
3.	取り引き	避けられない死の延期を願って, 自分の神様にお願いする。どうか私の願いをお聞き届けください
4.	抑うつ	喪失感
5.	受容	避けられない死を悟る

の他の人の喫煙の受動喫煙のせいか」。ただただ，怒りが込み上げてきた。

すぐに，入院を勧められ，抗がん剤治療がワンクール始められた。

c 取り引き

「奇跡的に抗がん剤が効いてくれれば，死を免れるかもしれない」「65歳までは働かなければならないが，その後は，年老いた母のそばで，趣味で続けている書道を本格的にやりたい」「何とかもう少し生きていたい。どうか私を生き続けさせてほしい」と神に祈る気持であった。

d 抑うつ

骨への転移があることも説明され，生き延びることはできないのかと思うと喪失感に襲われ，何とも言いようのない気分で満たされた。しかし体調は悪くはなかった。

担当の看護師から，「今何がしたいですか」と静かに尋ねられた。気がくしゃくしゃして答えようがなかった。その夜1人になると，「中国の西安に行ってあちらの書道に触れてみたい」と考えた。何日かして姉が見舞いに来てくれたときに，ぽつりとその夢を話したら，姉は，「Rちゃん，海外旅行なんて先生が許してくださらないでしょ」と少しあわてていた。

別の日に，先日の看護師に，西安に行ってみたいことを話した。「Rさんは書道がお好きなのですか？」と聞かれたが，そのままになった。また暗い気持が襲った。翌日，主治医が病室に来て，西安行きの話題を出してくれた。「体調も良いし，同伴者がいれば，正月明けにでも無理をしない範囲で出かけるのはいいことかもしれない」と言ってくれた。Rさんはすぐに姉に連絡した。「同伴者は多いほうがいいだろう」と，姉の娘も行ってくれることになった。

e 受容

Rさんは「医師も看護師も今の医学では私の寿命を延ばすことはできないので，西安行きをむしろ進めてくれているのだ」と思えるようになった。そこには恨みの気持はなかった。「あと6か月の運命なら，6か月で20年分ぐらいの思い出をつくりたい」と思うようになった。

II 患者の権利

A 世界の動き

1 アメリカ

　1960年代に人々，特に患者から，患者の権利についての声が上がり，議論がなされ，1973年にはアメリカ病院協会（American Hospital Association）が「患者の権利章典」を設定した。これには今日，あらゆる病院機関の廊下に掲示しなければならない12の基本的な権利が盛り込まれている。内容は**表2-3**に示すとおりである。その後，アメリカの多くの州で患者の権利について法制化がなされた。

2 世界医師会など

　1981年にポルトガルのリスボンで開催された世界医師会（World Medical Association：WMA）総会では，「患者の権利に関する世界医師会宣言」（通称：リスボン宣言）を採択。その後1995年，2005年と修

表2-3 ■ 患者の権利についての声明（アメリカ病院協会）

1. 患者には，親切でていねいなケアを受ける権利がある
2. 患者には，患者自身の診断結果，治療計画，および予後に関して医師から完全な情報を受け取る権利がある
3. 患者には，提案された治療や手順，関係するリスクの開示，治療の選択肢についての，具体的な情報を取得する権利がある
4. 患者には，治療を拒否し，そして医学的結果を知る権利がある
5. 患者には，自分の病状についての議論の間および治療中にプライバシーを有する権利がある
6. 患者には，治療に関連したすべての記録の秘密が保持されることを要求する権利がある
7. 患者には，患者が要請したサービスに応える妥当な努力がなされ，また，患者が転送される必要性を伝えられず，そして新たな施設が患者の転送を受け入れることを保証せずに別の医療施設へ移されることはしない，と要求する権利がある
8. 患者には，病院の医療提供者と関連医療機関や教育機関とのつながりの情報を得る権利がある。これは，ケアの質に影響するかもしれない利害の不一致から患者を保護するように設計されている
9. 患者には，治療やケアに影響を与える可能性のある人体実験や研究の情報を得て，そしてそのような実験や研究に参加するのを拒否する権利がある
10. 患者には，良心的なケアの継続を要求する権利がある。これはたとえば，継続的な治療をもって診断が追求されることを患者に保障することを意味している
11. 患者には，病院からの請求書に関する説明について調べてから受け取る権利がある
12. 患者には，病院の規則や患者の行為に適用される規制を知らされる権利がある。この声明での権利は，患者と病院の双方に利益を提供する
13. 解決の質には大きな差があるが，ほとんどの病院には，苦情を聞く苦情処理委員会と，権利が問われている患者の擁護者として働くスタッフの代表がいる

正が行われている。日本医師会が翻訳したものを要約して以下に示す。

患者の権利に関するWMAリスボン宣言

序　文

医師，患者およびより広い意味での社会との関係は，近年著しく変化してきた。医師は，常に自らの良心に従い，また常に患者の最善の利益のために行動すべきであると同時に，それと同等の努力を患者の自律性と正義を保証するために払わねばならない。以下に掲げる宣言は，医師が是認し推進する患者の主要な権利のいくつかを述べたものである。医師および医療従事者，または医療組織は，この権利を認識し，擁護していくうえで共同の責任を担っている。法律，政府の措置，あるいは他のいかなる行政や慣例であろうとも，患者の権利を否定する場合には，医師はこの権利を保障ないし回復させる適切な手段を講じるべきである。

原　則

○良質な医療や医療機関の選択についての権利

1．供給を限られた特定の治療をどの患者が受けられるかという場合は，倫理上の判断の出来る医師により決められるが，原則としてだれもが良質の医療を受ける権利がある。

2．患者から希望があれば，自由に医療機関を選択してもらい，その場合必要な情報を医師は提供する。

○治療や処置についての権利

3．治療について医師は必要な情報を提供し，患者自身が選択できるようにする。

4．患者が意識不明の場合または未成年，法的無能力の場合代理人が医師からインフォームド・コンセントを得る。

5．患者の意思に反する処置は，特別に法律が認めるか，または医の倫理の法則に合致する場合のみ認められる。

○情報を得る権利，患者の個人情報が守られる権利

6．患者は自分に関する情報を受ける権利を有し，その場合十分な説明を受ける権利を有する。

7．個人を特定しうるあらゆる患者のデータは保護されねばならない。

○健康教育を受ける権利

8．すべての人は健康に対する自己責任がある。すべての人は予防，早期発見，治療，回復について情報を得て，選択可能になるように健康教育を受ける権利がある。

> ○尊厳に対する権利
>   9. 患者は自身の気持や思いを尊重され，日常または最期まで自分らしく生きるよう支援される。
>   10. 患者は信仰する宗教の聖職者による支援を含む精神的，道徳的慰問を受ける権利を有する。

また，世界保健機関（WHO）ヨーロッパ会議は，「患者の権利に関する宣言」を1994年に出している。

B わが国の動き

わが国においては1980年の半ばより，本格的に患者の権利に関する議論が始まった。

1 患者の権利宣言

1984年に，患者の権利宣言全国起草委員会による「**患者の権利宣言案**」が出された。ここでは，①**個人の尊厳**，②**平等な医療を受ける権利**，③**最善の医療を受ける権利**，④**知る権利**，⑤**自己決定権**，⑥**プライバシーの権利**があげられている。以下に主な内容を示す。

> **患者の権利宣言**
> 1 個人の尊厳
>   患者は，病を自ら克服しようとする主体として，その生命・身体・人格を尊重されます。
> 2 平等な医療を受ける権利
>   患者は，その経済的社会的地位・年齢・性別・疾病（しっぺい）の種類などにかかわらず平等な医療を受ける権利を有します。
> 3 最善の医療を受ける権利
>   1）患者は，最善の医療を受ける権利を有します。
>   2）患者は，必要なときにはいつでも医療従事者の援助・助力を求める権利を有します。
>   3）患者は，医師及び医療機関を選択し，また転医する権利を有します。転医に際しては，前医の診療に関する情報および記録の写しの交付を求める権利を有します。
> 4 知る権利
>   1）患者は自らの状況を理解するために必要なすべての情報を得る権利

を有します。
2）患者は，これから行われようとする検査および治療の目的・方法・内容・危険性・予後およびこれに代わりうる他の手段，すでに実施された検査・診察・診断・治療の内容およびその結果，病状経過などについて，十分に理解できるまで医療従事者から説明を受ける権利を有します。
3）患者は，治療・研修その他の目的をも帯びる診療行為を受ける場合，そのような目的が含まれていることの説明をも受ける権利を有します。
4）患者は医療機関に対し，自己の診療に関する記録などの閲覧およびそれらの写しの交付を受ける権利を有します。
5）患者は，主治医ならびに診療に関与する医療従事者の氏名・資格・役割を知る権利を有します。
6）患者は医療機関から診療に要した費用の明細の報告および医療費の公的援助に関する情報などを受ける権利を有します。

5 自己決定権

患者は，前項の情報と医療従事者の誠意ある助言・協力を得たうえで，自己の自由な意思に基づいて・検査・治療その他の医療行為を受け，選択し，あるいは拒否する権利を有します。

6 プライバシーの権利

1）患者はプライバシーの権利を有します。
2）患者は，その承諾なくして，自らに関する情報を自己の診療に直接関与する医療従事者以外の第三者に対し，開示されない権利を有します。

2　開業医宣言とインフォームドコンセント

1989年には，全国保険医団体連合会から「開業医宣言」が，1990年には日本医師会第Ⅱ次生命倫理懇談会より，「インフォームド・コンセント（説明と同意）についての報告」が出された。

説明と同意は，医療における患者の権利に注目したものであり，説明→理解→同意の流れで構成される。説明と同意を成立させるためには，以下のことが必要である。

①理解し決定するための患者の意思決定能力。
②診断・複数の治療方法，危険および予後などについての情報開示。
③開示された情報の患者による理解。

④患者が決定する際の自由意思（強制，強要，説得，圧力などがない）。
⑤示された治療方法についての同意。

3 　患者の権利に関する法律の制定を求める決議

　2011年には，日本弁護士会より「患者の権利に関する法律の制定を求める決議」が出されている。ここには以下のことがあげられている。
①常に人間の尊厳を侵さないこと。
②安全で質の高い医療を平等に受ける権利を有すること。
③疾病または障害を理由として差別されないこと。
④インフォームドコンセントの原則が十分に実践され，患者の自己決定権が実質的に保障させること。
⑤患者が可能な限り通常の社会生活に参加し，通常の私生活を営む権利を有すること。
⑥国および地方公共団体は，上記の患者の権利を保障するための施策を実行する責務を負うこと。

　これは，**生活者としての患者の権利**について言及したものであり，医療における患者の権利とは注目点が違っている。

第3章 患者とその家族の生活

　ここでは患者とその家族の生活について考える。

　高齢者が医療機関を訪れると,「ご家族のどなたかとご一緒ですか」と問われることがある。また小児科の待合室には子どもに寄り添う家族の姿がみられる。

　家族は状況も形態もまちまちだが,婚姻によって結ばれ,生活を共にする男女を基本として構成される。そこには夫婦関係があり,親子関係が発生し,さらにきょうだい関係が派生する。一般に家族の人間関係にはある一体感が存在する。

I 家族と生活

1　一般世帯人数

　わが国の近年の一般世帯人数は減少しており,一人暮らしや,二人世帯が増えている。

2　家族関係

　核家族では,夫-妻,父-息子,父-娘,母-息子,母-娘,同性のきょうだい,異性のきょうだいなどの二者関係がある。三世代同居の場合の直系家族においては,父-息子の妻(娘の夫),母-息子の妻(娘の夫),祖父母-孫などの二者関係がプラスされる。現実には家族の複数の関係が,情緒面,勢力関係,また役割分担などにおいてからみ合っている。

3　家族勢力構造

　家族勢力とは，家族の中で他の家族メンバー（以下，家族員）の行動をコントロールしたり，影響を及ぼし，変化させる個人の潜在的・実質的能力であるといえる。家族員の中で一方がより強く他方に影響を及ぼしている場合は，勢力関係があることになる。核家族を例にとると，夫が妻を支配している場合は夫が勢力をもつ家族であり，夫と妻が平等な関係の場合は，平等な家族勢力構造であるといえる。また，核家族であっても成長した子どもが同居している場合は，子どもが大きな勢力をもっていることもある。夫婦の勢力関係の分析と，親と子どものサブシステムの勢力関係の分析も必要になる。

4　家族員の生活時間とその内容

　家族員の生活時間とその内容は，以下のような構成が一般的である。
▶**生活必需時間**　睡眠，食事，入浴，トイレ，身の周りの用事（着替えをはじめとする整容など）など。
▶**労働時間**　仕事，学業，課外活動，通勤・通学，家事，育児（養育），送り迎え，介護など。
▶**余暇時間**　交際，休養，趣味，奉仕活動，外出，新聞・雑誌・本などを読む，パソコン，テレビを見る，音楽を聴くなど。
　いずれの家族員も，これらを1日24時間の中で行い，日々繰り返している。

5　家族役割

　家族役割には，①生殖と子どもの養育，②所得獲得，③家事，④老幼弱者の介護，⑤子どもの社会化と教育，⑥健康の保持・増進，⑦親族・友人・知人とのつき合い，⑧先祖祭祀などがある。これらは，毎日繰り返し行うものと，そうでないものとがある。
　たとえば，ある男性のように，夫，親，息子，会社員，マンションの組合の理事，PTAの役員，コーラスクラブの責任者などというように，1人で何役も担当しているのが普通である。
　また，わが国には伝統的に家父長制度があり，「家」がたいへん重要であった。その影響は現在でも残っている。さらに，家族によっては，親族からの影響もあり，伝統的な考え方からくる家族役割も無視できない。

6　家族員の生活空間の広がり

　日常生活のほとんどが家庭内と近所だけという人がいる一方，諸国を駆け巡り，わが家に落ち着くことのない人もいる。生活行動の営みの場所は千差万別であるが，基本的には，自宅と，職場や学校，余暇や買い物などの場との間を往来して1日を過ごす人が多い。一方，自宅と職場が遠距離なので職場の近くに部屋をもつとか，単身赴任で週末のみ自宅に帰るケースもあり，こういう例は増加している。子どもであっても，近くの学校に通っている場合も，遠距離通学をしている場合もある。また，最近は，塾や英語教室，水泳やピアノなどの習い事をしている子どもも増えている。買い物も，近所で用が済む地域もあれば，自家用車で距離のあるスーパーマーケットまで行かなければならない地域もある。さらに，インターネットの普及により，生鮮食料品や日用品の宅送も手軽に行われるようになり，買い物に行くことが少なくなっている人もいる。

7　家族員のコミュニケーション

　家族員間の言語・非言語コミュニケーションは，家族の成長だけでなく，家族のまとまりを高めることや家族員の癒しのためにもたいへん重要である。

▶ **情緒的コミュニケーション**　愛情，幸福感，やさしさ，いたわりなどを表現する。逆に，怒り，苦痛，悲しみ，嫉妬などを表現する。

▶ **情報的コミュニケーション**　明日は雨になる，今晩8時には帰宅する，風疹がはやっているなど，各種の情報を伝える。

▶ **行動を伴うコミュニケーション**　「一緒に出かけよう」「手伝うことはある？」「何をするんだ」とつかみかかる，「ご飯のときはテレビを消しなさい」「つらかったね」と抱きしめるなど，動作や行動を伴う。

▶ **評価的コミュニケーション**　「よくできた」「感謝します」「その考えには賛成できない」など，行動や言動を評価する。

8　家族員の価値観

　「あなたにとって最も価値のあるものは何ですか」という問いに対して，ある人は「家族」，別のある人は「仕事」や「子育て」，あるいは「健康」などと答える。このように人は一人ひとりの価値観（重要な基盤・指針）が異なるし，状況や時間によってその価値観も変化していく。同

じ家族の家族員であってもそれは同様である。家族一人ひとりの価値観を互いに尊重して，家族としてのまとまりがある家族は生産的な家族であるといえる。

II 患者と家族

家族の中に急病人をかかえた場合，他の家族員たちにとって最も重要なことは，「その家族員の病気の1日も早い回復」である。一方，長期の慢性疾患や障害をもった患者をかかえた場合の最重要課題は，主な介護役割を担う家族員にとっては「その家族員の病気の回復」であっても，他の家族員にとっては状況や患者（障害者）との距離によって変わってくることが多い。しかし，家族に患者や障害者が出れば，家族の生活目標や関心，生活時間配分などは患者や障害者に合わせて変化するだろうし，役割分担にも変化が生じることは想像できるだろう。以下に患者を抱えた家族がすべきことをみていこう。

1 生活習慣病患者と家族

夫が発病し入院すると，家での夫や父親としての役割を行えないだけでなく，勤務を長期に休むことにもなる。妻には，通常の家事・育児などに加え，夫の介護，さらなる育児・世話などの役割も加わる。場合によっては収入が減少することにもなる。たとえば専業主婦であった妻がアルバイトをすることになると，妻の負担はさらに重くなり，当然，家族全員の生活の変更も余儀なくされる。もしも，親族や友人などのサポートが得られない場合は，家族生活に危機が訪れることにもなりかねない。

a 糖尿病*患者と家族の例

2型糖尿病と診断された男性（夫・父親）の例である。2型糖尿病は肥満と栄養の過剰摂取によってインスリン抵抗性をきたして発症する。

患者と妻には，医師から，適切な食事の摂取と運動の実施，定期的な受診をすることと，ストレスなどに気をつけ，自己血糖測定，血糖降下薬の内服，インスリン自己注射を患者の日常生活に組み入れるよう説明があった。

1）患者と家族の関係

▶**食に関する生活習慣**　糖尿病の原因に，家族の日常生活習慣が関連していることが容易に考えられる。たとえば，ふだんから食卓に多めの料

---

*糖尿病
糖尿病は主にインスリン分泌の相対的不足や絶対的不足によって発症する糖質・脂質・蛋白質代謝異常で，慢性の高血糖の持続を特徴とする。1型糖尿病，2型糖尿病，妊娠に関連する糖尿病，その他に分けられる。慢性合併症としては，糖尿病網膜症，糖尿病腎症，糖尿病神経障害があげられる。治療は食事療法と運動療法を中心とし，血糖降下薬の服用やインスリン療法が行われる。また，家庭生活や職業生活などのバランスをよくし，ストレスの軽減に努める必要がある。

理が並べられ，リビングのテーブルには菓子器に菓子が盛られている．さらに清涼飲料水が冷蔵庫にいつもあることが多いなどである．家族を含めて日常生活習慣の改善が望まれる．

▶**適切な食事摂取**　家族ぐるみで取り組むことが望まれる．患者は「家族はいつもご馳走を食べるから私だけ食事療法をするのは無理だ」と思う一方，家族は「患者に合わせなくてはならないので食べたいものを食べられない」と言う．こういう関係は避けたいものである．

▶**インスリン自己注射**　家庭内で気軽に注射ができる環境がほしい．別室やトイレに行かなければ注射ができないのでは，患者は注射をしないで済ませようとする気になりがちである．

▶**患者の心理**　一般的に高血糖になると倦怠感や抑うつ状態になりやすく，低血糖になると怒りっぽく，不安な状態になる．家族はそれをよく心得て，無理解な言動は避け，患者の血糖値が安定することを助けてほしい．

▶**運動の励行と定期的受診**　家族の影響はそれほどないとは思うが，どうしてもうまくいかないようなときは，そっと協力する態度が家族に望まれる．受診日は，家族のだれもがわかるように，カレンダーに記入するのも一策である．

２）糖尿病患者教育での患者と家族

　患者教育には，次の４つのアプローチが考えられる．

▶**病態改善のためのアプローチ**　病態の改善，悪化の予防，合併症の発症と進展の予防が目標になる．患者を中心に教育が進められるが，自己判断や決定に支障のある高齢者や障害者の場合は，保護者（家族）も教育の対象となる．教育内容は，疾病に関する知識，治療方針，自己管理についてである．自己管理の内容は多岐にわたるが，基本は食事療法，運動療法，薬物療法である．

▶**生活調整のためのアプローチ**　２型糖尿病の場合は，遺伝的要因が関係していることもあるが，多くは患者の長年にわたるライフスタイル（生活習慣）が要因になっている．したがって，自己管理で求められることは，ライフスタイルの改善である．ライフスタイルは嗜好と関係があり，文化的・習慣的要素を含んでいるために変更が難しい．加えて現在直面している家庭・職場・学校生活などのなかで患者自身がコントロールできない部分が絡んでくるため，調整はいっそう難しい．調整がうまくいかないとそれがストレスとなり，病態にマイナスの影響を与えることになる．生活調整のためには，視野の広い学習を必要とし，人生観，人間・

社会関係などを含めた生活関連についての学習が必要で，患者と家族を対象に教育が行われる。

▶**環境改善のためのアプローチ**　慢性疾患患者であるという理由で社会的に不利にならないよう，家族，職場，学校，または地域に働きかけることを意味している。疾病をもっているというだけで，患者が劣等感をもったり，結婚，就職，昇進などに不利にならないような環境づくりを目的にした周囲への働きかけが必要である。また，食事療法，運動療法，その他，自己管理に必要な行動を可能にする環境づくりを目的にした働きかけをする。

▶**心理的アプローチ**　患者が疾病を受容し，自ら克服しようとする心理状態の形成のための援助である。

2　精神障害者と家族

　わが国の精神障害者の入院のなかには，病状は安定したのに，退院条件が整わないために入院を続けざるをえない**社会的入院**という場合がある。病院側は「家族の受け入れを整えること」を考えているが，たいへん難しい。実情をみると，40～50歳代の精神障害者の親は70歳を超え，すでに退職し，自分たちも慢性疾患を抱えていることが多い。経済的にも問題がある。障害者のきょうだいが勢力をもっている家族*も多くなっていることなどがある。

　精神障害者が家族と一緒に生活する際には，家庭環境が良好な状況にあると，地域生活までもスムーズにいくといわれる。そこで家族の「心理教育」が提唱されている。心理教育では，家族に，病気の性質や治療法，対処法などの療養生活に必要な正しい知識や情報と同時に，心理療法的配慮を学んでもらう。

　家族が身近な援助者になるための重要な視点は，「援助者としての家族機能」と「生活者としての家族機能」（家族自身の食事・睡眠などの生活必需機能，仕事，余暇など）の2つである。特にこの2つのバランスが重要で，それを実際に自分のものにすることができるか否かが鍵となるといわれている。この2つのバランスを考えて家族が精神障害者と生活するための6項目が，以下のように提案されている。

　①正しい知識と確かな情報を得る。
　②患者への対応方法を身につける。「援助者としての家族機能」を考える。
　③家族の生活面の問題点を明らかにし，改善する。

---

*一緒に住んでいる障害者のきょうだいが勢力をもっている家族の場合，親は自分の子ども（精神障害者）と暮らしたいと思っていても，実権をもっている子どもがその気にならなければ，患者は家に帰って親と一緒に生活することはできない。

④家族資源の不足と主観的レベルの困難を明らかにする。「生活者としての家族機能」を考える。
　⑤患者と家族が適切な距離をとれるようにする。
　⑥家族の共感的な理解を促進する。
　これらを家族が学習するためには，専門家の援助を受けるのと同時に，精神障害者とその家族が中心となって組織する患者会への参加を勧めるとよい。そこでは同じような立場の人たちからアドバイスを受けたり，悩み事の相談にのってもらうことなどができる。

III 患者と遺族

1　グリーフワーク

　家族の一員を亡くしたとき，特に家族の中心メンバーである配偶者（夫，妻）の死に遭遇した場合は，遺された人はやり場のない寂しさと苦しさを味わうと同時に，家族内の役割の変更を余儀なくされる。遺族が悲しみの過程を乗り越えて，悲嘆から立ち直り，再び日常生活に適応していく作業をグリーフワークという。
　遺族によって書かれた闘病記がたくさん出版されている。亡くなった家族の闘病の様子を遺族が書くということは，かけがえのない家族の闘病の様子をもう一度思い出し，その間の思いを細かく反芻することによって，死者とのつながりをいっそう深いものとして感じることができる。また，他者に読んでもらうことで，自己を癒すと同時に，時には緊張することを繰り返すうちに自己を再生していくのではないだろうか。自己の再生に欠かせないものはグリーフワークであると考えられる。

IV 外国人の患者とその家族

　外国人のなかには，長年日本に滞在し日本社会にとけこんでいる人たちもいる。しかし，ニューカマーズ（新規居住者）としての外国人（たとえば日系ブラジル人や日系ペルー人）をみると，家族が病気になり受診をするときや，その後の療養について困難を抱えている場合が多い。ニューカマーズの多くは単身で来日し，短期間でお金を貯めて母国に帰

ろうと思っていた。しかし，様々な事情で日本滞在が長引き，やがて日本で母国出身の人と結婚し家庭をつくることが多い。

　過去1年間に何らかの理由で医療機関にかかったニューカマーズへの調査では，罹(かか)りやすい病気はかぜが最も多く，腹痛，外傷の順であったという。なかには受診を遅らせてしまうケースがあり，その理由はコミュニケーションの問題である。診療所や病院にはその患者の国の言葉を話せる医療職者がいないために，日本語が話せる同じ国の人を待っていて遅れてしまうこともある[1]。彼らの多くは長く日本に滞在しようとは思っていなかったので日本語だけでなく，日本の制度，文化，地域の暮らしについて勉強しようとする意欲があまりない。そのこともあって，日本人との交わりが乏しい。したがって医療従事者・医療機関は，ニューカマーズの患者と家族への援助を考えていく必要がある。

引用・参考文献
1) 平野裕子：定住外国人の健康問題・医療・福祉，駒井洋監修，石井由香編：移民の居住と生活，pp.93-98，明石書店，2003.

第4章 ライフステージと患者像

　家族は，標準的パターンや普遍的な発達経緯に沿って進んでいく一方，それぞれ独自の歩みをしている。

　一般的な流れは，2人の男女が結婚して家庭をもち（新婚期），妻の出産により子どもができ養育期が始まる。子どもの数によって養育期とその後にくる教育期とは重なることもあるが，徐々に養育期から教育期に移行していく。子どもが成人すると，子どもの就職と自立の時期を迎える（排出期）。その時期になるとまた夫婦だけの家族になる。家族によっては老親との同居や老親の介護が始まる場合もある。やがて自分たちも高齢期に達し，できれば要介護状態にならず健康長寿を願う生活が始まる（老齢期）。そして夫婦のどちらかが亡くなると一人暮らしの生活となる。ただし，結婚していない人，子どものいない人などは，標準的な家族サイクルとは異なる。

　ここではライフステージを，①新婚期，②養育期（子どもが学童期前），③教育期（子どもが小学校から社会人になる頃まで），④排出期（子どもの就職，自立する頃まで），⑤老齢期（退職後，孤老期）の5つに分け，各期の特徴と，それぞれの期に遭遇する家族の病気の特徴を患者像として事例で示す。

A ライフステージ別特徴

1 新婚期

　新婚期の特徴や課題などを表4-1に示す。

a 新婚期の患者像―糖尿病患者の妊娠と出産の例

　2型糖尿病患者のTさん（27歳，女性）が結婚した。夫は彼女が糖尿病患者であることを結婚前から知っていた。

　2人が妊娠を望んだことから，Tさんの厳格な血糖管理，血糖自己測

第4章 ライフステージと患者像

表4-1 ■ 新婚期の特徴と課題

1. 基本的発達課題 （目標）	・2つの異なる家族から独立し，新しい家族がスタート。夫婦関係を健全な形で築く ・家族生活に対する長期的基本計画を立てる ・出産計画を2人で話し合う
2. 目標達成のための経済面を中心とした設計	・新居の設計 ・耐久消費財の準備 ・住宅，教育，老後についての長期的家族設計 ・出産・育児費の準備
3. 役割の配分，実行	・結婚後の夫婦の就業についての意見・同意 ・性生活への適応 ・夫婦間の役割分担の形成 ・夫婦の生活時間の調整
4. 対社会の関係	・調和のとれた親族ネットワークの形成 ・近隣との交際 ・居住地や地域社会への参加 ・地域や諸団体活動への参加 ・夫婦の就職先の同僚との交際
5. 健康管理	・食生活，身体活動，睡眠・休養，レクリエーションについての調整 ・夫婦のコミュニケーション，相互尊敬，相互信頼の確立 ・健康な食習慣づくり ・新婚期の病気への対応 ・それまで異なる家族のもとで成長した2人が，新しい家族を形成することで，ストレスが大きいこともあるが，自分たちの意志で結ばれた結婚である場合は病気への対応は少ないと考える

定，食事療法，インスリン療法が始まった。妊娠の成立から初期にかけての血糖値が高いと，流産や先天異常の発生率が高くなるので，Tさんは妊娠前から準備をして血糖コントロールに万全を期した。幸い良いコントロール状態でTさんは妊娠することができた。

次の関門は，妊娠の中期を過ぎると胎児の発育につれて母体のホルモン環境が変わるので，インスリンがたくさん必要になり血糖値が上がりやすいことである。また，妊娠中は糖尿病の合併症である網膜症や腎症が悪化することもある。Tさんは血糖の測定を日に3回から7回に増やし，インスリン注射を確実に行い，食事は少しずつ分割して食べたりするなど，血糖コントロールに集中した。妊娠中は子の誕生を楽しみに毎日の生活を明るく過ごすことが重要なので，夫の協力がどれほど大事かを医療スタッフが夫にしばしば説明し，協力を求めた。夫はコンビニエンスストアに勤めており，勤務時間が深夜までになることもあり，Tさんの生活リズムが乱れないように気を使った。その結果Tさんは無事女児を出産し，夫婦の喜びは最高であった。

健常者であっても妻の妊娠・出産については夫の理解が必要であるが，

糖尿病患者の妊娠・出産に対しては，夫もよく勉強し協力してくれることが重要である。しかし，分娩（ぶんべん）までは本当に頑張っていたのに，出産後は家事や育児に追われ，妻の健康管理が二の次になってしまうと，血糖コントロールが悪化することがよくある。出産前だけでなく，産褥期（さんじょく）や育児期も夫の理解と協力が必要であることを，出産前から医療スタッフは2人に繰り返し説明したことで，Tさんの良好な血糖コントロールは続いている。

2　養育期

第1子の誕生から学齢前の子どもを育てる時期である。養育期の特徴などを表4-2に示す。

a 養育期の患者像―食物アレルギーの患児と家族の例

保育園児のMちゃん（4歳，男児）は，卵アレルギーをもっている。Mちゃんの家族は，父親，母親，2歳の弟の4人である。お母さんは，ふだんからお父さんにも協力してもらい，家ではもちろん，保育士とも綿密なやりとりをしてMちゃんが卵を食べないようにしている。

ある日Mちゃんは肺炎を起こし，その治療のために入院した。症状が落ち着いて病室で遊べるようになった頃，二人部屋で仲良しになった子

表4-2 ■ 養育期の特徴と課題

1.	基本的発達課題（目標）	・乳幼児の健全な成長・発達に適した保育 ・第2子以下の出産計画 ・子の教育方針の調整
2.	目標達成のための経済面を中心とした設計	・子の成長に伴う住居の計画 ・教育費，住宅費を中心とした長期家計計画の再検討 ・夫婦のスキルアップのための研修費の検討
3.	役割の配分・実行	・子どもの誕生は夫婦にとってこの上ない喜びのはずである。しかし，子育てのたいへんさに直面し，夫婦は危機的状況になることがある。子どもが発するサインを着実に学習することにより子育てに再び喜びを感じることになる ・父，母の役割の習得 ・夫婦の役割分担の再検討
4.	対社会との関係	・近隣の子どもとの接触，友だちづくりに協力 ・保育所・幼稚園との関係づくり ・子育てについて話し合う仲間づくり ・親族との関係の調整（特に祖父母と孫の関係づくり）
5.	健康管理	・出産にあたり，帝王切開などをした場合は夫は退院後の妻への支援に気を配る ・想像以上に育児がたいへんなことを認識し，生活習慣を再検討する ・赤ちゃんの夜泣きにより夫婦の睡眠がさまたげられることへの対処を考える ・子どもが成長するにつれ，感染症，家庭内での外傷予防，外での事故を防ぐ ・夫婦の健康管理

が遊んでいた風船を貸してもらい，Mちゃんは同じように口にくわえて風船を膨らませて遊んだ。その1時間くらい後，Mちゃんに全身の蕁麻疹と腹痛，嘔吐，喘鳴が出現。入院中であったため，すぐに適切な処置を受けられ症状は治まった。原因は同室の子が朝食の卵豆腐を食べた後，そのままの口で膨らませた風船をMちゃんがくわえたことだった。

このように，アレルギー症状を誘発するアレルゲンの量には個人差があり，どんなに気をつけていても落とし穴がある。たとえば調理のときに母親が食材にこだわっていても，調理器具に極少量のアレルゲンがついていて症状を起こすことがある。Mちゃんの場合も，弟と共通のオモチャなどで遊ぶことがよくある。「そのようなときにも微量のアレルゲンがMちゃんの口に入って症状を起こすことがあるかもしれない」と，母親は緊張を覚えた。そして「アレルギーのない弟を極力刺激しないで，Mちゃんの発作を自然に予防できる生活のしかたを夫婦で改めて工夫しなければならない」と考えた。

3 教育期

第1子が学齢期に達した時期から末子が20歳頃まで。教育期の特徴などを表4-3に示す。

a 教育期の患者像―夫（父親）のうつ病発症と治療例

Kさん（45歳，男性）は2年間の関連企業への出向を終えて，本社に戻った直後，管理職としてシステム開発の責任者となった。しかし，Kさんがいない2年間に仕事の手順はすっかり変わっていた。前任者からの引き継ぎもなく，管理職の立場上，教えてもらうわけにもいかず，部署の中でKさんは孤立をしていった。おまけに部下は派遣社員ばかりで次々と変わるので，そのたびに仕事の指示を最初からしなければならないことも，大きなストレスになった。

Kさんはしだいに食欲がなくなり，朝の通勤中に下痢を繰り返して会社を頻繁に遅刻するようになった。ついに胃がキリキリと痛み，下痢も治まらないようになったので，会社を1週間ほど休み，かかりつけの内科で一通り検査を受けたが，何の異常も見つからなかった。

Kさんは，「病気でなければ会社に行くしかない，仕事をしなければ家族の生活を支えられない」と思い，何とか出社するのだが，周囲からも無視され，必要とされていない人間だと思うようになってしまった。

Kさんには，妻と高校生の娘と中学生の息子がいる。妻は口数も少なくなってきた夫のことを，うつ病ではないかと思い始め，精神科を受診

表 4-3　教育期の特徴と課題

1. 基本的発達課題 （目標）	・子の能力，適性，自己決定による就学 ・専業主婦であった妻または育児期は自宅にいた妻の再就職と社会活動への参加 ・子の進路の決定 ・家族統合の維持	
2. 目標達成のための経済面を中心とした設計	・教育費の計画 ・子の勉強部屋の確保 ・住宅の拡大，建設費の計画 ・余暇活動費の設計 ・老親扶養の設計	
3. 役割の配分，実行	・子の成長による親役割の再検討 ・子の家族役割への参加 ・夫婦関係の再調整 ・余暇活動の設計 ・家族の生活時間の調整 ・妻の就業による役割分担の調整	
4. 対社会の関係	・ＰＴＡ活動の参加 ・地域社会活動への参加 ・カルチャースクールなど学習活動への参加 ・夫婦の就業活動の充実 ・老親扶養，介護をめぐっての親族関係の調整	
5. 健康管理	・子どもの視力，聴力低下への対処 ・学習問題への対処 ・子どもの友人関係のみまもり ・子どもの反抗態度を受け入れる工夫 ・子どものタバコや酒への興味 ・夫婦のメタボリックシンドロームの予防 ・妻の更年期への対処	

するよう勧めた。「もう20年も頑張ってきたんだから，少しは休んだら？　今の会社がすべてではないでしょう」という妻の言葉を聞き，Ｋさんはハッと我に返った。そして，数日後にはインターネットで調べた精神科医院を夫婦で訪れた。

　診察室で，現在の状況やここに至る経緯をすべて話すと，医師は静かに「うつ病ですね」とＫさんに告げた。そのひと言にＫさんはどれだけ自分が無理をしてきたのかに気づいた。このまま無理を続けていたら，うつ病が悪化して，自殺に追い込まれていたのかもしれないと思うと，そうなる前に専門家の助けを得ることができて，本当によかったと思った。

　Ｋさんには，抗うつ薬が処方され，週１回，１時間の心理療法を受けることになった。そして医師に診断書をもらい，会社を３か月間休職することにした。また，この医師は会社の産業医と連絡をとり，職場環境の改善も検討してくれるという。最初は遠慮していたＫさんだったが，

「同じ状況が続けば，別の人が同じように苦しむことになる」と考え，産業医や上司にも状況を説明し，協力を求めることにした。

休職したての頃のKさんは外出する気力もなかったので，週に1度の通院以外は，家でゴロゴロしながら過ごした。妻は子どもたちに夫の病状を説明し，励ましたりとがめたりせず，家族全員で見守ることが大切であると理解を求めた。

3週間ほど経った頃，Kさんは食欲が出てきて，妻と一緒に外食や散歩を楽しむようになった。結婚以来ずっと忙しかったので，夫婦でゆっくりした時間を過ごすのは実に20年ぶりのこと。子どもたちとの会話も少しずつ増え，学校生活などについての話もできるようになった。こうして，家族のありがたさを実感する機会がもてたことは，Kさんだけでなく家族にとっても貴重なことだと思えた。

Kさんは予定どおり3か月後には職場に復帰。上司がKさんの復帰しやすい環境を用意してくれたおかげで，部下も同僚も温かく迎えてくれた。

現在も薬による治療と，2週間に一度の通院，心理療法は続けているのだが，自分と同じように，うつ病で苦しむ人をつくりたくないという一心で，Kさんは積極的に自分の経験を社内で話すようにしている。そして話をすることで，自分の気持ちが軽くなっていくことをKさんは実感している。

4　排 出 期

第1子が社会人になる頃から徐々に始まり，65歳ぐらいまでを指す。排出期の特徴などを**表4-4**に示す。

ⓐ 排出期の患者像―更年期障害の女性の例

Eさんは53歳，夫は60歳で大学の教員である。25歳と23歳の息子は，すでに家を出てそれぞれ別のアパートに住んでいる。夫は教育と研究で忙しく，ふだんは夫婦の会話はあまりない。

Eさんは半年くらい前から，1日に何回も現れるのぼせやほてり，発汗などのホットフラッシュや，動悸，手足の冷え，理由のない不安感，耳鳴り，頭重感などに悩まされている。近所の内科医院を受診すると，「不定愁訴で，病気ではない」と言われ，特に治療はされなかった。しかし，症状はなかなか治まらないので，カルチャーセンターで友達になった女性に話したところ，「女性クリニックに一度行ってみては」と診療所を紹介してくれた。早速診察を受けたところ，「これらの多彩な症状・障害を示すのは，更年期障害といって，閉経前後に現れる女性ホルモン（エ

表4-4 ■ 排出期の特徴と課題

1. 基本的発達課題（目標）	・子どもの就職，経済的自立への配慮 ・子どもの自立への支援（情緒的，行動的，価値的） ・子どもの配偶者選択，結婚への支援 ・夫婦の職業生活の集大成 ・老親への生活の検討
2. 目標達成のための経済面を中心とした設計	・子どもの結婚資金の援助 ・老後のための家族の計画 ・巣立っていく子どもたちの部屋の利用
3. 役割の配分，実行	・子どもの独立を支援するための役割 ・子どもの離家後の夫婦関係の再調整 ・子どもの離家後の生活習慣の再調整 ・老親の介護 ・孫の養育の支援
4. 社会生活の支援	・地域社会活動への参加 ・ボランティア活動への参加
5. 健康管理	・生活習慣病への対処 ・夫婦のコミュニケーションを大事に ・妻の更年期への対処 ・老親の健康管理への支援

ストロゲン）の不規則な変動によるれっきとした病気です」と言われた。そして更年期障害による症状を軽くするためには，「きちんと診療を受けると同時に，仕事と休養のバランスをとり，規則正しい食事・運動・睡眠などについて患者が自ら取り組むことが重要です。でも気分の優れないときは無理をせず，家族にも協力してもらいましょう。それでも良くならないときは，薬剤による治療法もありますよ」と説明された。帰宅したEさんは，夫に医師の話を告げ，協力を求めた。

5 老年期

定年などで退職した後，夫婦で充実した年を重ねる時期。そして配偶者との死別によって孤老期となる。老年期の特徴などを**表4-5**に示す。

a 老年期の患者像―糖尿病の自己管理を支える家族の例

60歳代で2型糖尿病を発症したIさん（女性）は，同い年の夫と二人暮らし。2人の息子はそれぞれ家庭をもち，長男一家は車で20分ぐらいのところに住んでいる。

Iさんは発症以来，食事療法と服薬を続け，病状は安定していた。しかし，82歳になって，HbA1cが9％台と血糖コントロールが悪くなり，インスリン自己注射の導入が決まり，夫も同席して主治医から注射法などの説明を受けた。Iさんは「自分で注射できるかしら」と不安な様子

表4-5 ■ 老年期の特徴と課題

1.	基本的発達課題（目標）	・安定した老後のための生活設計 ・老後の生きがい，生活の質を高める設計 ・一人暮らしの生活設計
2.	目標達成のための経済面を中心とした設計	・定年退職後の再就職 ・安定した家計の維持 ・病気になっても家計の維持ができるような設計 ・一人暮らしの家計の設計 ・遺産分配の計画
3.	役割の配分・実行	・やすらぎのある夫婦関係の樹立 ・夫婦としての再確認 ・仕事上の役割喪失に代わる新たな役割の発見 ・祖父母としての役割の習得 ・老親の介護
4.	対社会との関係	・子どもの家族との関係の調整 ・地域社会活動への積極参加 ・老人クラブ，老人大学への参加 ・学生時代のクラスメートや運動サークルの友人との交際 ・社会福祉サービスの受容
5.	健康管理	・生活習慣病の予防，治療 ・介護予防活動への参加 ・バランスのとれた食生活の維持 ・サルコペニア（骨格筋量と骨格筋力の低下が特徴の症候群）の予防：筋肉を丈夫にする，転倒予防 ・友達を大勢つくろう

だったが，夫から「私も協力するからやってみよう」と励まされ，血糖の自己測定とインスリンの自己注射の練習が外来で始まった。夫は細かくノートをとって帰宅。翌朝，もう一度教えてほしいと夫婦で訪れ，それを何回か繰り返しているうちにⅠさんの自己注射は自立していった。やがてHbA1cは8％台に下がり，夫婦で喜んでいた。

しかし，その半年後，夫はがんで他界。夫の死の衝撃は大きく，Ⅰさんはそれまでできていた血糖の測定もインスリンの自己注射もできなくなった。さらに食事療法もやめてしまい，認知症のようにボーっとして，血糖コントロールは乱れた。

3か月後，母親の状態を見かねた近くに住む息子が，父親の代わりにⅠさんのサポートを申し出た。その助けもあって，Ⅰさんは血糖の自己測定とインスリンの自己注射を再び行えるようになった。そして数か月後には外来で，血糖の自己測定とインスリンの自己注射を，「これは私の仕事なのよ」と語るほどⅠさんは回復した。それに伴って食事療法も安定し，HbA1cは6％台になった。

第5章 患者−医療者関係

　患者と医療者の関係について少し考えてみたい。

　多くの論文では，医療者と患者ではなく，医師−患者関係として扱っている。それは多分，疾病・外傷の診断・治療は医師が行い，他の医療者は医師の指示のもとに治療にあたっているという理由からであろう。

　しかし，患者からみると，たとえば入院時は看護師と接触する機会や時間が最も多く，患者と看護師との関係性は患者の入院生活に大きな影響を与えることは容易に想像できるだろう。

　ここでは，患者の視点・立場からみることにし，患者−医師関係，患者−看護師関係，服薬を中心とした患者−医師・薬剤師関係，食物摂取を中心とした患者−管理栄養士関係，さらに，患者−医療事務職関係を取り上げる。

　これらの関係で共通する目標をまずあげると，①患者に良質の医療を提供する努力，②患者（家族）と医療者は互いに尊重し合う，③患者（家族）は医療者から必要な情報を得る権利がある，④患者の個人情報が守られる，⑤患者（家族）と医療者の双方は絶えず学び合う雰囲気を育むことが重要である。

I 患者−医師関係

1　戦前〜1980年代頃まで

　多くは自宅の近くにかかりつけの開業医がいた。そこは普通の一軒家で，門から玄関までの通り道には左右に庭があり，玄関を入ると受付と待合室があり，その奥に診察室があるというようなところが多かった。医師は患者の家族構成をはじめ，だれがかぜをひきやすいか，子どもは

どこの学校に通っているかなど実にいろいろなことを知っていて，受診すると世間話から始まって患者の心をほぐし，スムーズな関係のうちに診療を進めることが多かった。

　1970年代には病院の数も多くなり，患者は開業医を飛び越して，いきなり病院に行くことが普通になっていった。病院は待たされるが，検査機器がそろい，複数の診療科があり，入院もできるので，患者にとっては好都合である。しかし医師との関係となると，受診日ごとに担当の医師が変わるなど，かつて開業医との間に感じた心のつながりがもてないこともあった。

　1980年代までの医療においては，医師は父であり，患者は子であるという考え方であった。つまり，患者は基本的に無力であり，医師は患者の病を癒す術を心得ているので，臨床の場において医師は強者であり，患者は弱者であるというパターナリズム*の考え方が一般的であった。

　そこには患者の検査結果，診断，治療法，予後などの情報を医師が患者に知らせることはするが，情報を医師と患者が共有するという考え方はなかった。欧米では，すでに患者の権利がかなり主張されるようになっていたが，わが国においては，患者の「おまかせ」という態度が臨床場面でよくみられた。多くの患者は「病気のことはわからないので医師にまかせるほかはない」と思い，病状や予後についての説明をされなくても，そのまま質問もしないで診療室を出てくるのである。入院中でも医師の回診のたびに，患者はおとなしく質問に答えるだけであった。しかもいろいろ質問する患者に対しては，「文句の多い患者」とレッテルを貼ることが多かったので，結局，まかせてしまおうとなることが多かった。

> *パターナリズム（父権主義）
> 養育する父と養育される子との間には，庇護する力をもった者と，その力をもたない者との間に自然に生まれる感情があり，この感情に基づいて濃厚な家族関係が成立する。パターナリズムは洋の東西を問わず，歴史的・伝統的な遺産として，社会のあらゆる領域に伝えられてきた。

2　インフォームドコンセント（説明と同意）と患者−医師関係

　第2次世界大戦後，多くの国は「憲法」制定に際し，自由，平等，生命，財産などを国民の基本的権利とした。この自由権と生命権を医療に配慮したのが，インフォームドコンセントである。日本医師会は，インフォームドコンセントについて1988年から「生命倫理懇談会」で会合を重ね，1990年に「説明と同意についての報告」を発表した。しかし「説明と同意」というのであれば，今までのように医師が一方的に説明して患者から同意書を取るのと変わらないという意見が出た。

　2000年に出された日本医師会会員の倫理向上に関する検討委員会の医

の倫理綱領「医の倫理綱領注釈」によると、「医師は医療を受ける人々の人格を尊重し、やさしい心で接するとともに医療内容についてよく説明し、信頼を得るように努める」となっている。以下にその文章を要約して示す。

▶**患者の人格の尊重**　医師と患者は上下の関係にあるのではなく対等である。互いに人間としての価値を認め合う。医師は専門家として患者によくわかるように説明する。医師は強要してはいけない。患者の望む治療法を受け入れられないときは、自分の考えを十分に説明したうえで他の医師を紹介する。

▶**患者の人権と自己決定権の尊重**　特に精神疾患患者、隔離を必要とする感染症の患者への対応や種々の臨床研究の場においては、人権と自己決定権について十分に配慮する必要がある。しかし、わが国においては、患者と家族は共同体であることを考えると、家族の関与をどのように考えるか今後の課題である。

▶**情報の開示と医師の守秘義務**　あくまで患者に対しての情報開示であり、患者の秘密やプライバシーへの配慮を心がけねばならない

▶**医師の応招義務**　患者から診察・治療を求められれば、正当な理由がない限り応じる義務が医師にはある。受持ちの患者に対しては常に対応しうる体制を整えておくことは、信頼関係を保つために重要である。

▶**患者には心やさしく接する。**

たとえば、治療法をめぐっての医師-患者の理想の関係について、いかなる病態でも、「情報は共有、決定も共同で行う」ということが考えられるが、本当にそうなのかとまだ議論の余地がある。

3　慢性疾患が主流になった疾病構造のもとでの患者-医師関係

1956年にサッツ（Szasz, T.S.）とオランダー（Hollander, M.H.）が医師-患者関係について3つのタイプを示した。タイプ1は「能動性と受動性」、タイプ2は「指導-協力」、タイプ3は「相互参加」である。タイプ1は急性外傷、麻酔・昏睡などの状況で、タイプ2は急性感染症などで、そしてタイプ3は慢性疾患などで適用されるとした。しかしその後も特にわが国などでは、パターナリズムが患者・医師双方で当たり前のようになっていた。

しかし、慢性疾患が主流になった現在では、患者と医療者との**相互参加**はどうしても必要である。なぜなら、高血圧、糖尿病、がん、心疾患、

脳血管疾患などの生活習慣病は，患者の日常生活での食事，身体活動，休養，睡眠，ストレスなどへの対処が重要であり，予防においても治療においても毎日の生活に健康的食生活，身体活動，休養，睡眠，ストレスへの対処をうまく組み込まなければならないからである。また必要に応じて薬物療法が加えられるが，それも自己管理が必要だからである。

医療機関を患者が訪れるのは1か月に1度，あるいは3か月に1度のことが多い。この間の患者は自宅や職場において，自身の疾患についての共同ケアの一端を担うことになる。この場合，インフォームドコンセント概念の基本要素である，①理解し決意するための患者の意志決定能力，②診療，複数の治療方法，危険および予後などについての情報開示，③開示された情報の理解，④患者が決定する際の自由意思，⑤治療方法についての同意の5項目について，患者と医師の双方が，これらの内容を深くかみしめ，好ましい関係づくりの努力をすることが必要である。

4　告知における患者−医師関係

告知をする医師はインフォームドコンセントとは違い，末期状態を意識してのことになるので，患者への配慮がよりいっそう必要である。

告知をする時期は，診断確定時，再発時，治療停止時などがある。いずれの場合も告知をする場合には，医師はターミナル（終末期）状態を意識している。患者の不安に対応するためには，告知は医師だけで行うのではなく，看護師，専門看護師[1]，認定看護師[2]，医療ソーシャルワーカーなどが同席することが望ましい。

医師は告知によってもたらされる以下のような良い影響を考えて患者や家族に向き合って話しを続けていく。

①患者が死を受容し，平静な心でやすらかに家族に看取られ，生を完結することができる。

②患者が自分の意志で，最後は自宅で過ごしたいなどの気持を述べられる。

③患者と医師をはじめとする医療者や家族との意思疎通が図られ，信頼関係のもとで意思統一が保てる。

④患者が仕事や家族などの問題を整理し，残された時間の有意義な過ごし方を自ら決定できる。

---

*1 専門看護師
日本看護協会専門看護師認定試験に合格し，特定の専門看護分野（ここでは，がん看護）においてより困難で複雑な問題を抱えた人，家族，地域などに対して，より質の高い看護を提供するための知識や技術をもつと認められた者。5年ごとに更新する。

*2 認定看護師
日本看護協会の認定看護師認定審査に合格し，ある特定の看護分野（ここでは，緩和ケアや訪問看護など）において，熟練した看護技術と知識をもつと認められた者。5年ごとに更新する。

Ⅱ 服薬に関する患者−医師・薬剤師関係

　医師・薬剤師などから指示された治療法を，患者が指示どおりきちんとまもることを**コンプライアンス**という。服薬については，かつては強制的治療が優勢であった。コンプライアンスという言葉は慢性疾患患者の食事療法などにも使われるようになり，やがて，患者の同意を重んじるインフォームドコンセントの時代となり，服薬指導においても変化が起こってきた。

　欧米では，患者をコラボレーター（協力者）とみなし，医師・薬剤師と患者が共同で治療を進めるという時代になっている。つまり，患者が実行・継続可能な治療法を医師・薬剤師と共に自ら選択し，患者自身の意志で治療を継続する**アドヒアランス**を重んじるようになってきた。世界保健機関（WHO）も，2001年に「『コンプライアンス』ではなく，『アドヒアランス』という考え方を推進する」という方向性を示した。これに伴って，わが国においてもアドヒアランスの向上を目指す動きが始まった。

　統合失調症患者を例に考えてみる。1950年代に統合失調症のための抗精神病薬の登場以来，統合失調症患者の入院期間は短縮し，地域で生活する人が増加した。再発・再燃や，急性増悪などの病状の急激な悪化を防止し安定した社会生活を維持するためには，周囲の環境の整備も必要であるが，同時に服薬を継続することが重要である。しかし，ある服薬調査（黒川洋治他，2008）によると，統合失調症患者のほぼ半数弱が服薬中断の経験があるという。

　そこで患者自身の意志で服薬を継続するアドヒアランスを向上させるための例を，以下に紹介する。

1　事例—統合失調症患者の場合

　患者の退院に先立って，「退院時カンファレンスを行うための学習会」を開催する。実施の際には，①患者の理解度を増す視覚教材を用いる，②映写時間を患者の集中度を考慮し短時間にする，③患者のわかりやすい言葉で話す，④親近感を増すために視覚教材には身近なスタッフが出演することなどに留意する。そして**表5-1**のような内容について，週3回，各1時間，2週間で終了する学習プログラムをつくり，毎回，①ウォーミングアップ，②前回の学習内容の復習，③学習内容の紹介，④

表5-1 学集会の内容の例（服薬モジュール）

第1回	服薬教室の目標，薬の体内動態，血中濃度などの薬の基礎知識を知る
第2回	統合失調症の治療薬について知る
第3回	薬の服用中止による再発などの危険性について知る
第4回	薬を服用するための正しいステップについて知る
第5回	正しい薬の飲み方のルール，のみ忘れ時の対処法について知る
第6回	薬の副作用の対処法について知る

視覚教材を用いた質疑応答，⑤ロールプレイ，⑥宿題という順序で学習会を進めることにした。

これは患者自身の意志で治療を継続することを目標としたアドヒアランスの精神に則った取り組みである[1]。

対象が高齢者の場合は，多くの慢性疾患をもち，処方される薬の種類も多くなる傾向がある。さらに脳卒中後の片麻痺などによって，片方の手が使えなかったり，嚥下能力の低下による服薬困難な例が増えてきている。そのような人が家庭において服薬する場合には，①保管場所から患者の目の前まで薬を運ぶ，②口腔内に薬を入れる，③口腔内の薬が嚥下される過程の3行程が必要である。自分で口の中に薬を入れられない人や，認知機能の低下によって服薬を拒否する人，嚥下障害を抱える人などのアドヒアランスを向上させるためには，医師・薬剤師をはじめ看護師などの服薬指導のスキルも大きく関係してくる。

このように患者と薬剤師の関係も，以前とは異なってきた。薬局の窓口での薬剤師の対応が改善されてきたことは確かである。しかし，薬剤師のコンプライアンスを中心とした考え方からアドヒアランスの向上を目指す姿勢はいまだ途上にあると考えられる。

III 患者－看護師関係

ここでは特に，入院時の患者と看護師の関係を，患者からの視点でみてみよう。

看護師は，患者の体温，脈拍，血圧などの測定，点滴，注射，投薬，浣腸，食事の運搬，配膳，検査や手術室に行く患者の準備，他部局への引率，記録，指示，要請など実に忙しそうであるが，患者にとって看護師は次のような専門職だとある患者が述べている[2]。

「治癒の過程を旅にたとえれば，患者は旅人であり，看護師は優れた

案内人ということになろう。上手な案内人は自分が主役にならないが，必要なときはいつも旅人のかたわらにあって，道を迷わないように導き，適切な助言をする。旅人は独り歩きできるようになり，必要がなくなれば，同伴をやめる。患者は不自由な身体状態の中で一番自由な生き方を見つけ，それによって健康回復の道程を自分で歩いて行くことを可能にする」。

　以上は患者－看護師関係を患者の側からたいへんよく表している。また同じ患者は，看護師との接触場面について以下のように述べている。

　「浣腸や注射をしているときに，『こんなことあまりしたくはないのですが，少しの間我慢してください』と言ったとしたら，そんなときは仕事として割り切ってきびきびと片づけてくれたほうが気持がよい。声かけはいらない」。

　「交代で回ってきて短い会話をしていくときに，無理に病状以外の個人的な会話をする看護師がいる。こちらの気分がめいっているときに，にぎやかに元気よく話しかける人がいる」。

　「一番淋しいのは見回りにきてもベッドサイドに近づかず行ってしまうことである」。

　「時間をみて患者の話を聞こうとするゆとりがほしい」。

IV 患者－管理栄養士関係

　病院に勤務する管理栄養士・栄養士が患者を対象に栄養教育を実施する姿は珍しくなくなった。

　以前から病院によっては，医師が，「この患者は食事のことを改善すると，もっと病態が安定すると思われる」と診断すると，管理栄養士・栄養士に栄養教育が託されることがあった。患者は，それぞれ違った日常生活を営み，食習慣ができあがってしまっていることが多い。早い時期から，一部の栄養士たちは栄養教育の研修を行っていたが，それほど一般的ではなかった。2000（平成12）年の「栄養士法」の改正により，管理栄養士の業務の一つに「傷病者に対する療養のため必要な栄養の指導」と明確化されて以来，医療機関で働く管理栄養士は，医療関係職種として法的に位置づけられた。医療機関における栄養教育は，集団指導のほか個人を対象とすることが多くなった。入院患者に対しては，病態，栄養状態，喫食状況，消化吸収能力に応じて食事指導と栄養管理を行う。

外来患者に対しては，患者の食生活の実態を十分に把握したうえで，日常生活環境を尊重した食事指導を行う。

このように管理栄養士たちの，患者の日常生活に適応する栄養指導の工夫が重ねられているのであるが，それに対する患者の対応は協力的ではないこともある。1980年頃のある病院外来で医療従事者と患者の関係を観察した際には，医師から「栄養士さんの指導を受けてください」と言われた患者の多くが，「今日は都合が悪い」とか「次回までに食事量を減らしますから，今日はこのままで帰らせてください」などと，栄養士との出会いを避けたいという態度であった。「栄養士に教えてもらえるなんて素晴らしいのに」とこちらは思っていたが，患者には食生活がうまくいっていないのでペナルティ（罰）として会わされるという認識があったようである。

栄養教育についての管理栄養士と患者関係のポイントはおよそ以下のようになる。

①患者またはその家族との信頼関係を築く。
②患者がやる気になるように援助する。ただし「やる気」というのは動機づけがないと出てこない。動機づけは外からしかけても無理である。患者の内面から湧いてくるものである。
③短期の目標を合議で決める。
④次回に向けての目標とそのための行動を決める。
⑤目標達成を確かめ，達成できなかったときは，問題点を話し合う。努力した点に対しての評価をする。
⑥食生活は，その患者が従来慣れ親しんだ内容から出発する。実行可能なように，いつもの内容を起点にプラスマイナスする。
⑦媒体としては，実際の料理（弁当など），食品模型，ビデオなどを使う。
⑧栄養教育は月に1回の頻度で行う。生活習慣になっている食事を変更すること，そして，そもそも私的な事柄である食事を，病状回復のためとはいえ，患者には自覚症状のない状態で変更するよう働きかけるのであるから，根気強い対応が必要である。

V 患者－医療秘書（医療事務職）関係

医療秘書（医療事務職）の勤務場所は多岐にわたる。病院長室や看護部長室，医局に勤務する場合には直接患者に接することは少ない。しか

し，病棟や外来の窓口の場合は，患者と顔を合わせることが多い。また，窓口や電話での応対は，患者やその家族にとってはその医療機関の第一印象ともなる。上から目線ではなく，常に患者の立場に立って，穏やかに，ていねいな対応をすることがたいせつである。

▶**電話での応対**　電話がかかってきたときに，まず受話器をとるのは医療秘書である。やさしく適切な応対をする。語尾まではっきりと発音し，要点をおさえるために相手の言葉を復唱し，メモをとるなどして正確性を心がける。

▶**窓口における対応**　診療所や病院を訪れた患者は，往々にして受け身になる。しかし，患者は自分に集中して対応してほしいと思っている。相手にきちんと向き合って，相手の話すことをまず聞く。他の職員と話しながらや何かをしながら話すことは慎む。

▶**外来の待合室や廊下での対応**　だれでも長時間待たされるといらいらしてくる。そんな様子が見られたら，やさしく声かけをするとよい。また，患者のニーズを察して対応することも望まれる。

▶**病棟クラークとしての対応**　患者は入院時に入院中のオリエンテーションを受けるが，その後も慣れるまでは不安で，ナースステーションに来ては，質問することがよくある。そのような場合も相手の不安な気持ちに寄り添い，言動を尊重しつつ，何が問題かを探り，医師や看護師に速やかに連絡するなどの対応をする。

　その他，注意すべきこととして，医療秘書は医療職ではないが，その医療機関の一員であることである。患者にとってどうすればよいのかを常に考えながら行動するとともに，その医療機関（部署）の円滑な運営を支えることがたいせつである。

　最後に，医療秘書は，患者の情報をいろいろ知る立場にあるが，患者情報の守秘義務は他の医療者と同様，勤務中はもちろん，退職後も課せられていることを忘れてはならない。

引用・参考文献
1）斉藤百枝美，他：認知行動療法に基づく服薬自己管理モジュールの導入とその評価，退院後の服薬コンプライアンスの有用性．医療薬学，31（3）：194-202，2005．
2）都留春夫：病者のこころの動き，医学書院，1975．

第6章 セルフケアとメディカルケア

I ヘルスケアとは

　セルフケアとメディカルケアを合わせてヘルスケアという（図6-1）。
　人は病気でないときは，医師をはじめその他の医療者の指示やサポートなしで，健康の保持増進に努めている。人によっては健康のことなど考えずに毎日を過ごしているだろう。しかし，そのような人々でも二日酔いをしたときや，睡眠不足のとき，過食したときなどに何らかの症状が現れると，「これはいけない元気になろう」と自主的に何かするだろう。このように医療者の手を借りずに自主的にケアをするのがセルフケアである。図6-1の右側の端である。
　しかし，発熱したり，かぜをひいたり，痛みが出たりすると「医者にかからなくては」と診療所や病院の外来を訪れる。その時点でメディカルケアが始まり，少しずつ医療者に依存するようになる。薬を処方され，

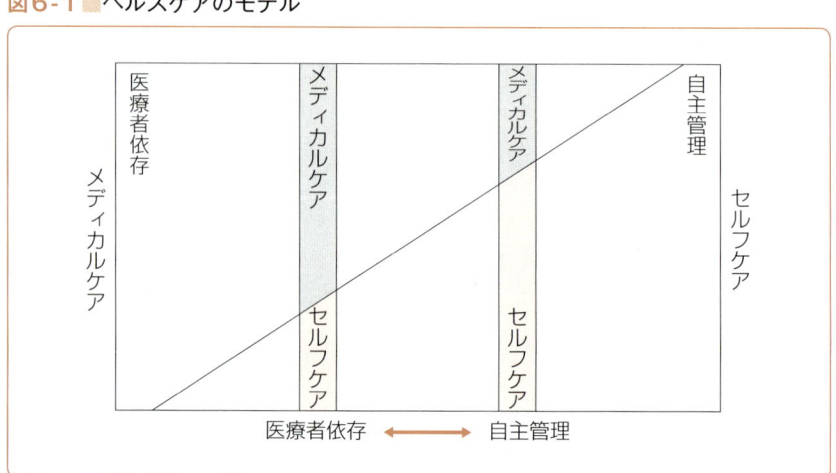

図6-1 ■ ヘルスケアのモデル

諸検査を受けて様子をみることになると，患者は再び自主的にセルフケアを始める。しかし，症状が重くなり入院してさらに詳しい検査を受け，手術が必要になると，メディカルケアの比重が増えて，セルフケアは少なくなる。図6-1の左側のほうに寄ってくる。手術後にICU（集中治療室）に入っているときは，完全に左端のメディカルケアになる。

1　ヘルスケアシステム

　人を対象にして健康の保持・増進，疾病の予防，早期発見・早期治療，リハビリテーションを促進するために行われる一連の健康管理サービスを提供するシステムを広義のヘルスケアシステム（図6-2）という。
　ヘルスケアシステムは以下ように成り立っている。

▶**健康のための前提条件**　平和，住居，教育，食物，収入，安定した生態系，持続可能な生存のための資源，社会的公正と公平性を指す。

▶**環境づくり**　助け合う環境，上下水道，脱空気汚染，脱騒音，食品衛生，職場環境改善などを指す。

▶**セルフケア**　健康づくり，正しい生活習慣，疾病予防，悪化予防，リハビリテーション，終末期の生活の質（QOL）の確保などを目的に自分で行っているケアなどである。メディカルケアを受けていてもセルフケアは存在する。

▶**プライマリ・メディカルケア**　第1次医療，生活圏に最も密着した一般医療。

▶**2次メディカルケア**　第2次医療，一般的な入院を主体とする医療。

▶**3次メディカルケア**　第3次医療，高度な専門医療を提供する特定機

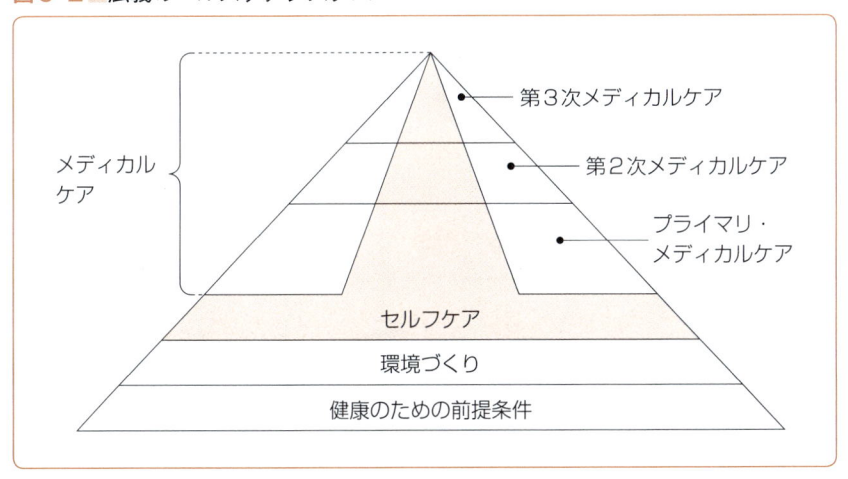

図6-2　広義のヘルスケアシステム

能医療。

2 健康生活についての考え方

人々が自分の健康をかえりみるときは、疾病の徴候や症状に注目して健康を考える場合（医学モデルに基づく）、社会的役割が遂行されるかどうかに注目する場合（役割遂行モデルに基づく）、環境への柔軟な適応を維持し、有効な相互関係が可能か否かに注目する場合（適応モデルに基づく）、幸せ・満足感・愛情感など情緒面に注目する場合（幸福モデルに基づく）など、一人ひとりの置かれた現状や条件によって**健康観**は違ってくる。

疾病の有無を超えた基本的健康づくりを考えたのが**図6-3**である。これをもう少し具体的にみると以下のようなことがある。

・だれにでも遺伝的素質がある。それを上手に受け入れる。
・自分に合った健康的な食事、身体活動、睡眠を心がける。
・自尊心をもつ、自分らしさを出す、望ましい結果を得ることを信じて、できるという自信をもつ（自己効力感）。
・人を愛する心をもつ。
・人との信頼関係を大事にする。
・快適な居住環境をつくる。
・環境保全行動をする。
・自分の家計をきちんと管理する。

図6-3 ■ 疾病の有無を超えた基本的健康づくり

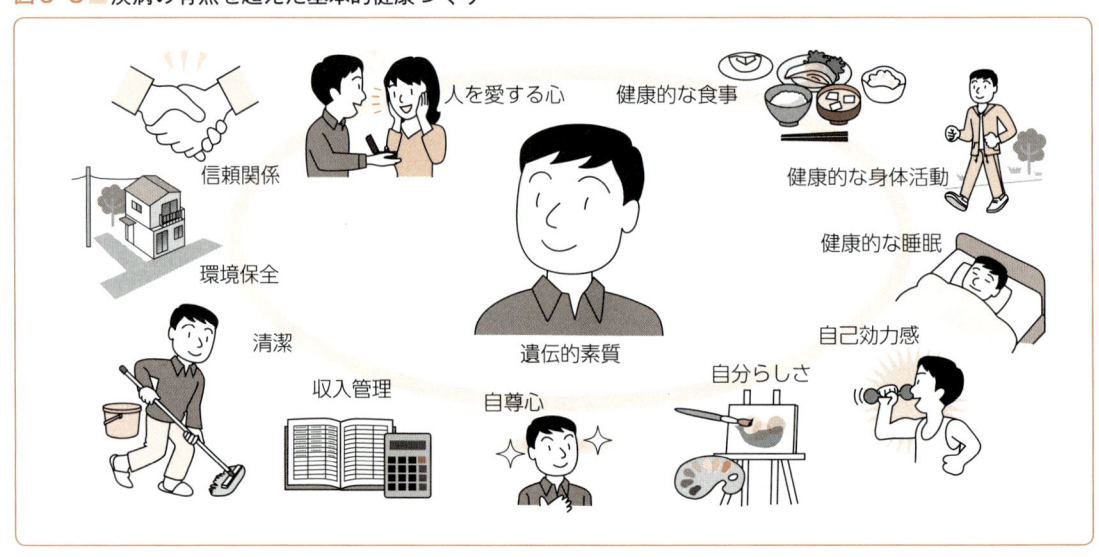

3 セルフケア

　医療との関係を強調してセルフケアを表すと，健康づくり，正しい生活習慣，疾病予防，悪化予防，リハビリテーション，終末期のQOLの確保などを目的として自分で行うケアのことである。医療者の行うプロフェッショナル・ケアとの対比する形で使われる。

　図6-2に示したように，人は医療機関を受診していない段階では，セルフケアによって健康づくり，正しい生活習慣，疾病予防などに自ら努めることが期待されている。

　そこで，健康づくりの基礎となる図6-3の「疾病の有無を超えた基本的健康づくり」をまず取り入れることを期待する。図6-4は全人的

図6-4 ■ 健康状態のチェック表

表の各項目を読んで，「とても」，「かなり」，「あまり」そうでない，「全然」そうでないのなかから一つ選んで○をつけてください。

	とても (4点)	かなり (3点)	あまり (2点)	全然 (1点)
質問1　私は自分の体質や素質を知っている				
質問2　私は自分の体質や症状にあった適切な食事をしている				
質問3　私は自分の体力にあった休養をとっている				
質問4　私は自分の体質や症状，日常の身体活動にあわせて身体を動かしている				
質問5　私は異性と充実したつきあいをしている				
質問6　私は自分の性格や個性を知っている				
質問7　私は自分の才能・適性を知り，それを生かそうとしている				
質問8　私は自分の考えや道徳心を持ち，視野が広く，柔軟な考えを持っている				
質問9　私は自分の内面に眼を向け，自分らしさを実現しつつある				
質問10　私は人生のそれぞれの段階における出来事に対し自分自身の人生として引き受けて進んでいる				
質問11　私は家族と心が通じている				
質問12　私には気心の知れた友人がいる				
質問13　私は学校で他の学生とうまくコミュニケーションがとれる				
質問14　私は学校で教師とうまくコミュニケーションがとれる				
質問15　私は地域社会の中で交際があり，地域活動に参加している				
質問16　私には愛する人々がいて，喜びと幸せを感じている				
質問17　私は自分の部屋を掃除したり整えたりして快適な居住環境を作っている				
質問18　私は高校または大学で，交通事故防止，安全確保など学校環境をよくするために積極的に取り組んできた				
質問19　私は身のまわりの環境を汚さないような積極的な行動をしている				
質問20　私は自分の家計をきちんと管理している				

次の項目のなかのあてはまるほうに○をつけてください。
　性（男性　女性），住居（自宅生，その他），健康感（とても健康，かなり健康，普通，あまり健康でない，まったく健康でない）

資料／本宮輝薫：健康度のホリスティックな把握と評価，園田恭一，川田智恵子編：健康観の転換，東京大学出版会，1995

健康感に基づく健康状態のチェック表で，**図6-3**を言葉で表すとどうなるかを示すものである。この各項目に「とてもしている」から「全然していない」までの4段階で答えてもらう。

さらにセルフケアには，個人的セルフケア，家族的セルフケア，集団的セルフケアが存在する。個人的セルフケアは個人でするのであるが，家族が協力してセルフケアに努めることもある。また，地域や職場の自主グループが集団的に行うセルフケアも多い。

II メディカルケアとは

プライマリ・メディカルケア，2次メディカルケア，3次メディカルケアに移行するにつれ，セルフケアに対するメディカルケアの比重が大きくなる。メディカルケアの責任が重くなるにつれ，医療者は患者に対して指導的指示を与えがちになる。そうなると患者側も依存的になりがちである。

プライマリ・メディカルケアは当然であるが，2次メディカルケア，3次メディカルケアになってもセルフケアは重要なのである。

1 プライマリ・メディカルケアとセルフケア

糖尿病をはじめとする多くの慢性疾患において，患者は疾病の改善，悪化予防のために，日常生活における様々な**患者役割**をもつ。この段階になると，完全にセルフケアとはいえないかもしれないが，医師をはじめとする医療者の指示を大事にして自分が主体的に療法に取り組むのである。たとえば，糖尿病では食事療法，運動療法，薬物療法などを毎日の生活のなかに組み入れる必要があり，なかでも毎日の血糖値や血圧の自己測定はセルフケアが順調か否かをみるのに重要である。

したがって，患者と医療者の**共同ケア**であることを患者に納得してもらい，患者の自己効力感を高めることを中心にアプローチするのも一策である。

2 2次メディカルケア，3次メディカルケアとセルフケア

プライマリ・メディカルケアに比べて2次メディカルケア，3次メディカルケアでは医療者の責任が大きくなる。こうなると，医療者は患者に

対して指示的な接触が多くなる。2次メディカルケア，3次メディカルケアにおけるセルフケアの大切さを患者に納得してもらう方法として，**インフォームドコンセント**と**クリティカルパス**の意義は大きい。

インフォームドコンセントについては前述したが，わが国では1980年代から論議されるようになり，1990年代には多くの医療機関で行われるようになった。インフォームドコンセントは，①医師から十分な情報の提供，②患者の理解・納得，③患者の検査・治療への同意または拒否の経過をたどる。インフォームドコンセントは使い方（行い方）によって，患者の自覚を高めセルフケアに寄与する。

クリティカルパスは，医療チーム（医師，看護師，その他の医療者）が特定の疾患，手術，検査ごとに共同で実践する治療・検査・看護・処置・指導などを時間軸に沿ってまとめた治療計画書である。

クリティカルパスでは患者のセルフケアについてはほとんど触れることはない。しかし，クリティカルパスには，業務の明確化（各種の処置，検査，服薬指導，栄養食事指導などが表に載っている）や，インフォームドコンセントの充実に働きかける効果がある。その結果，診療内容や治療目標が明確になり，患者の治療への主体的参加を導き出せるのである。

そのためにもクリティカルパスの原則は，医療者用と患者用の2種類を作成することとなっている。

引用・参考文献

1) 本宮輝薫：健康度のホリスティックな把握と評価，園田恭一，川田智惠子編：健康観の転換，pp.31-50，東京大学出版会，1995.

第7章 治療・ケアの場の違いによる患者像

I 診療所

　診療所は○○医院や○○クリニックと看板を出していることが多い。診療所には有床（19床以下）診療所もあるが，これは全体の10％ほどで，大部分が無床である。最近の診療所の設置場所は街中のビルの1室や1フロアであることも多い。また，専門の異なる複数の診療所が一つのビルの中で開業し，受付やX線検査室などを共有するタイプ（**医療モール**）も増えている。

　人は発熱したり，倦怠感がひどかったり，痛みを感じたりして診療所を訪れるが，必ずしも自分の意思とは限らない。いやいや来院している人もいる。医師に診てもらうのはだれにとっても不安なことである。診察の結果もそうだが，受付から診察室に入るだけでも不安なのである。患者にとっては，一軒の普通の○○医院で受診するほうが受付の人間や看護師，もちろん医師とも一体感がもて，不安感も少ないだろう。つまり，人はできれば身近にある頼りになる診療所を**かかりつけ医**として決めるのが望ましいのである。

　複数の診療所が共同で医療モールを開設するのは，コスト面からも医療者にとっては有利である。また患者にとっても一度に複数の診療科を一つのビルの中で受診できるという利点がある。しかし，医療モールで注意を要するのは，診療所は一つひとつが独立した組織であり，独特の文化をもっていることである。受付，待合室，X線検査室，廊下，トイレなどの共有部分には，それぞれ異なる診療所を訪れた患者が混ざっている。共有部分では，「自分の診療所に来た患者かどうかわからないので，愛想良く振る舞う必要はない」と考えないでほしい。どの人も「自分の診療所に来た患者だ」と思って，温かく対応してほしい。

II 病院

　病院には大きく分けて**公的病院**と**私的病院**がある。

　日本の公的病院には，市町村立，都道府県立，国立（独立行政法人国立病院機構の病院や国立大学の医学部付属病院など），JA厚生連，日本赤十字社，済生会など，2018年10月現在1600弱ある。日本は私立病院が多く7000弱あり，設置主体は医療法人，公益法人，個人などである。

　病院の種類の多くは一般病院であるが，他に精神科病院と結核診療所がある。また一般病院のなかには，特定機能病院，地域医療支援病院，療養病床を有する病院が含まれている。

1 特定機能病院

　特定機能病院としては，全国の大学病院，国立がん研究センター，国立循環器病研究センター，大阪府立成人病センターなどが厚生労働大臣より承認されている。特定機能病院の外来では，原則として紹介状が必要である（紹介状がないと費用がかかる）。

　特定機能病院では，①高度な医療の提供，評価，開発，研修をしている，②病床数は400床以上，③集中治療室などの高度な医療機器を備えた施設がある，④医師，看護師，薬剤師などを特定数以上配置していることが条件となっている。

2 地域医療支援病院

　都道府県知事の承認を得た病院であるが，病床数200床以上で，地域におけるかかりつけ医，かかりつけ歯科医などを支援し，紹介患者への医療提供，施設・設備の共同利用や開放化，救急医療の実施などを行う。

III 診療方法の違い

A 外来診療

　患者は，紹介状を持って病院の外来を訪れるときは，その紹介状を初診の受付に出すことから第一歩が始まり，そのときには，診療してもらう科がおおむねわかっている。しかし，紹介状を持たずに一般病院の外

来を訪れる人は多い。そのような患者は，診療科の数が多い初めての病院の受付で，診療科の指定にまずとまどうだろう。もしもその病院に，初診患者の初期診療を行い，専門科での診療が必要な場合は，ふさわしい専門科に患者を振り分ける総合診療科が設置されていれば，患者や受付も迷うことなく，総合診療科を指定できる。

　しかし，総合診療科がなかった場合を考えてみよう。たとえば高齢者が，「昨晩動悸がして急に力がなくなり横になったところ，すぐに回復したのだが尿が出にくくなった」という主訴で病院を訪れたのだが，老人科か泌尿器科か循環器内科か，どの診療科を選択したらよいかわからない。受付で，「ではそこを右手の方向に行って『相談窓口』のところで今の症状をお話ししてみてください」とやさしく案内されたらその患者はどんなに安心するだろう。それが「受付では診療科をお示しできません。後の人たちが何人も待っています。診療科を決めてからまた並んでください」と言われたら患者はますます不安になる。どうしようかと思うだろう。

　次に，患者のストレスが高まるのは診療科での待ち時間である。痛かったり苦しかったりするので訪れた外来で，いつ呼ばれるか待っているのは本当に辛抱がいる。総合診療科だと初診患者が多いだろうから，順番の見当がつく。しかし初診で，専門科外来の場合には，予約患者のなかに初診患者を入れこむことになる。病院側もたいへんなのである。そんなときに，看護師や受付の事務職などが「お待たせしていますね。○○分くらい先の診療になります。もう少し待ってくださいね」と一言言いに来てくれたら，たちまち患者の心は明るくなる。

B 救急診療

　初期救急患者，2次救急患者，3次救急患者がある。

　交通事故によるけがや，家族の心疾患の疑いや脳卒中などに遭遇してあわてた経験がある人もいるだろう。救急車をよぶ場合もあるが，自家用車で病院を訪れることもある。医療機関ではまず外来診療として救急患者に対応する。これを**初期救急医療**という。夜間・休日は一般に在宅当番医または休日夜間急患センターが対応する。

　入院や手術が必要な重症の患者に対応するのが**2次救急医療**である。救急指定病院がその役割をもつ。救急指定病院は都道府県知事より指定された病院で，救急医がおり，必要な医療機器が設置されている。夜間や休日の対応には病院群輪番制度を採用している地区もある。

Ⅲ 診療方法の違い

　3次救急医療機関は，2次救急医療機関で対応できない重篤な救急患者に対し，高度な医療を総合的に担当する病院である。

C 入院治療

　入院には**救急入院**と**予定入院**がある。いずれの場合にも患者にとって大きな不安がある。目的によって分けると，①内科的治療，②外科的治療，③教育入院，④精神科入院になる。初めての入院を経験する患者にとっては，自分の家から離れた病院での生活が始まるのである。たとえば2人部屋に入院することになると，隣の患者はどんな人だろう。病室の出入りの騒々しさが気にならないだろうか，食事は食べられるだろうか，トイレの使用でうるさくないか，睡眠はとれるだろうか，隣のいびきがうるさくないか，自分がいびきをかいたらどうしよう，寝具は寝ごこちよいだろうか，など，日常生活の一つひとつが気になる。

　たとえば小さな子どものいる女性が入院することになったと考えてみよう。その女性は，家庭のことがいろいろと思い出され，子どものこと，夫のことなどが気になる。有職の場合は，家のことに加え，忙しい職場で同僚がどれほど自分の仕事を引き受けたことで苦労しているかということも気になるだろう。

　さらに，入院に際して最も不安なのは，入院中の治療である。以下に事例をあげるので，どのような事柄が想像できるか考えてみよう。

1　一般的な入院―外科的治療を目的とした入院例

　Nさんは40歳（女性）の会社員。夫と4歳の女児がいる。

　Nさんは2年前から頻尿，尿がたまると下腹部痛，時々「ガツーン」とつきあげられる痛みに襲われるようになった。この間，泌尿器科，婦人科，胃腸科を受診し，たどりついた泌尿器科（女性クリニック）で，間質性膀胱炎の疑いありと診断され，はっきりさせるため生まれて初めての入院となった。

　入院前に，手術のための諸検査は済んでいる。外来では入院後に行われる「膀胱水圧拡張術は診断と治療を兼ねている」という説明が簡単に行われた。

　Nさんは手術前日の朝入院し，担当の看護師から入院生活についての説明を受けた後，午後には主治医から膀胱水圧拡張術についての詳しい説明を受けた。また，担当の麻酔医から麻酔についての説明があり，どちらの説明に対しても同意書がかわされた。それによってNさんは，術

前，手術，術後のおおよその過程を理解でき，落ち着きを得られたが，ある種の不安は続いていた。

このように入院患者の心中は，「よくなるんだ」という期待と，慣れない場所での不安が絶えず行き来していると考えてよい。

2　教育入院—糖尿病患者の例

O氏（男性）は45歳，IT関連企業に勤務している。健康診断で精密検査を指示され，病院の糖尿病外来へ行き診察を受けた結果，糖尿病だと診断される。思いもしなかった診断名にO氏は，「自分は太ってもいないし，家族に糖尿病患者もいない。誤診ではないか」と疑った。しかし，医師からのわかりやすい説明があり，何とか納得した。そしてO氏は1週間の予定で，教育入院することになった。

ある日曜日に，男性4人，女性4人がO氏と一緒に教育入院した。病室は4人部屋であった。入院中は，曜日によって多少異なるが，体重測定と血糖自己測定を朝食前に行い，食後30分くらいしてラジオ体操，散歩を30分ぐらい行うことになった。O氏は病院から30分ぐらいで職場に行けるため，入院中も午前中にバスに乗って職場に顔を出し，昼食には病院に戻った。

午後からは食事の盛り付けなどの実習，糖尿病・食事療法・運動療法・薬物療法についての座学が行われ，時間に余裕があった日は患者同士のグループディスカッションがあった。最終日の土曜日午後は，個別に，1週間の状況をみて立てられた今後の治療方針が医師から説明され，O氏からの質問の後，糖尿病療養指導士も加わって，退院後の職場生活も含めて，日常の生活行動スケジュールについて話し合った。

このように，糖尿病など，今後病気と共存しながら人生を歩む必要のある患者に対して，日常生活の見直しなどを含む教育と今後の治療方針の決定を目的とする入院を勧められることがある。それは診断が確定した後のなるべく早い機会に，患者の気持ちが整理されつつある時機をみて行われ，期間は1〜2週間である。目標は退院して日常生活に戻ったときに，その人が実行可能なライフスタイルを見つけ出すことにある。したがって，最低限3度の食事時間と夜間の睡眠時間中は病院にいることが必要であり，昼間病院にいる間は，すべての時間が教育（学習）にあてられていると考えてよい。この間に患者が正しい知識を身につけ，実行できるように関係者全員で支えていくことが大切である。

第8章 終末期患者の治療とケア

I 終末期について

　終末期患者とは，救急の疾患などで終末期を迎える患者，がんなどで余命6か月以内となっている亜急性型の患者，または，老衰などの患者が考えられる。

　ここではがんなどの亜急性型の終末期患者について考えることにする。なお，終末期医療のあり方についての，「尊厳死」「安楽死」「延命医療中止」などについてはここでは扱わない。

　終末期は**ターミナル**ともいい，ターミナルという言葉からは，「完結する」「成就する」「終わりを全うする」「有終の美を飾る」など，そこに何らかの尊い感覚がある。

　たとえその時点での医学の知識・技術からは治療方法はない（不治）と診断されたとしても，その先は未知である。そしてその患者の生命自体がもつ自発的生命力を発揮することによって，「死」という現象がより輝きをもつことにもなるのである。したがって家族，医療者をはじめ，すべての関係者が，患者自身の主体性を大事にして花開く死を迎えられるようケアにあたることが期待される。

　ここでは，終末期という言葉を使うが，この終末期はターミナルの言葉から発せられる「終わりを全うする」「有終の美を飾る」といった輝きをもつ終末を考えたい。

II 終末期がん患者の治療とケア

A 事例の紹介

ここでは3つの事例のそれぞれの終末期を紹介する。

1 最期まで治療を希望した患者の例

Sさん（40歳），女性。家族は夫と小学生・中学生の子ども2人，自身の両親の6人である。

進行性乳がんで化学療法を行いながらも，化学療法後の副作用の増強，自壊創の増大などの病状が急速に進行した状態となったSさんは，子どものために少しでも身の周りのことを行い，母親としての役割を遂行しようという一念から治療の継続を希望していた。入退院を繰り返すことになるが，治療と母親としての役割を少しでもやり遂げようとしたのである。

病棟と外来の看護師と乳がん認定看護師らは，Sさんが「疼痛の緩和と自壊創の処置を身につけ，残された時間を自分らしく生き抜くことをサポートする」ことを協働して支えた。Sさんは当初，自壊創の処置を「自分でやらなくてはいけない」と思っていたが，身体的苦痛のひどいときは，母親や看護師のサポートを得られることがわかり，自身のケアに自信と安心感をもったようである。

Sさんは自宅では家族への気遣いからストレス状態が強くなっても，入院時は医師とゆっくり話したり，看護師からの精神的サポートを得たり，身体を休めることで，自宅に戻ってからの活力を得ていたようである。

そのような日々を送るなかでSさんは，化学療法や自壊創への放射線療法を続けることを強く希望すると同時に，看護師の助言も得て，夫や子どもに自分の病状と最期の段取りについての希望を伝えることができた。その後の再入院時には，夫や子どもたちの面会が多くなった。

そしてついに，Sさんは化学療法の終了を決断し，積極的な症状緩和ケアを目指した。やがてSさんは，残された時間が少ないことを夫と子ども，両親に伝えた。

そして家族に見守られてSさんは最期を迎えた。家族は悲しみのなかにあっても，Sさんの頑張りを認めていた様子だった。

2　終末期がん患者の望む在宅療養の実現を支えた例

　Jさんは74歳の男性。脳出血の後遺症である左片麻痺があった。その後，舌がんを発病し，放射線治療を受けた。腎機能悪化に伴う透析と，終末期の療養目的で大学病院から転院をする。しかし，Jさんの在宅療養の希望が強かったことから，在宅療養を実現するための取り組みが始まった。要介護度は3である。家族構成は，患者，妻（75歳），長女夫婦，長女の子ども（孫）4人の8人である。妻は関節リウマチを患い，認知症と診断されている。

　長女の家族は，母親（Jさんの妻）の認知症の診断を機に両親との同居を決意し，長女が主介護者となって両親の介護をしていた。長女は「子どもが親を介護するのが当たり前」という家族観をもっている。しかしJさんは昔から長女に厳しく，親子間のコミュニケーションはその当時も良好ではなかった。一方，孫たちとJさんとの関係は良好で，Jさんは孫たちを可愛がり，孫たちもJさんやJさんの妻の身の周りの世話を手伝った。家族の経済状態は安定しており，結束力もあった。

　病院スタッフ，ケアマネジャー，透析療法を行うクリニックスタッフが一堂に会し，Jさんの在宅療養中の治療方針などを確認するため，退院時合同カンファレンスを実施した。在宅療養にあたっては，①在宅療養における問題の明確化，②援助方針の明確化，③援助目標の明確化，④家族のニーズと援助者の役割の明確化を行い，自宅での主介護者に焦点を当てて，クリニックの看護師を中心に援助を行うこととなった。そしてJさんの在宅療養が開始された。

　家に戻ったJさんが透析を受けるときは，クリニックの送迎バスや介護タクシーを利用した。

　長女の休息と安らぎ（レスパイト）のため，Jさんは病院や施設に1か月に1回，1週間くらいのショートステイを利用した。しかし，長女にはJさんからの直接の感謝の言葉はないままで，主介護者である長女の疲労感はつのるばかりになった。

　そのような生活はJさんが亡くなるまで8か月続いた。長女の介護疲れはたいへんなものであったが，看護師からの長女への精神的援助はJさんの入院中から最期まで続けられた。Jさんの死後に，長女の「最期まで頑張ってよかった」という満足感を示す言葉が印象的だった。

3　ディグニティーセラピー（尊厳の記録）

　60歳のＣさん（女性）は，乳がんの再発患者である。家族は夫と2人の子ども（娘，息子）だが，すでに2人とも社会人になっている。

　最期を迎えるにあたってＣさんは，「私の大切なものを大切な人に伝えるための記録」を残した。これは緩和ケアの一環として作成された。緩和ケアチームの看護師が面接者となり，9つの質問（表8-1）を一つひとつＣさんに投げかけ，40分ほどの面接記録を逐語録としてまとめたものである。Ｃさんの告別式のときに，Ａ4判8枚ほどのそれは，夫から参列者に手渡された。

　この記録から印象に残ったことをまとめてみる。

　Ｃさんは20年以上看護師として病院に勤務した後，大学院を終了し，看護学の教育・研究者として学部学生の教育にあたり，亡くなる数年前から大学院生の教育・研究にあたった。Ｃさんを慕って多くの大学院生がＣさんの教室に入学した。Ｃさんは知性と創造力が豊かで活力がみなぎっていたので，がん患者であったとは信じられないほどであった。

　いかに夫を愛していたか，夫がいかに理解してくれたか。結婚にかける大きな期待のもとに家族がつくられたこと，育児と職業の両立で苦労したこと，Ｃさんの子育ては子どもにとってはどうだったのか。また，職業をやりぬくという職業観の「伝達者」「表現者」の立場を愛したから，実践家から教育・研究者になったこと，ものの考え方を学問上のDNAとして伝えていきたいと思ったこと，伝達者としての誇りをもち，病院の看護管理者時代からエビデンスに基づく研究の重要性を知り，現場の改善に寄与したことなどが読み取れた。

　そして「治療を断つ」という決断も夫は理解してくれたものの，90歳近くになる母（別居）にはすまないと思っていること。夫，娘，息子そ

表8-1　9つの質問項目

1	人生において，特に，一番覚えていることは何ですか
2	家族に覚えておいてほしいこと，知っておいてほしいことは何ですか
3	人生において果たした役割のうち最も大切なものは何ですか
4	最も重要な達成や誇りと言えるものは何ですか
5	愛する人たちに言っておかねばならないなといまだに感じていること，今まで言っていたけど，もう1回言っておきたいなということは何ですか
6	愛する人たちへの愛や希望がありますか
7	家族に対するアドバイスはありますか
8	家族に残しておきたい言葉はありますか
9	他に付け加えておきたいことはありますか

して互いの関係に対しても今後の心配や希望を述べている。2人の子どもには「自分の責任で面白く生きてくれ，私はどこかでみんなのことを見守っている」と述べている。

この記録は，抗がん剤の治療をうち切って，緩和ケア中心の時期に入ってからつくられた。しかし，Cさんのディグニティーセラピーの記録にはがん患者としての闘病については一切語られていないことが印象的であった。

B 事例のまとめ

事例1では，終末期が近づいても治療を継続し，母親としての役割を少しでもやり遂げたいというSさんの意思を受け止めた病院の医療職者たちが存在した。また，最期の段取りについても，患者であるSさん自身が家族に告げ，家族が心の準備をしたところで別れのときを迎えられた。本人と家族も素晴らしかったが，それに寄り添った医療者たちの存在が大きかった。

事例2では，在宅療養を希望し，それがかなった最期である。Jさんは昔風の父親気質（かたぎ）であり，長女もある意味でそれを認めていたようである。主介護者の長女はたいへんであったとは思うが，懸命に介護したことで最終的に「これでよかった」と思えたのであろう。そうした家族の状況を理解して，後方支援した看護師グループの存在は大きかった。

事例3は，がんサバイバーとして4年余りを平穏に過ごした後，再発。週1日外来治療のための休暇をとる以外は，勢力的に教育・研究に取り組み，大学運営の仕事にも進んで参加し，とても明るい性格で発想力に富んでいた人である。そして再発から3年目，自分の意志で治療を中止し，周囲に感謝し，自分の思いをまとめるなど，まさに「終わりを全うした」素晴らしい例である。

III 終末期がん患者の治療とケアを充実させるために

悪性新生物による死亡数は1981（昭和56）年以来，第1位を続け，年間35万人を超えている。がんはずっと死の病気として恐れられ，社会的な偏見にさらされてきた。しかし，がんにかかっても全治したり，再発や転移を遅らせることができるようになってきた。

そうはいうものの，進行がんにかかった患者や，再発・転移を繰り返

して不治の状況に至る患者は後を絶たず，死亡率1位は続いている。

以下には，がん患者を中心とした終末期の治療とケアを考えていくために，2006（平成18）年制定の「がん対策基本法」と，その翌年に施行された「がん対策基本計画」で取り扱っている課題の要約を示す。

「がん対策基本法」の基本理念は，①がんの研究，予防・診断・治療などの技術の推進，②がん患者がその居住する地域がどこであっても等しく科学的知見に基づく適切ながん医療を受けられる，③がん患者を十分に尊重した治療が選択できる医療の提供の3つを推進することである。

「がん対策推進基本計画」には基本的施策として，①医療機関の整備など，②がん患者療養生活の質の維持・向上，③がん医療に関する情報の収集提供体制の整備などがあげられている。

基本的施策に則っての分野別施策として，緩和ケア，在宅医療，がん医療に関する相談支援および情報提供を以下に取り上げる。

A 緩和ケア

ⓐ 現　状

「緩和ケアチームの設置」を拠点病院の指定要件としていること，また，緩和ケアチームの専従の医師が，入院中に診療した患者については，退院後も外来で診療を行っても差し支えがないこととし，継続的な緩和ケアを提供しやすい体制の整備に努めている。

ⓑ 今後の取り組み

これから取り組むべき緩和ケアの施策として，治療の初期段階から充実させ，診断，治療，在宅医療など，様々な場面において切れ目なく実施される必要があることから，拠点病院を中心として，緩和ケアチームやホスピス・緩和ケア病棟，在宅療養支援診療所などによる地域連携を推進していく。また，身体的な苦痛に対する緩和ケアだけではなく，精神心理的な苦痛に対する心のケアなどを含めた全人的な緩和ケアを，患者の療養場所を問わずに提供できる体制を整えていくこととしている。

B 在宅医療

ⓐ 現　状

訪問看護推進事業を実施し，在宅ホスピスケアに関する看護師の資質向上を図っている。また，がんを含めた専門分野における質の高い看護師育成事業として，症状緩和も含めた臨床実践能力の向上に向けた実務研修，さらに，在宅療養支援診療所について診療報酬上の加算を行って

いる。その他，がん末期の40〜64歳までの者に対して介護保険の保険給付を可能とするとともに，療養通所介護サービスの創設など，がん末期患者を含めた在宅中重度者へのサービスの充実を図っている。

b 今後の取り組み

がん治療を継続する患者の退院時の調整を円滑に行うため，病院の医療従事者が，在宅療養支援診療所，訪問看護ステーション，薬局との連携を密にし，さらに，地域連携クリティカルパスの活用を進めるとしている。

在宅医療においては，訪問看護の果たすべき役割が大きいことから，訪問看護に従事する看護師の確保の推進，在宅で療養するがん患者の疼痛緩和および看取りまでを含めた終末期ケアを24時間安定的に提供できる訪問看護に従事する看護師の専門性を十分に発揮できるような体制を整備していく。在宅における緩和ケアの関係者（医師，看護師，薬剤師，介護関係者など）に対して，それぞれの業務内容に応じた専門的な研修を実施する。在宅医療に必要となる医薬品や医療機器の供給体制のよりいっそうの整備を図っていく。その他，介護保険の充実が必要である。

C がん医療に関する相談支援および情報提供

取り組むべき施策として，国民が，がんをより身近なものとしてとらえること，そして，がん患者となった場合でも適切に対処することができるようにする必要がある。また，進行・再発がん患者に対する誤解を払拭することも重要である。

このため，がん対策情報センターにおいて，がんに関する正しい情報の提供をいっそう強化するとともに，引き続き地域懇話会を開催する。加えて，地方公共団体や企業などとも協力しつつ，がん年齢に達する前の早い段階からがんに関する知識を国民が得られるようにすることに努める。

また，拠点病院においては，がん患者とその家族に支援を行っているボランティアなどの受け入れを行うとともに，国民に対して緩和ケアをはじめとするがん医療を身近なものとして感じてもらえるように努める。

がんに関する情報は，がん患者の立場に立って，様々な手段を通じて提供される必要がある。

このため，がん対策情報センターの「がん情報サービス」の内容を充実するとともに，相談支援センターにおける電話やファックス，面接による相談などを着実に実施していく。

また，インターネットの利用の有無にかかわらず，得られる情報に差が生じないようにする必要があることから，がんに関する情報を掲載したパンフレットやがん患者が必要な情報を取りまとめた患者必携を作成し，拠点病院などのがん診療を行っている医療機関に提供していく。

　以上，がん対策推進基本計画のなかから，特に終末期ケアに関連する項目を抜粋して紹介した。法律と基本計画が施行されてもそれを受けた人々，患者，ボランティア組織，行政，保健・医療・福祉機関，教育・研究機関が行動を起こさなければ，目標に近づくことはできない。

患者論と医の倫理

医の倫理

序章

患者と癒し

　ここでは，癒しのプロフェッショナルチームの一員としての，医療倫理を学ぶ。主治医をはじめとする医療職者チームの役割は，様々な苦しみや不自由さ，生きにくさを抱えながら受療する人々が，自身が納得して決断し，よりよい選択ができるように，プロとして協働して支援し続けることである。生まれ，老い，病み，人生の集大成を迎える人々との出会いのなかで，それぞれの悩み，生きにくさをできるだけ軽くする手助けができるよう，医の倫理を学ぶことで，いのちの修羅場を切り抜ける頓智と叡智をしっかりと身につけてほしい。

Q1：来院，入院している人をなぜ患者とよぶの？

　患者，漢字を分解してみると，心に串が刺さって痛くてしょうがない者。「串」の元の漢字には「貫く」という意味があり，「患」とは「心が貫かれて痛む」という意味である。

　「串刺しの心痛むは患者かな」

　また，「串」の元の漢字には「閂」という意味もあり，「心がふさがる」という意味もある。

　「閂で心塞がる患者かな」

　一方，英語のpatientの語源，patiはpassと同様「行動（action）を受ける」という意味のラテン語から派生したもので，「苦しむ」という意味をもつ。pati「苦しむ」＋ent「〜する者」で「病人，患者」となる。

　苦痛で来院する人の「痛」という漢字の成り立ちは，「やまいだれ」が意味する病気と，「突き通る」の意をもつ「甬」を合わせたもの。「突き通るように痛む」という意味である。「痛み」を表す言葉は，語源的に「罪に対する罰」の意味を有している。フランス語にも英語の「pain」に対応する「peine」という言葉がある。いずれもラテン語の「poena」，ギリシャ語の「poeine」に由来している。ギリシャ語の「poeine」は，

「penalty（刑罰）」を意味する。「punishment（処罰）」も，派生語である。痛みは，人間の原罪としてのアダムの裏切りと，人間の罪を一身に背負って受難したキリストの磔刑に象徴される。キリストの受難も，passionである。

Q2：病気と癒しについて考えてみよう

　病気の英語diseaseは，dis（打ち消しの接頭語）＋ease（安らぎ）で，楽しくない，安らがない状態を表す。「癒」の字を分解すると，「愈」すなわち愉快の愉に，やまいだれがオッカぶさり，楽しくない，不快な状態を表す。愈をさらに分解すると，川の流れにまかせて舟がすいすい進むように，心にわだかまりなく気分が良い状態を表す。心に突き刺さった痛みがなく，心がふさがっていない楽しい状況である。

　癒しを表す，healingはholosから派生した。ギリシャ語のholos（全体）は，heal（癒える，癒す），holy（神聖な），health（健康）の語源である。癒された状態が健康である。どれも共通して「本来のあるべき姿に戻る」という意味がある。病気から元の状態に戻ることが，元気ともいえる。その人本来の身体の調子や心の調子に戻り，楽になることが元気になることである。

Q3：元気とユーモアについて考えてみよう

　humor（ユーモア）とは，体内の液体のことであり，以下の4種類の液体のバランスが人間の肉体，精神の状態を左右する。①blood（血液）：快活で，楽観的になる。②phlegm（粘液）：無邪気になる。③choler（胆汁）：怒りっぽくなる。④melancholy（黒胆汁）：憂うつになる。そもそも，医聖ヒポクラテス（Hipocrates）*らが，人間の健康は4つの体液から構成され，どれかが異常に増えると不調になるという「四体液説」を主張したことにより，ユーモアの示すものは体液から人の体調へと変わり，さらに，気分の変化を表すようになった。可笑しくなる，切れる，憂うつになる，心の変化をもたらすものがユーモアになり，そのなかでも，滑稽で笑えるもののみが，今日ユーモアとして残った。4番目のメランコリーは，憂うつな気分であるが，メランは，メラニンと同じく黒を表す。身も心も黒々で，うつうつの状況，これも今日まで伝わっている。

　ユーモアは，生命の元であり，元気そのものである。

＊ヒポクラテス
紀元前460年頃～紀元前370年頃の古代ギリシャの医師。医学を経験科学へと発展させるとともに，医師の倫理性と客観性を説き（ヒポクラテスの誓い），現代まで影響を与えている。

第1章 医療倫理の必要性

　倫理は，どちらの漢字も「みち」で，人と人との間で，筋を通して，合意を形成するプロセスを意味する。「仁義を切る」「手打ち」などその筋にも作法があるように，プロの道には筋を通す約束が必要である。「手締め」は，いろいろなことがトラブルなく無事終了したことの締め括りとして行われるのが一般的である。「四方八方（または三方四方＝諸方）丸く納めましょう」という願い，「めでたく無事に納まりました」と礼を込めて打つ。インフォームドコンセント，コンセンサス，手こそ叩かないが，手打ちであり，手締めである。

Q1：法律・法規と何が違うの？

　医療分野には専門団体が多数存在し，独自に綱領やガイドラインを策定している。医療者はそれに基づいて行動している。たとえば，世界医師会（WMA）の「ヘルシンキ宣言」などの国際的な宣言や行政機関によるガイドラインなどにも法的拘束力はないが，医療者は高い倫理観とプロ意識によって遵守に努める。倫理宣言やガイドラインなどの規範がソフト・ローとして有効性を保ち機能している限り，強制力のある法が介入する必要はない。しかし，規範の実効性が疑わしい場合，あるいは，社会の基本的価値に抵触するおそれがある場合には，法律による規制が必要となる。

　日本内科学会の医療倫理のポイントと日本医師会の医の倫理綱領を以下に示す。

◎日本内科学会の医療倫理のポイント

　医療倫理を考えるに当たっては，倫理と法の，「これからある行為をするための行為規範としての同じ面」と，「ある行為がなされ結果を評価するための評価規範としての違う面」があり，社会のなかでは法と倫理が重

畳的に，また役割を分担しながら存在している。法（ハード・ロー（hard law））と倫理（ソフト・ロー(soft law)，行政ガイドラインや，学会・院内ガイドラインなど）とを学び，具体的な事例で，法と倫理の使い方を学ぶ必要がある。ハード・ローとは，立法権限のある機関が作成する，いわゆる法律と法律に基づく指針および条例である。法的拘束力があり，違反した場合には違法行為としてとらえられる。他方，ソフト・ローとは，法的拘束力はないが，法的価値がまったくないともいい切れない，法と法でないものとの中間的な存在で，国が定める，法律に基づかない指針や，専門家集団のガイドラインや宣言，機関が定める指針などがこれにあたる。形式上法律のような拘束力はないが，実際にはよく守られているルールである。

◎医の倫理綱領

医学および医療は，病める人の治療はもとより，人びとの健康の維持もしくは増進を図るもので，医師は責任の重大性を認識し，人類愛を基にすべての人に奉仕するものである。

1. 医師は生涯学習の精神を保ち，つねに医学の知識と技術の習得に努めるとともに，その進歩・発展に尽くす。
2. 医師はこの職業の尊厳と責任を自覚し，教養を深め，人格を高めるように心掛ける。
3. 医師は医療を受ける人びとの人格を尊重し，やさしい心で接するとともに，医療内容についてよく説明し，信頼を得るように努める。
4. 医師は互いに尊敬し，医療関係者と協力して医療に尽くす。
5. 医師は医療の公共性を重んじ，医療を通じて社会の発展に尽くすとともに，法規範の遵守および法秩序の形成に努める。
6. 医師は医業にあたって営利を目的としない。

◎日本医師会綱領

日本医師会は，医師としての高い倫理観と使命感を礎に，人間の尊厳が大切にされる社会の実現を目指します。

1. 日本医師会は，国民の生涯にわたる健康で文化的な明るい生活を支えます。
2. 日本医師会は，国民とともに，安全・安心な医療提供体制を築きます。
3. 日本医師会は，医学・医療の発展と質の向上に寄与します。
4. 日本医師会は，国民の連帯と支え合いに基づく国民皆保険制度を守ります。

以上，誠実に実行することを約束します。

第1章 医療倫理の必要性

表1-1 ■ 医療倫理の4原則（アメリカ型）

恩恵原則：利益最大化，道徳的義務	患者・家族の利益を最大化させる，医療提供者に課せられた責務
無危害原則：危害最小化	リスクを最小化し，できるだけ危害を加えてはならないという，医療提供者の責務
自律尊重原則：余計なお世話をしない	自らの医療について，選択する患者の権利を尊重する責務
公平・正義原則：合理的えこひいき	すべての人を公平に治療するため，優先順位をつけて医療資源を適正に配分する責務

みなさんは，「医師としての高い倫理観と使命感を礎に」明るい生活を支える医師と共に国民の明るい生活を支えるプロである。

Q2：医療倫理の原則は？

*1 ビーチャムとチルドレス
共にアメリカの生命倫理学者。

ビーチャム（Beauchamp, T. L.）とチルドレス（Childress, J. F.）[*1]は1979年に，恩恵，無危害，自律尊重，公平・正義の4原則を示した（表1-1）。現在の医療倫理は，生命倫理のなかで医療者の倫理に焦点を合わせている。他方，生命倫理は，環境問題なども含めた「生命」に関する政策や文化，文明論に関する取り組みとして広くとらえられるようになっている。エンゲルハート（Engelhardt, H.）[*2]による2原則（1996）は，自律（autonomy）と善行（beneficence）である。

*2 エンゲルハート
アメリカの医学哲学者。

アメリカ型医療倫理の4原則は，自立し自己決定できる個人を前提としており，自己決定が最優先となり，自己決定できない・しにくい患者に対しては当てはまりにくい。それに対して，弱さを尊重する倫理原則として，ヨーロッパ型4原則，自律（autonomy），尊厳（dignity），不可侵性（integrity），弱さ（脆弱性（vulnerability））がある。

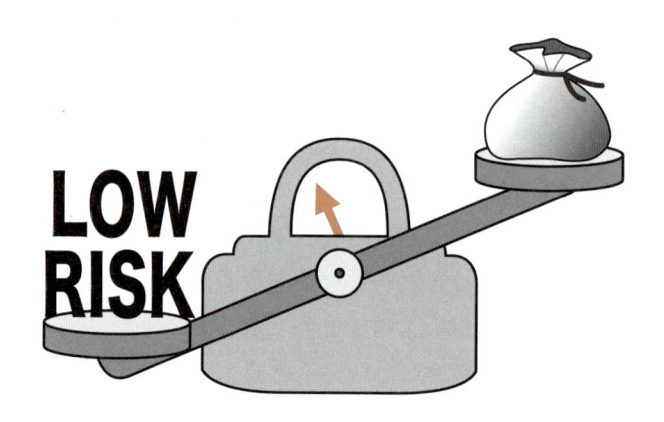

Q3：医学研究の倫理は？

　ナチスの人体実験への反省から被験者の自由意思を保護する「ニュルンベルク綱領」（1947）をもとにした，1964年の世界医師会（WMA）の「ヘルシンキ宣言」（人間を対象とする医学研究の倫理的原則，日本医師会訳）が，医学研究の倫理のもとである。その後2008年と2013年に修正が加えられている。2008年に修正されたものの要点を以下に，抜粋を資料編に示す。

6．人間を対象とする医学研究においては，個々の研究被験者の福祉が他のすべての利益よりも優先されなければならない。

9．医学研究は，すべての人間に対する尊敬を深め，その健康と権利を擁護するための倫理基準に従わなければならない。研究対象の中には，特に脆弱で特別な保護を必要とする集団もある。

24．判断能力のある人間を対象とする医学研究において，それぞれの被験者候補は，目的，方法，資金源，起こりうる利益相反，研究者の関連組織との関わり，研究によって期待される利益と起こりうるリスク，ならびに研究に伴いうる不快な状態，その他研究に関するすべての側面について，十分に説明されなければならない。被験者候補は，いつでも不利益を受けることなしに，研究参加を拒否するか，または参加の同意を撤回する権利のあることを知らされなければならない。被験者候補がその情報を理解したことを確認したうえで，医師または他の適切な有資格者は，被験者候補の自由意思によるインフォームド・コンセントを，望ましくは文書で求めなければならない。同意が書面で表明されない場合，その文書によらない同意は，正式な文書に記録され，証人によって証明されるべきである。

32．新しい治療行為の利益，リスク，負担および有効性は，現在最善と証明されている治療行為と比較考慮されなければならない。ただし，以下の場合にはプラセボの使用または無治療が認められる。
　＊現在証明された治療行為が存在しない研究の場合，または，
　＊やむを得ない，科学的に健全な方法論的理由により，プラセボ使用が，その治療行為の有効性あるいは安全性を決定するために必要であり，かつプラセボ治療または無治療となる患者に重篤または回復できない損害のリスクが生じないと考えられる場合。

◎世界医師会「リスボン宣言」

　1981年，ポルトガルのリスボンにおける第34回WMA総会で採択され，2005年にチリ，サンティアゴにおける第171回WMA理事会で修正された。特に，「自己決定の権利」と「尊厳に対する権利」が重要である。以下に紹介する。

> <自己決定の権利>
> a．患者は，自分自身に関わる自由な決定を行うための自己決定の権利を有する。医師は，患者に対してその決定のもたらす結果を知らせるものとする。
> b．精神的に判断能力のある成人患者は，いかなる診断上の手続きないし治療に対しても，同意を与えるかまたは差し控える権利を有する。患者は自分自身の決定を行ううえで必要とされる情報を得る権利を有する。患者は，検査ないし治療の目的，その結果が意味すること，そして同意を差し控えることの意味について明確に理解するべきである。
> c．患者は医学研究あるいは医学教育に参加することを拒絶する権利を有する。
>
> <尊厳に対する権利>
> a．患者は，その文化および価値観を尊重されるように，その尊厳とプライバシーを守る権利は，医療と医学教育の場において常に尊重されるものとする。
> b．患者は，最新の医学知識に基づき苦痛を緩和される権利を有する。
> c．患者は，人間的な終末期ケアを受ける権利を有し，またできる限り尊厳を保ち，かつ安楽に死を迎えるためのあらゆる可能な助力を与えられる権利を有する。

Q4：倫理審査とは？　倫理審査委員会の役割とは？

　人を対象とする生物医学研究の倫理的正当性は，人々の健康に利益をもたらす新たな方法を発見する可能性にある。医学研究は，研究対象者・被験者候補者を尊重し，保護し，公正な方法で，また，研究が行われる地域共同体において容認できる方法で行われる場合に限り，倫理的に正当化できる。さらに，科学的に妥当でない研究は，期待される利益のないリスクに研究対象者をさらすことにより倫理に反するため，研究実施者および研究依頼者は，人を対象とする計画中の研究が，一般的に認め

られた科学的原則に従っており，適切な科学文献の十分な知識に基づいていることを保証しなければならない．

　人を対象とする研究の実施計画はすべて，科学的な利点および倫理的な妥当性を審査するため，一つもしくはそれ以上の科学審査委員会および倫理審査委員会に提出されなければならない．倫理審査委員会は研究チームから独立していなければならず，また委員会が研究から得る可能性のある金銭的あるいは他の物質的利益は，委員会の審査結果に影響してはならない．倫理審査委員会は，研究進行の監視を含めて，研究の過程で必要に応じてさらなる審査を実施する．

　倫理審査委員会は，まず，適切な科学審査を行うか，もしくは研究が科学的に妥当であることを有能な専門家集団が確認したことを証明しなくてはならない．また，データと安全性を監視する体制についても審議する．科学審査および倫理審査は分離することができない．科学的に不合理な研究に人を対象として用いることは，研究対象者・被験者候補者を無益なリスクや不都合にさらすという観点から，倫理に反しており，たとえ加害のリスクがないにしても，非生産的活動に研究対象者・被験者候補者や研究者の時間を浪費することは，価値ある資源の損失である．倫理審査委員会は，研究対象者の権利，安全，福利をまもるという義務がある．したがって，通常，倫理審査委員会は，申請された研究の科学的側面と倫理的側面の両方を審議する．

Q5：利益相反とは？

　医学研究は，民間企業から資金提供を受ける場合がある．特に近年，大規模臨床研究のためには，莫大な資金が必要となり，産学連携は欠かせない．スポンサーが，倫理的および科学的に適正な研究を支援するのは妥当だが，資金供給の条件がバイアス（偏り）を生じさせた可能性がある事例が生じている．研究実施者が，臨床試験のデザインにほとんど関与できなかったり，生データへのアクセスが制限されたり，データ解釈への参加が制限されたりする事態や，臨床試験の結果が依頼者の製品にとって好ましくなかった場合には，都合の悪い結果が発表されないという事態も発生する．リスクは，政府や財団による支援を受けた場合など，他の支援財源との関連でも起こりうる．

　利益相反（conflict of interest：COI）については，文部科学省科学技術・学術審議会技術・研究基盤部会産学官連携推進委員会利益相反ワーキング・グループによる「利益相反ワーキング・グループ報告書」（2002

（平成14）），文部科学省による「臨床研究の利益相反ポリシー策定に関するガイドライン」（2006（平成18）），厚生労働省の「厚生労働科学研究における利益相反の管理に関する指針」（2008（平成20）），日本医学会「医学研究のCOIマネジメントに関するガイドライン」（2011（平成23））が参考になる。

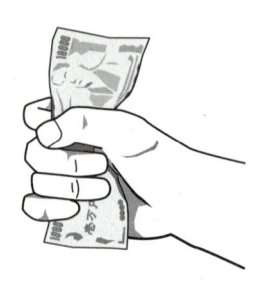

◎厚生労働科学研究における利益相反の管理に関する指針（平成20年3月31日　科発第0331001号　厚生科学課長決定）
　広義の利益相反は，「狭義の利益相反」と「責務相反」（注1）の双方を含み，「狭義の利益相反」は，「個人としての利益相反」と「組織としての利益相反」の双方を含んでいる。本指針ではCOIとは，具体的には，外部との経済的な利益関係等によって，公的研究で必要とされる公正かつ適正な判断が損なわれる，又は損なわれるのではないかと第三者から懸念が表明されかねない事態をいう。公正かつ適正な判断が妨げられた状態としては，データの改ざん，特定企業の優遇，研究を中止すべきであるのに継続する等の状態が考えられる。
（注1）責務相反とは，兼業活動により複数の職務遂行責任が存在することにより，本務における判断が損なわれたり，本務を怠った状態になっている，又はそのような状態にあると第三者から懸念が表明されかねない事態をいう。

Q6：臨床試験の信頼性を保つには？

　臨床試験への信頼性が揺らぎかねない事態が発生した場合，専門集団はどのような対処が必要であろうか。日本医学会は，2013（平成25）年7月「Kyoto Heart Study（日本人を対象としたバルサルタンの大規模臨床試験）に関する見解」を発表し，「再発防止には，全国医学部長病院長会議，日本医学会，日本製薬工業協会，医療用医薬品製造販売公正取引協議会などの組織，団体などが連携協力し，倫理性，科学性を担

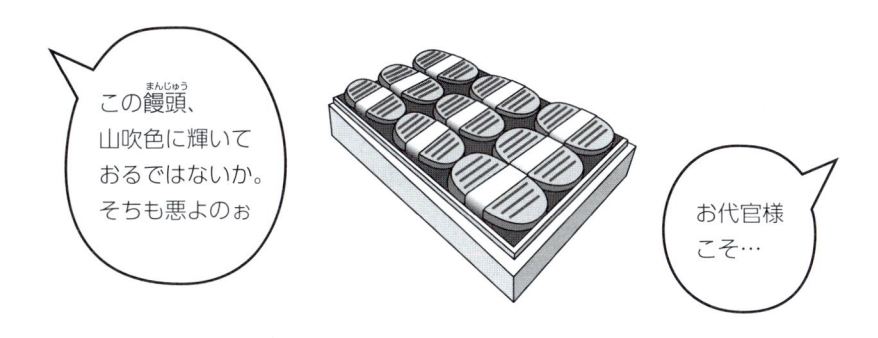

> この饅頭、山吹色に輝いておるではないか。そちも悪よのぉ

> お代官様こそ…

保とした医師主導の臨床試験実施のためのルール作り，論文発表の指針，金銭関係の透明化，利益相反状態のマネジメントなどを確保するしくみ作りが必要であり，適正に産学連携が推進できるように取り組んで行くことが喫緊の課題」と指摘した。

日本製薬医学会も「臨床研究の信頼性に関する緊急提言」を発した。資料編にその抜粋を示す。

まずなすべきことは，プロフェッショナルとして，速やかに危機意識を強く表明し，改善策を明示することである。

国も，対策を講ずるため，大臣直轄の検討委員会を2013（平成25）年に設置した。

Q7：チーム医療とは？

いわゆるチーム医療は構成概念であり，医療機関における協働システムとして，様々な様態をとりうる。その定義も様々に行われてきた。チーム医療にあたる英語はない。

厚生労働省は2010（平成22）年，「チーム医療の推進について」をとりまとめ，次のように概念整理を図った。

▶チーム医療とは，「医療に従事する多種多様な医療スタッフが，各々の高い専門性を前提に，目的と情報を共有し，業務を分担しつつも互いに連携・補完し合い，患者の状況に的確に対応した医療を提供すること」と一般的に理解されている。

▶質が高く，安心・安全な医療を求める患者・家族の声が高まる一方で，医療の高度化・複雑化に伴う業務の増大により医療現場の疲弊が指摘されるなど，医療のあり方が根本的に問われる今日，「チーム医療」は，わが国の医療のあり方を変えうるキーワードとして注目を集めている。

▶各医療スタッフの知識・技術の高度化への取り組みや，ガイドライン・

プロトコルなどを活用した治療の標準化の浸透などが，チーム医療を進めるうえでの基盤となり，様々な医療現場でチーム医療の実践が始まっている。

▶患者・家族と共により質の高い医療を実現するためには，一人ひとりの医療スタッフの専門性を高め，その専門性に委ねつつも，これをチーム医療を通して再統合していくといった発想の転換が必要である。

▶チーム医療がもたらす具体的な効果としては，①疾病の早期発見・回復促進・重症化予防など医療・生活の質の向上，②医療の効率性の向上による医療従事者の負担の軽減，③医療の標準化・組織化を通じた医療安全の向上などが期待される。

▶今後，チーム医療を推進するためには，①各医療スタッフの専門性の向上，②各医療スタッフの役割の拡大，③医療スタッフ間の連携・補完の推進といった方向を基本として，関係者がそれぞれの立場で様々な取り組みを進め，これを全国に普及させていく必要がある。

▶チーム医療を進めた結果，一部の医療スタッフに負担が集中したり，安全性が損なわれたりすることのないよう注意が必要である。また，わが国の医療のあり方を変えていくためには，医療現場におけるチーム医療の推進のほか，医療機関間の役割分担・連携の推進，必要な医療スタッフの確保，いわゆる総合医を含む専門医制度の確立，さらには医療と介護の連携などといった方向での努力を合わせて重ねていくことが不可欠である。

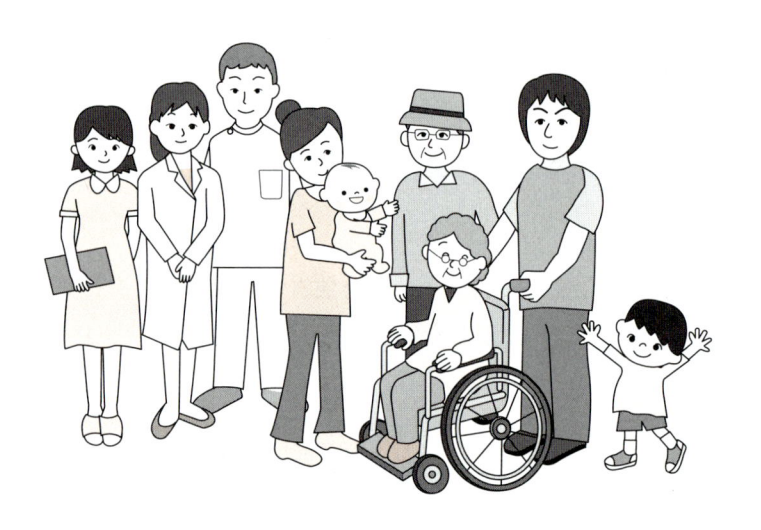

Q8：医療専門職とは？ コ・メディカルは滑稽なのでやめませんか？

　チーム構成員について，医師以外を「コ・メディカル」とよびならわしてきたことについても，学会レベルで見直しが始まっており，各医療専門職の名称を用いることが推奨されている。

　2012（平成24）年，日本癌治療学会は理事長名で「『コ・メディカル』という用語は使用せずに，薬剤師，看護師，臨床検査技師，診療放射線技師等といった医療専門職の名称を積極的に使用することが望まれます」とのコメントを発表した。

　また，日本放射線技術学会も「会告」でコ・メディカルという用語の使用自粛について周知した。日本核医学会も同様である。

　チーム医療として，倫理的難問題は担当者一人が抱え込まず，ガイドラインや宣言，法規に則り，倫理審査委員会の審議を経て解決を図ることが重要である。

Q9：臨床で真実を話す留意点は？

ⓐ 悪い知らせを伝える場合

　コミュニケーションのなかでもがんの患者に悪い知らせを伝えるのは，とりわけ難しいこととされている。アメリカ腫瘍学会（ASCO）では公式の教育プログラムに含まれるテーマである。日本でも「がん対策基本法」が施行され，厚生労働省の委託事業としてサイコオンコロジー学会の協力のもと，医療研修推進財団がコミュニケーション技能訓練講習会を主催するなど，問題意識が高まりつつある。主要なツールを紹介する。

ⓑ SPIKES：悪い知らせを伝える際の6段階のプロトコル―がん患者への応用

　このプロトコルは表1-2のように6段階で構成されている。その目的は，悪い知らせを伝える際に医師が4つの最重要課題（①患者から情報を得ること，②医療情報を教えること，③患者を支援すること，④将

表1-2　悪い知らせを伝える際のプロトコル

- S：setting（伝える環境づくり）
- P：perception（相手がどこまで理解しているか）
- I：invitation（相手が知りたがっているか）
- K：knowledge（相手への情報提供）
- E：emotion（相手の感情への配慮）
- S：strategy and summary（方針の決定とまとめ）

来に向けた指針や治療計画を立てる際に患者に協力してもらうこと）を実践できるようにすることである。これを学んだ腫瘍学者，腫瘍学の研究生および医学生は，患者にとって望ましくない医療情報を伝える能力に，より自信をもてるようになったと報告している。以下にそのうちの2つについての重要なことを示す。

1）S：setting（伝える環境づくり）で重要なこと

実際の設定状況によっては，慎重を要する問題点についての面談がうまく進まずに四苦八苦することがある。見かけ上でもプライバシーが保たれていなければ，また，話が脱線することなく集中した議論につながるような状況設定でなければ，面談の目的は達せられないであろう。役に立つ指針をいくつか以下に述べる。

▶ プライバシーの保護　面談室が理想ではあるが，利用できない場合は，患者のベッドの周囲にカーテンを引く。患者が動揺した場合のために，ティッシュペーパーを用意しておく。

▶ 重要な人物の関与　多くの患者はだれかにそばにいてほしいと願うが，それは患者本人が選択すべきである。多くの家族がいる場合は，患者に代表者を1，2名指名してもらう。

▶ 座る　座ることで患者は落ち着く。またこの行為はあなたがアワテテイナイことを示すサインでもある。座ったら，あなたと患者との間に障壁をつくらないようにすること。患者を診察した直後であれば，話をする前に衣服を身につけてもらうこと。

▶ 患者と接点をもつ　患者と目を合わせ続けるのは心地悪いかもしれないが，信頼関係を築くには重要な方法である。患者の腕に手を置いたり，手を握ったりする行為（患者が不快に感じなければ）は，信頼関係を築くためのもう一つの手段である。

▶ 時間の制約や中断に対処　時間制限があること，および中断する可能性があることを患者に伝えること。PHSをサイレント状態にするか，あるいはよび出しがあった場合は同僚に対応してもらうこと。

2）E：emotion（相手の感情への配慮）で重要なこと

患者が抱く感情に対応することは，悪い知らせを告知する際の最も難しい課題の一つである。患者の感情は，沈黙から疑い，涙，否定や怒りまで様々である。

悪い知らせを伝えられたときの患者の感情的反応は，ショック，孤独感，悲しみとして表れる場合が多い。このような状況では，医師が共感を込めて対応することによって，患者を支えたり，連帯意識を与えたり

することができる．共感を込めた対応のしかたは以下の4段階からなる．
▶第1　患者の立場に立って，あらゆる感情を観察すること．患者の感情には，涙を浮かべること，悲しげな表情を浮かべること，沈黙やショックなどがある．
▶第2　患者が抱いている感情を自分の中で言語化することにより確認すること．患者が悲しげに見えるのに沈黙しているのであれば，自由回答式の質問を用いて，考えていることや感じていることについて患者に尋ねる．
▶第3　感情の理由を特定すること．これは悪い知らせと関連することが多い．しかし，確実ではない場合は，再度，患者に確認すること．
▶第4　気持ちを表現するために患者に少し時間を与えた後，どうしてそのような感情を抱いたか理由を理解できているということを，わかりやすい言葉を用いて患者に伝えること．

　例を以下にあげる．
医師：残念なことに，レントゲン（X線）検査から化学療法がうまくいっていないことがわかりました（一呼吸おく）．申し上げにくいことですが，腫瘍はいくらか大きくなっています．
患者：そうなることを心配してたんです！（涙）
医師：（患者が座っている椅子に近づき，ティッシュペーパーを手渡す．その後，一呼吸おく）あなたがこの知らせを聞きたくなかったことはよくわかります．私ももっと良い知らせをお伝えしたかった．

　この会話で，医師は患者が泣いているのを観察し，悪い知らせが原因で泣いているのだと確信した．医師は患者のかたわらに寄り添った．この時点で双方が不快でなければ，患者の腕や手に触れてもよいであろう．その後，一呼吸おいて，患者を落ち着かせる．理解していることを表すような言葉を述べることにより，患者が動揺した理由を理解している旨を伝えた．

　患者の感情が収まるまでは，他の問題について議論することは難しいであろう．患者の感情がすぐに収まらない場合は，落ち着くまで共感を込めて対応し続けるとよい．また，医師は自身の悲しみや他の感情（「私も，もっと良い知らせだったらよかったのにと思います」）を伝えるために共感を込めた対応手段を用いることができる．共感を込めた反応に続いて，そのような感情を抱くのは無理もないと確認するような言葉をかけることは，患者を支えていると示すことになるであろう．

　また，患者が沈黙のままである場合など，感情がはっきりと表されな

い場合は，医師は共感を込めて対応する前に，探索的な質問をしてみるべきである。感情が，微妙な場合または間接的に表された場合，あるいはわずかに覆い隠された落胆や怒りである場合（例：「つまり，また化学療法で苦しまなければならないのですね」）も，共感を込めて対応するとよい（例：「これがあなたを動揺させるニュースであることを承知しています」）。この患者は腫瘍（しゅよう）専門医を最も重要な精神的支えの一つであると考えており，共感を込めた表現，探索的表現，そして確認するための言葉を組み合わせて用いることは，そのような支えを提供するうえで最も有用な方法の一つである。その結果，患者の孤独感を減らし，連帯感を表すことができ，さらに患者の抱く感情や考えが正常であり，当然のものであると証明することができる。

c SHARE

SHAREとは，supportive environment（サポーティブな環境設定），how to deliver the bad news（悪い知らせの伝え方），additional information（付加的な情報），reassurance and emotional support（安心感と情緒的サポートの提供）の4つの頭文字をとったもので，実際の面談は，①面談の準備，②面談の開始，③悪い知らせを伝える，④悪い知らせを伝えた後，⑤面談のまとめ，という順で進められる。すべてではなくても，使えそうなところでSHAREプロトコル例のうちの1つでも2つでもスキルを取り入れるように試みることが大切である。

新潟県立がんセンター新潟病院の今井洋介は，「SHAREプロトコル」について概説するとともに，「伝えたい内容を単に言語的に発したからといって，それを患者と共有しなければ，伝わったとは言えない」として，「病院としてのインフラ整備を真剣に考慮するとともに，医師と看護師が同様の価値感と緊張感をもって，医師－患者間のコミュニケーションの達成に臨む姿勢を再確認することが急務である。看護師の立ち会いには，①説明内容の記録，②患者の理解度の確認と，医師へのフィードバック，③説明終了後の患者の動揺，悲嘆へのケアといった計り知れないメリットがあることは自明である。しかしながら，基本的に，悪い知らせは，医師－患者間において伝達されるものであり，看護師は，その達成を陰日向になって支える，いうなれば縁の下の力持ち，といった存在であることを忘れてはいけない。面談の開始前に，同室することの重要性を患者サイドに説明し，理解していただく必要がある」とチームでの対応，協働の重要性を指摘している。

1）SHAREのうち最も重要なreassurance and emotional support（安

心感と情緒的サポートの提供）の会話の例
▶ 悪い知らせによって生じた気持ちをいたわる言葉をかける 「つらいでしょう」「混乱されたでしょうか」「驚かれたことでしょう」など，気持ちに配慮する。
▶ 患者の気持ちを和らげる言葉をかける 身近なことや時候の挨拶，患者の個人的な関心事などに触れる「ずいぶんお待たせしました」「最近寒いですがかぜをひいたりしていませんか？」「暑い日が続いていますが，夜は眠れていますか？」など。
▶ 患者が心の準備をできるような言葉をかける 「大切なお話です」「残念ですが」「少し残念なお話しをしなければならないのですが」「お時間は十分にありますか」，家族の同席を勧める。
▶ 明確に伝えるとともにショックを緩和する 明確に伝えるために「がん」という言葉は一度は用いるべきだが，非常にショッキングな言葉であるため，2回目以降は「がん」ではなくて「腫瘍」「病気」という言葉を用いる。その他，注意する言葉の例としては，「ホスピス」は「○○病院（具体的な病院名）」，「緩和ケア医」は「痛みの専門家」，「末期」「終末期」は「病期」，「生存」は「治療が効いた」，「死ぬ」「死亡」は「心臓が止まる」「呼吸が止まる」「息が止まる」など。
▶ 段階的に確認しながら伝える 個々の検査の内容や結果，最終的な判断に至る情報を小分けにして，順を追って，段階的に，患者の気持ちを確認しながら伝える。
▶ 患者が希望をもてるように伝える 「がんをやっつける治療よりも，痛みをとる治療に重点をおきましょう」など抗がん剤治療以外にも可能な医療行為があることや，現状の対策について伝える。
▶ 患者が希望をもてる情報も伝える 「幸い骨には転移はありません」「痛みはとれましたね」など。
▶ 悪い知らせを伝えた後，患者の気持ちを支える言葉をかける 「大丈夫ですよ」「一緒にやっていきましょうね」など。
▶ 最後まで責任をもって診療にあたること，見捨てないことを伝える 「私たち診療チームはあなたが良くなるように努力し続けます」「ご希望があればいつでも相談にのります」など。

2）家族への配慮
▶ 家族のほうにも時折視線を向ける。
▶ 理解や質問を確認する。「ご家族もご理解いただけましたか」「ご質問はありませんか？」など。

そのほかにも以下のような実用ツールがあるので，参照されたい。
①NCI（アメリカ国立がん研究所）パンフレット：『進行してしまったがんと向き合うために』
②国立がんセンター東病院臨床開発センター精神腫瘍学開発部監修：『がん患者さんとのコミュニケーション Q&A 第2版』

d 悪い知らせを受ける側の心得

　患者や家族が，医師との面談の際に疑問点や不安なことについて質問するときの例文や，よくある質問の説明をまとめた冊子が『重要な面談にのぞまれる患者さんとご家族へ』（国立がん研究センター東病院臨床開発センター精神腫瘍学開発部，2011）である。このパンフレットを活用することで，患者は自分にとって優先度の高い順番に質問をすることができる。また，家族も診察室でどのようなことを聞いておくべきかを事前に確認できるといったメリットも期待される。

第2章 いのちの始まり 出生前診断の医療倫理

Q1：恵比寿様が福の神なのはなぜ？

　古事記などの「蛭子伝説」では，伊邪那岐命・伊邪那美命は，初子が生まれつき身体が異常に柔らかかったので「ひるこ」と名づけたが，3歳になっても歩けなかったことから，葦の舟で海に流してしまった。幸いに流れついた村で，笑顔がかわいいと大切に育てられ，長じてたくさんの幸をもたらした。障害をもった児を流す村，育む村，どちらが幸せに暮らせるか，伝説は問いかける。

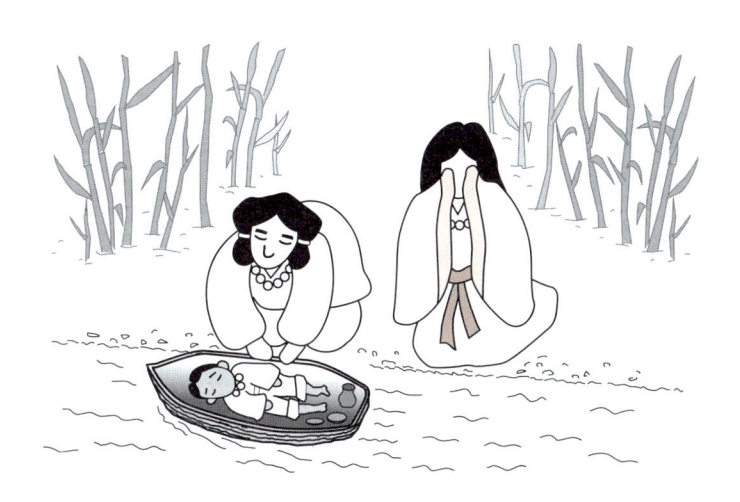

Q2：出生前に行われる遺伝学的検査・診断のポイントは？

　出生前に行われる遺伝学的検査および診断は，遺伝医学に関する十分な基礎的・臨床的知識のある専門職（臨床遺伝専門医など）による適正な遺伝カウンセリングが提供できる体制下で実施すべきである。また，関係医療者はその知識の習熟，技術の向上に努めなければならない。遺

第2章 いのちの始まり 出生前診断の医療倫理

図2-1 ■遺伝カウンセラーの仕事

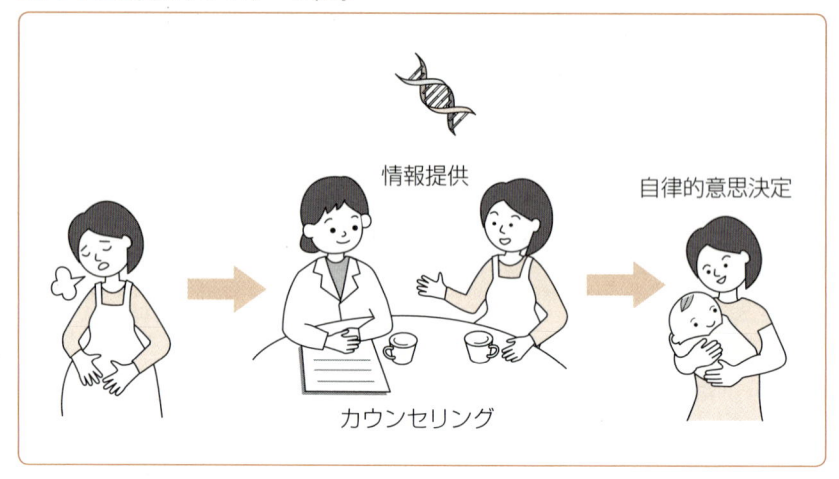

伝カウンセリングとは遺伝性疾患の患者，あるいはその可能性をもつ者，家族に対してその後の選択を自らの意思で決定し行動できるよう臨床遺伝学的診断，医学的判断に基づき適切な情報を提供し，支援する診療行為である（図2-1）。

出生前に行われる遺伝学的検査には，確定診断を目的とする検査と非確定的な検査があり，その技術・手法は多様化し，かつ急速に発展している。実施する医師はその意義を十分に理解したうえで，妊婦および夫（パートナー）などにも検査の特性，得られる情報の診断的評価，さらに，遺伝医学的診断意義などについて検査前によく説明し，適切な遺伝カウンセリングを行ったうえで，インフォームドコンセントを得て実施する。資料編に日本産科婦人科学会「出生前に行われる遺伝学的検査および診断に関する見解」を抜粋して示す。

Q3：母体血を用いた出生前遺伝学的検査の倫理問題とは？

レポート課題

ニュースなどで「母体血を用いた出生前遺伝学的検査」を知り，不安を抱いた様々な年齢の妊婦に対し，集団説明会を実施することとなり，担当医師から「説明がわかりやすいかどうか率直な意見が欲しい。30分程度の説明を行うが，最初に要点のみを説明する原稿を作成してみた。以下の資料も参加者に配布する。忌憚のない意見が欲しい」という依頼があった。

以下の原稿について，説明を受ける側に立って，自由な意見を述

べてみよう。

原稿の例

　ご説明を担当いたします，○○○○です。よろしくお願いいたします。

　この検査は，無侵襲的出生前遺伝学的検査（non-invasive prenatal testing：NIPT）や母体血胎児染色体検査とよばれています。開発されて間がない検査方法で，日本では臨床研究として実施されています。検査は，胎児の疾患の発見を目的とした不特定多数の妊婦さんを対象に行われる「マススクリーニング検査」ではありません。検査をご希望の方は，この研究の内容を理解・納得し，参加に同意したうえで，検査を受けていただくことになります。

　まず検査の限界は，陽性と診断された場合には，羊水検査や絨毛検査などの侵襲的検査によって確定診断をする必要があることです。陽性となった場合は，胎児が対象疾患に罹患している可能性が高くなります。配布資料の表をご覧ください。

　利点は，陰性と診断された場合に，胎児が異常をもつ可能性はきわめて低く，流産リスクのある侵襲的検査を避けることができることです。陰性となった場合は，胎児が対象疾患，21トリソミー（ダウン症），18トリソミー，13トリソミーである可能性はきわめて低くなり，どの年齢でも99.9％以上の確率で否定できます。流産の心配のある侵襲的検査である，羊水検査や絨毛検査を受けないという判断ができます。

　検査の対象者となる可能性のある方には，さらに詳しいご説明と，遺伝カウンセリングを行いますのでご安心ください。

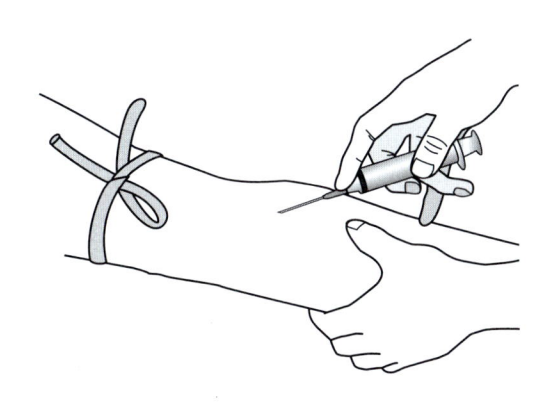

神戸大学医学部付属病院産科婦人科・遺伝子診療部，兵庫医科大学病院産科婦人科・臨床遺伝部がまとめた「母体血を用いた新しい出生前遺伝学的検査」(2013)を要約して以下に紹介する。

〈新型出生前診断とは〉

　母体血を用いた新しい出生前遺伝学的検査（以下，新型出生前診断）とは，妊婦の血液の中に含まれている胎児のDNAを，最新の医療技術を用いて検出するものである。胎児の13，18，21番染色体の数が正常であるか，増加する異常をもっているかどうかを調べる。無侵襲的出生前遺伝学的検査や母体血胎児染色体検査ともよばれている。

　従来の採血による母体血清マーカー検査に比べて精度が非常に高いが，確実に診断できるわけではない。また，開発されて間がない検査方法であり，2013年より日本では臨床研究として実施されている。

　検査の結果が陽性と診断された場合は，羊水検査や絨毛検査などの侵襲的検査によって確定診断をする必要がある。

　一方，陰性と診断された場合には，胎児がこれらの染色体の異常をもつ可能性はきわめて低く，流産リスクのある侵襲的検査を避けることができる。

　検査の前後には各医療機関で必ず詳しい遺伝カウンセリングを受けてもらうので，その際に不明な点は質問してもらう。

〈臨床研究として実施されることについて〉

　本検査は，その簡便性から，検査に関する十分な遺伝カウンセリングや説明が医療者からなされずに検査が行われる可能性がある。その結果として妊婦がこの検査の意義，検査結果の解釈について十分な認識をもたずに検査を受けることになる。

　また，この検査は，胎児の疾患の発見を目的とした不特定多数の妊婦を対象に行われるマススクリーニング検査ではない。

　そのため，本検査は一般の妊婦健診で行われる標準的な検査でなく，NIPTコンソーシアムが実施する「無侵襲的出生前遺伝学的検査である母体血中cell-free DNA胎児染色体検査の遺伝カウンセリングに関する研究」という臨床研究の1つとして行う。検査を希望する人は，この研究（複数回のアンケート調査）の参加に同意したうえで検査を受けることになる。

〈この検査でわかること・わからないこと〉

・わかること：21トリソミー（ダウン症），18トリソミー，そして13トリソミー（出生頻度順に記載）の染色体異常症が対象疾患である。なお，

これらの病気についても確実な診断ができるわけではなく，診断の確定には羊水検査や絨毛検査などの侵襲的検査を必要とする。
・わからないこと：その他の染色体異常や遺伝子異常，先天異常など。

〈この検査の優れた点と限界〉
・この検査の優れた点：高い陰性的中率を示すこと。検査の結果が陰性となった場合，胎児が対象疾患（21トリソミー（ダウン症），18トリソミー，13トリソミー）である可能性はきわめて低くなり，どの年齢でも99.9％以上の確率で否定できる。こうした妊婦は流産の心配のある侵襲的検査（羊水検査や絨毛検査）を受けないという判断ができる。
・この検査の限界：陽性的中率は年齢に依存すること。検査の結果が陽性となった場合，胎児が対象疾患に罹患している可能性が高くなる。しかし，診断は確実ではなく，診断確定のためには侵襲的検査（羊水検査や絨毛検査）を必要とする。

Q4：検査を受ける前に考えてもらうことは？

・母体の採血による検査だが，出生前検査である。すなわち，検査の内容を十分に理解して，特に望まない結果であった際のことを事前に十分に考えておく必要がある。
・非確定的な検査である。
・遺伝子や染色体の変化に基づく疾患は，私たちにとって例外的なものではなく，人の多様性として理解し，尊重することが必要である。
・検査結果で「判定保留」が出た場合には，再度，採血が必要になったり，最終結果が得られないことがある。
・検査結果が「陰性」であっても偽陰性もありうるので，赤ちゃんが3つの染色体疾患を有していないとはいえない。陰性の結果でも心配や不安が続くかもしれない。
・結果が「陽性」の場合，診断を確定するためには，羊水検査などの侵襲的な確定検査を受ける必要がある。

第3章 生殖補助医療の医療倫理

Q1：代理懐胎とは？

　代理懐胎は2種類に分けられる。surrogate motherは夫の精子を用いて妻以外の女性に人工授精を行うもので，卵子も子宮も代理懐胎者のものである。host motherは妻の卵子と夫の精子を用い，体外受精による胚を妻以外の女性の子宮に移植するものであり，夫婦の遺伝子を子どもが受け継ぐ。

　非配偶者間人工授精（artificial insemination by donor）はAIDと略されることが多いが，海外ではAIDSと間違えやすいことや，artificialが不適切な用語であるとされ，DI（donor insemination）が使用されるようになっている。

Q2：出自を知る権利とは？

　2003（平成15）年，厚生科学審議会生殖補助医療部会「精子・卵子・胚の提供等による生殖補助医療制度の整備に関する報告書」は，出自を知る権利について2項目を規定した。第一項では，「提供された精子・卵子・胚による生殖補助医療により生まれた子または自らが当該生殖補助医療により生まれたかもしれないと考えている者のうち，15歳以上の者は，提供者に関する情報のうち開示を受けたい情報について，氏名，住所など，提供者を特定できる内容を含め，その開示を請求することができる」としている。

　2008（平成20）年，法務大臣および厚生労働大臣からの審議依頼を受けて設置された日本学術会議の生殖補助医療の在り方検討委員会が「代理懐胎を中心とする生殖補助医療の課題—社会的合意に向けて」をまとめて提言を行った。

　日本では生殖補助技術を使うことを依頼者が自己決定し，医師が技術を実践する前に，子どもの福祉への配慮や，生まれた子どもが将来出自

を知りたいと思うようになることの推定がなされていなかった。しかし，DIの子どもの出自を知る権利を認める傾向により，匿名性の原則が揺らぎ始めている。だが，主として代理懐胎について審議している2008年の対外報告は，DIの子どもが出自を知る権利について結論を保留している。日本産科婦人科学会のガイドラインでは，出自を知る権利は認めていない。

「子どもの権利条約」（unicef，1990年発効，1994年日本批准）の第七条は，「子どもはできる限り，その父母を知る権利がある」と規定している。だが，生殖補助技術を使って生まれた子どもの出自を知る権利にまで及ぶのかどうかは明らかではない。

生殖補助医療部会の報告は15歳以上の者が情報開示を請求できるとしている。しかし，家族関係が危機的状況にあるなかで子どもへ告知したのでは，子どもの混乱も増す。親子関係の良いときに子どもへ告知する機会を逃さないようにしなければならない。

DIで生まれた当事者の自助グループは，「生まれを肯定するために，自分の存在を否定しないために，できるだけ早く告知をしてほしいと思います。嘘の時間が多いほど，自分を再構築する作業は難しくなります。進路を考える前に，結婚や子どもをもつことで多くの人を巻き込んでしまう前に，人生の大きな決断をする前に告知をしてほしいと思います。自分がどうして今ここにいるのかと自問するとき，生まれる理由としての事実を知りたい（出自を知りたい）と思うものなのです。ここで大切なことは『血のつながりはないけれど，私たちはまぎれもなく親子である』と両親，特に父親からの愛情が伝わるなかでの告知です。ぜひ親子が幸せなときに告知を行う準備をしてほしいと思います」と述べている。

Q3：出自を知る権利を保障するためには？

2013（平成25）年の「卵子の提供による生殖医療」に関する報道についての日本産科婦人科学会によるコメントを抜粋して以下に示す。

> 不妊症のため子をもつことのできない夫婦のため，わが国では1948年からドナー精子を用いた人工授精（AID）が行われてきました。また近年では，生殖補助医療技術の進歩により，世界的に，第三者の卵子提供による生殖医療が盛んに行われるようになっています。一方，「精子・卵子提供による生殖医療」により出生した子の福祉も重要な問題であり，民法上の「親子関係規定」や子の「出自を知る権利」が大きな注目を浴びています。

平成15年4月には，同審議会「生殖補助医療部会」から，「精子・卵子・胚の提供等による生殖補助医療制度の整備に関する報告書」が示されました。この生殖補助医療部会は，医学，看護学，生命倫理学，法学といった幅広い分野の専門家が委員として加わり，またその報告書は，宗教関係者，患者，法律関係者，医療関係者等の有識者からも広く意見を聴取した上で纏められたものであり，現時点で，私たちが最も尊重すべき内容が盛られております。すなわち，「精子・卵子提供による生殖医療」において遵守されるべき基本的考え方は，「生まれてくる子の福祉を優先する」「人を専ら生殖の手段として扱ってはならない」「安全性に十分配慮する」「優生思想を排除する」「商業主義を排除する」「人間の尊厳を守る」であります。

　上記の厚生科学審議会報告書に基づき，国が，夫婦に対するカウンセリング体制の充実，民法上の「親子関係規定」等の法整備，子の「出自を知る権利」を保証するためのガイドラインを含めて，「精子・卵子提供による生殖医療」が適正に行われるための枠組みをすみやかに整備していくよう，引き続き求めて行きたいと存じます。

Q4：国外で着床前診断による体外受精プログラムを受けるリスクは？

　日本では現在は男女産み分けという理由での着床前診断の実行はできず，日本産科婦人科学会によって，重い遺伝病に限り個別に審査して認めるという会告（指針）のもと運用されている。そこで，海外に渡航し着床前診断を受けている状況がある。しかし，2度の渡航による肉体的・金銭的な負担は大きく，海外での言語や文化の違い，医療技術レベルの差によるトラブルも発生している。

▶**2度の渡航と長期の滞在が必要**　アメリカやタイでの着床前診断は，2度にわたる渡航と2泊3日から最大では1週間以上の滞在が必要となる。そのうち1回目は，夫婦そろっての渡航となるため，仕事を休む必要もあり大きな負担となる。

▶**高額な渡航費と滞在費**　2回の渡航費と2泊3日〜1週間以上の宿泊費，検査費用を加えると，アメリカでの場合は450万〜500万円程度，タイでの場合は比較的安価なようだが200万〜250万円程度の費用が必要である。

▶**受精卵がつくれない場合のリスク**　アメリカやタイに渡航する場合は，夫婦そろって海外に行き，現地で体外受精を行い受精卵をつくることに

なる。しかし，着床前診断ができるレベルまで培養が進む受精卵が必ずできるという保証はない。正常な受精卵であっても，順調に培養が進む確率は50％程度といわれるため，高額な費用を支払い現地まで行っても受精卵ができずに検査ができない可能性がある。渡航費と滞在費，体外受精費，診察費などは支払わなければならず，着床前診断費以外の費用は戻ってこない。

▶**2度目以降の胚移植のリスク**　現地で受精卵が無事に育った場合は，胚移植を行い日本に帰国する。その後妊娠すれば何ら問題はないが，様々な事情で妊娠せず流産してしまう可能性がある。その場合，最初の渡航時に予備の受精卵が確保できていれば，再度渡航して胚移植を受けることになり，さらに渡航費と滞在費が必要となる。また，最初の渡航時に予備の受精卵が確保できていない場合は，最初の体外受精からやり直すことになるため，費用は改めて全額必要となる。

第4章 遺伝子検査の医療倫理

Q1：遺伝性乳がん卵巣がん症候群とは？

　乳がんや卵巣がんの5～10%は，遺伝的な要因が強く関与して発症すると考えられている。そのなかで最も多いのが遺伝性乳がん卵巣がん（HBOC）症候群である。HBOCは，BRCA1遺伝子またはBRCA2遺伝子の生殖細胞系列の病的な変異が原因で乳がんや卵巣がんを高いリスクで発症する遺伝性腫瘍の一つである。

　HBOCを臨床所見から確定診断することはできないが，乳がんの若年発症や，同時・異時，同側・対側乳がん，乳がんだけでなく卵巣がんも発症した既往歴などが，HBOCを疑うべき臨床的な特徴である。また，複数の乳がんや卵巣がんの家族歴がみられることもHBOCを疑う特徴となる。しかし，乳がんや卵巣がんを発症した人すべてにこれらの特徴が必ずあるわけではなく，特徴がなくてもBRCA1/2遺伝子検査の結果によってHBOCと診断された症例もある。

　BRCA1/2遺伝子の変異は，親から子へ，性別に関係なく50%（1/2）の確率で受け継がれる。BRCA1/2遺伝子の病的変異をもつ家系で，乳がん，卵巣がんを，まだ発症していない人に遺伝子検査をすることで，効果的な対策が可能となる。HBOCの発症が心配な場合は，専門の医師やカウンセラーに相談し，詳しく説明を受け，将来の健康について専門家の意見とアドバイスを受けることが勧められる。プライバシーにも十分な配慮が必要で，カウンセリングの結果により，検査希望者に遺伝子検査が実施される。

　カウンセリングでは，患者本人や家族の状況を聞き，医学的情報をわかりやすく説明することが大切である。さらに，予防や早期発見・早期治療，社会的サポートについてなど，役立つ情報を伝え，患者が自分に合った，より良い対処法を選択する手助けをする役割がある。図4-1に簡単にチェックできる票を示す。

242

図4-1 ■簡単チェック票

> 母方，父方それぞれの家系について，以下の質問にお答えください。あなた自身を含めたご家族の中に該当する方がいらっしゃる場合に，□にチェックを入れてください。
>
> □40歳未満で乳がんを発症した方がいますか？
> □年齢を問わず卵巣がん（卵管がん・腹膜がん含む）の方がいらっしゃいますか？
> □ご家族の中でお一人の方が時期を問わず原発乳がんを2個以上発症したことがありますか？
> □男性の方で乳がんを発症された方がいらっしゃいますか？
> □ご家族の中でご本人を含め乳がんを発症された方が3名以上いらっしゃいますか？
> □トリプルネガティブの乳がんといわれた方がいらっしゃいますか？
> □ご家族の中にBRCAの遺伝子変異が確認された方がいらっしゃいますか？

Q2：「乳房予防切除」国内で実施へ，効果とリスクは？

　女優のアンジェリーナ・ジョリーが公表したことで話題となった，乳がん予防のための乳房を切除する手術が，国内でも実施される見通しとなった。アンジェリーナ・ジョリーは，「私の母親は10年間がんと闘い，56歳でこの世を去りました。私は予防措置として両方の乳房切除を受ける決断をしました」と述べ，手術の結果，乳がんになる確率は87％から5％未満に下がったという。

　乳がん全体のうちおよそ10％が「遺伝性」のものであるとの研究結果がある。遺伝子検査によって，乳がんに関する遺伝子「BRCA1」か「BRCA2」に変異が見つかった場合は，70歳までに乳がんを発症する確率は56〜87％になるという。これまでは，遺伝子検査で変異がわかった場合は，検診の強化で対応してきた。

　しかし，この確率が，予防的に乳房を切除する手術によって大幅に低下することが注目されている。そして，国内ではがん研有明病院が臨床研究として遺伝子に変異がある人への手術を倫理委員会に申請し，聖路加国際病院でもすでに院内の倫理委員会で承認されている。「今までの

医療では発症してからわかった。これからはあるがんに罹患しやすい体質とわかれば，対策をあらかじめ考えて，二重予防を行う時代になっている」（がん研有明病院遺伝子診療部・新井正美部長）。

ただし，予防的な乳房切除手術などには現在のところ保険は適用されない。このため，遺伝子検査に25万円前後，手術に100万円近くの費用がかかる。また，健康な乳房を切ることが，身体的・精神的な負担になったり，本来はがんにならない人が乳房を切除してしまう可能性もある。

Q3：遺伝カウンセリングとは？

遺伝カウンセリングは，疾患の遺伝学的関与について，その医学的影響，心理学的影響および家族への影響を人々が理解し，それに適応していくことを助けるプロセスである。このプロセスには，①疾患の発生および再発の可能性を評価するための家族歴および病歴の解釈，②遺伝現象，検査，マネジメント，予防，資源および研究についての教育，③インフォームド・チョイス（十分な情報を得たうえでの自律的選択），およびリスクや状況への適応を促進するためのカウンセリングなどが含まれる。図4-2に遺伝カウンセリングの流れのイメージを示す。

資料編に，「母体血を用いた新しい出生前遺伝学的検査」についての日本医師会などによる共同声明（2013（平成25））と，日本医学会の「医療における遺伝学的検査・診断に関するガイドライン」（2000（平成12））についての質疑応答の抜粋を示す。

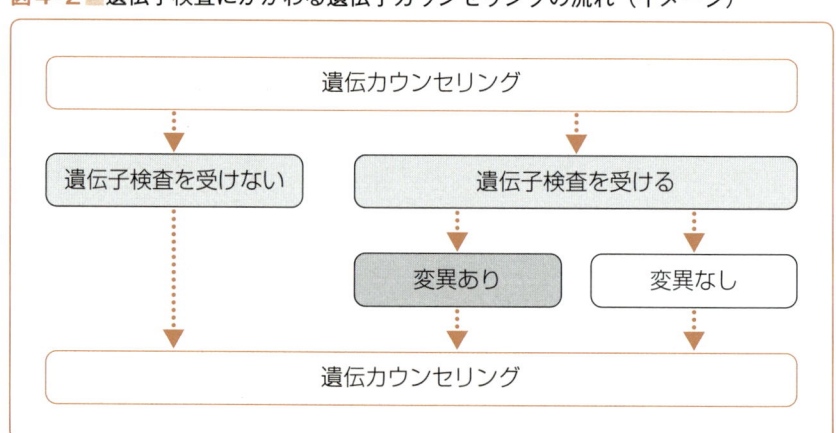

図4-2 遺伝子検査にかかわる遺伝子カウンセリングの流れ（イメージ）

```
                    遺伝カウンセリング
                    ／            ＼
         遺伝子検査を受けない    遺伝子検査を受ける
                │              ／        ＼
                │         変異あり      変異なし
                │           │            │
                └───── 遺伝カウンセリング ─────┘
```

第5章

再生医療の倫理

Q1：再生医療の問題点は？

　再生医療などの目的で細胞を人に投与する医療行為には，推進と規制の両方が必要である。人工多能性幹細胞（iPS細胞）や胚性幹細胞（ES細胞）を使った医療や，自分の身体から取り出した体性幹細胞を使う方法もある。

　再生医療をめぐっては，福岡市のクリニックで韓国人を対象に本人の幹細胞投与を多数実施していることが明らかになっている。国は，「再生医療等の安全性の確保等に関する法律」を制定し，医療機関には定期的な報告を求め，違反があった場合には改善命令や中止処分などの罰則を科すことも検討する。また，再生医療や細胞治療の実態を調べ，国民に情報提供するしくみの構築も重要である。様々な再生医療・細胞治療の存在を明らかにし，国民自身が判断できるようにすることは，安全確保と再生医療育成の両方に役立つ。

Q2：再生医療の法規制は？

　国は，再生医療などに用いられる再生医療などの技術の安全性の確保と生命倫理への配慮に関する措置，その他の再生医療などを提供しようとする者が講ずべき措置を明らかにするとともに，特定細胞加工物の製造の許可などの制度を定めることなどにより，再生医療などの迅速かつ安全な提供と普及の促進を図り，もって医療の質および保健衛生の向上に寄与することを目的とし「再生医療等の安全性の確保等に関する法律」が2013（平成25）年に制定された。資料編に，その法律の概要を示す。

Q3：幹細胞とは？

　厚生労働省の「ヒト幹細胞を用いる臨床研究に関する指針」の定義を要約すると，「ヒト幹細胞自己複製能（自分と同じ能力をもった細胞を

複製する能力）および多分化能（異なる系列の細胞に分化する能力）を有するヒト細胞をいい，ヒト体性幹細胞，ヒトES細胞およびヒトiPS細胞を含む」とされている。

　ヒトiPS細胞は，人工的に多能性を誘導されたヒト幹細胞であり，ヒトES細胞とほぼ同様の能力をもつ細胞である。一方，人工的に限定された分化能を誘導されたヒト幹細胞（たとえば，皮膚の線維芽細胞からiPS細胞を経ずに直接作製された神経幹細胞など）はiPS細胞とはよばないが，この指針に含まれる。

Q4：ヒト幹細胞臨床研究の原則とは？

　ヒト幹細胞臨床研究，とりわけヒトiPS細胞やヒトES細胞などの新しい幹細胞技術を用いた臨床研究においては，人体への影響について未知の部分もあることから，被験者の安全性および倫理性の確保に対して盤石な体制が構築されている機関において実施されることが必要である。さらに，実施研究機関においては，ヒト幹細胞による治療が直ちに実現するなどの過剰な期待や不安をもたせるような偏った情報によって，国民が混乱をきたすことがないよう，ヒト幹細胞臨床研究にかかる科学的根拠に基づいた知識を得られるように情報公開を行うなどの積極的な取り組みが求められる。

　資料編に，厚生労働省による指針の抜粋を示す。

Q5：iPS細胞とは？

　iPS細胞（人工多能性幹細胞（induced pluripotent stem cells：iPS cells（iPSCs））とは，本来，分化多能性（pluripotency）を喪失している体細胞に特定の遺伝子を導入することによって，人為的に誘導される多能性幹細胞株の総称である。

　ES細胞（胚性幹細胞（embryonic stem cell））とは，個体を形成するすべての種類の細胞へと分化できる多能性をもち，かつ，複製の可能な細胞と定義されている。

　急性期の脊髄損傷治療に，iPS細胞から作製した神経幹細胞を移植する有効性についてメリットとデメリットはどのようであろうか。確かに，iPS細胞のヒトへの臨床応用は始まっておらず，移植した幹細胞が「がん化」するかどうか安全性に関するエビデンスがない。移植後がんが発生するデメリットは大きい。また，自己体細胞から作製されたiPS細胞でなければ，免疫拒絶が起こるため，iPS細胞バンクの必要性があるが

未整備である。急性期の脊髄損傷患者に，iPS細胞から作製した神経幹細胞を移植する場合，受傷後1か月以内に移植を行う必要があるだけに，iPS細胞バンクがないことは深刻なデメリットである。しかし，脊髄損傷は，頸髄(けいずい)が高い位置で損傷されると四肢の麻痺(まひ)だけでなく呼吸筋も麻痺し，人工呼吸器が必要となる重篤な病態であり，iPS細胞から作製した神経幹細胞を移植することで脊髄が再生するならば，自力呼吸，自力歩行が可能になり，患者の生活の質（QOL）が著しく向上する。治療のメリットはきわめて大きい。

したがって，急性期の脊椎(せきつい)損傷治療に，iPS細胞から作製した神経幹細胞を移植する有効性は大きく，安全性に関するエビデンスを集積し，細胞バンクの整備を早急に進めるべきである。

第6章 脳死・臓器移植の医療倫理

Q1：移植医療とは？

　働きが失われた臓器（あるいは，近い将来働きが失われるであろう臓器）の代わりに，他の人から提供を受け移植することにより，失われた機能を取り戻そうという医療である。

Q2：脳死とは？

　全脳の機能が不可逆的に失われ，回復不能の状態である。脳死状態では，人工呼吸器で心臓や肺は機能している。心臓，肝臓などの移植には脳死状態で摘出する必要がある。「臨時脳死及び臓器移植調査会」（脳死臨調）が1992（平成4）年に脳死を死と認める答申をまとめた。1997（平成9）年には，臓器提供意思のある場合に限り，脳死を死と認める「臓器の移植に関する法」が成立・施行された。

　2009（平成21）年に「臓器の移植に関する法律」が改正され，2010（平成22年）から「親族への優先提供の意思表示」「提供者に提供意思能力のない場合でも家族が同意すれば，15歳未満の小児からの脳死臓器提供」が可能になった。

> **1．臓器摘出の要件の改正**（平成22年7月17日施行）
> 移植術に使用するために臓器を摘出することができる場合を次の（1）又は（2）のいずれかの場合とする。
> （1）本人の書面による臓器提供の意思表示があった場合であって，遺族がこれを拒まないとき又は遺族がないとき（現行法での要件）。
> （2）本人の臓器提供の意思が不明の場合であって，遺族がこれを書面により承諾するとき。
> **2．臓器摘出に係る脳死判定の要件の改正**（平成22年7月17日施行）
> 臓器摘出に係る脳死判定を行うことができる場合を次の（1）又は（2）の

いずれかの場合とする。
(1) 本人がA　書面により臓器提供の意思表示をし，かつ，
B　脳死判定の拒否の意思表示をしている場合以外の場合
であって，家族が脳死判定を拒まないとき又は家族がないとき。
(2) 本人についてA　臓器提供の意思が不明であり，かつ，
B　脳死判定の拒否の意思表示をしている場合以外の場合
であって，家族が脳死判定を行うことを書面により承諾するとき。

3．親族への優先提供（平成22年1月17日施行）
臓器提供の意思表示に併せて，書面により親族への臓器の優先提供の意思を表示することができることとする。

4．普及・啓発（平成22年7月17日施行）
国及び地方公共団体は，移植術に使用されるための臓器を死亡した後に提供する意思の有無を運転免許証及び医療保険の被保険者証等に記載することができることとする等，移植医療に関する啓発及び知識の普及に必要な施策を講ずるものとする。

Q3：救急現場の看取りの医療とは？

　ある日突然，家族が「脳死」状態となり，医師から「心臓や肺などの臓器を別の患者に提供できる」と告げられたら，あなたはどう答えるだろうか。"家族の承諾"さえあれば，脳死からの臓器提供を認めるとした「改正臓器移植法」の施行以降，"本人の意思表示"がなく，家族だけで重い選択を迫られるケースが増えている。法改正によって脳死移植の適合事例が急増し，医療現場でも混乱が続くなか，脳死になった人の家族をどのように支え，納得のいく選択をしてもらうか。家族の視点から法改正後の脳死移植の新たな課題が深刻化している。不慮の事故や突然の疾病により救急搬送され，わずかな時間で愛する人を失う家族の悲しみは計り知れない。救急医療においてこそ，終末期医療について真剣に考えていかなければならない。

　また，レシピエントやドナーにもなりうる国民の一人ひとりが，自分の終末期はどう迎えるのか，延命治療や臓器提供という問題にどう対応するのか，日頃から家族と共に話し合うなどして考えてみることも大切である。

第7章 積極的安楽死・尊厳死の医療倫理

Q1：安楽死とは？

　積極的安楽死（euthanasia）は，本人の持続的で真摯（しんし）な自発的要請を受けて，医師が致死薬の注射などによって，患者の生命を速やかに終息させる行為である。

　1995（平成7）年，横浜地裁の判決では，医師による積極的安楽死の4要件，①耐えがたい肉体的苦痛がある，②死が不可避で切迫している，③肉体的苦痛の除去・緩和に尽くし他に代替手段がない，④生命短縮を承諾する患者の明示の意思表示がある，と示し，このすべてを満たすこととした。

Q2：尊厳死とは？

　尊厳死は，意識回復の見込みのない遷延性意識障害（いわゆる植物状態）の患者や，積極的蘇生を望まないがん末期の患者自身のリビング・ウィル（生前発効遺言）に基づき，生命維持装置による医療を中止し，尊厳ある死を迎えさせる行為である。具体的には経管栄養のチューブを抜き，点滴の量をしだいにしぼって，ケアをしつつ，最期を看取る。これは，消極的安楽死とよばれる場合がある。わが国では，日本尊厳死協会が1976（昭和51）年に発足，終末期の医療について意識のある間に自分で意思を表し，医療機関が受け入れることのできる「尊厳死の宣言書」（リビング・ウイル）を発行，登録管理している。しかし，わが国の所持率は低いのが現状である。

Q3：安楽死・自殺幇助の国際状況は？

　世界医師会（WMA）の「医の倫理マニュアル」（2005）を抜粋して以下に紹介する。

死ぬことを決める権利，さらには死ぬ手助けを求める権利さえあると考えている患者もたくさんいます。医師は医学的知識をもち，苦しまず早く必ず死ぬことのできる薬をもっているという理由から，死ぬための最も適切な手段とみなされています。当然ながら，医師は安楽死や自殺幇助をしてくれと言われても，簡単に応じるわけにはいきません。このような行為は，ほとんどの国で違法とされ，多くの医の倫理綱領でも禁止されているからです。この禁止はヒポクラテスの誓いの一部であり，WMAの安楽死に関する宣言（declaration on euthanasia）でも改めて強調されています。
　「安楽死は，患者の生命を故意に絶つ行為であり，たとえ患者本人の要請，または近親者の要請に基づくものだとしても，倫理に反する」。
　ただし，このことは，終末期状態にある患者の自然な死の過程に身を委ねたいとする望みを尊重することを妨げるものではありません。
　死の迫りつつある患者を診るすべての医師は，この領域における十分な技術をもち，できれば，緩和ケアの専門職から有用な助言を得られるようにしておくべきでしょう。何よりも，医師は患者を見捨ててはならず，もはや治療が不可能な状況になっても，思いやりのある診療を続けるべきです。

　日本医師会の生命倫理懇談会は2008（平成20）年，「可能な限り疼痛やその他の不快な症状を緩和し，患者・家族などの精神的・社会的な援助も含めた総合的な医療およびケアを行う。積極的安楽死や自殺幇助などの行為は行わない」と答申している。

Q4：「死の自己決定」「死ぬ権利」を立法化した場合の影響は？

　世界の情勢を概説する。イギリスの「患者自殺幇助法案」（2006年廃案），南オーストラリアの「医療処置と緩和ケアの同意書」（2004），さらにフランスの「末期患者の権利法」（2004）などがある。イギリス，フランスとも，議会レベルで，筋萎縮性側索硬化症（ALS）患者などの闘病をきっかけとした，安楽死，自殺幇助，尊厳死についての活発な議論が闘わされている。特にイギリスでは，ALS患者ダイアン・プリティー（Dian Pretty）氏の自殺幇助法廷闘争をきっかけとした，終末期患者の自殺幇助支援についての議論のすべてが公開されている。今一度，生を全うするための議論を深める必要がある。
　安楽死が合法化されているオランダ，および自殺幇助が州法で認めら

第7章 積極的安楽死・尊厳死の医療倫理

れているアメリカオレゴン州において，患者の死を積極的に早める行為にかかわった医療従事者が，精神的に悪影響を受けているとの研究報告がなされている。

精神医学上「逆転移」とされる，強い思い入れが，その後の医療に悪影響を与えているとの指摘である。死を早める医療の法制化は，医療従事者に対し死を早める処置に従事する義務を発生させる。その影響を見定めることが重要である。

以下にオランダとドイツの例を紹介する。

◎オランダ

オランダでは終末期鎮静を規制する特別の法律はなく，積極的安楽死も法的に認められている。2001年には全死亡者の4～10％が鎮静，2.6％が積極的安楽死によるものだった。終末期の患者に対する鎮静や積極的安楽死を行ったことがあるオランダの医師に対する面接調査の結果，患者が抱えていた苦しみの内容，意思決定がどのように行われたか，余命短縮期間など，多くの点で鎮静と積極的安楽死に大きな違いがあることが明らかになった。

自らこれらの措置を望んだ患者について，患者の意思決定に最も重要だったと医師たちが考えていたのは，積極的安楽死の場合，尊厳の喪失（63％），回復の見込みのない苦痛（82％），自律の喪失（33％），行動の自由の喪失（18％）だった。鎮静群では，それぞれ18％，60％，6％，7％と有意に少なく，そのかわりに，疼痛が決定理由の中心になった患者が57％と積極的安楽死群の36％より有意に多かった。

このように鎮静と積極的安楽死の間には大きな違いがある。鎮静は主に肉体的・精神的な苦痛から逃れる手段として選択されており，積極的安楽死は，人生の最後の段階で尊厳を失うことが耐えられないという思いに基づいて要求されていた。終末期に鎮静を適用すれば積極的安楽死は減らせるという仮説があるが，それが必ずしも妥当ではないことを示唆している。

◎ドイツ

ドイツでは800万～1000万人の人が事前指示書を用意しているという。事前指示書で示された患者の意思を実行しようとする場合は裁判所の判断を仰がなければならなかった。2009年，ドイツ連邦議会は6年にわたる議論の末に，患者の事前指示法を可決し同年9月施行となった。治療中止の措置などによって患者が死亡する恐れがある場合には，事前指示書だけでは十分ではなく後見裁判所の許諾が必要とされていたが，後見裁判所の許

諾は，世話人と治療にあたる医師との間で，許諾，非許諾，または同意の撤回が被世話人の意思に合致していることについて合意している場合には，必要でなくなった。医師との相談を義務づけない法の成立により，医療者との相談料金は疾病金庫からは支払われない（保険適用なし）。今後事前指示書起草前に終末期医療の現状を詳しく知ろうとした場合，患者は私費で医療相談をせざるをえない。その料金は2回の相談で235ユーロ（約32000円）という例が示されている。

　さらに，本法の施行を受けて，ドイツ連邦医師会は2011年，患者の自死を医師が手助けすること（自殺幇助）を事実上容認する方針を発表した。

　しかし，ドイツ連邦医師会は，職業規則により，自殺幇助を禁じた。

第8章 人生の完成段階の医療倫理

　厚生労働省医政局が実施してきた「終末期医療に関する意識調査」は平成24年度より，「人生の最終段階における医療に関する意識調査」と名称を変えた。しかも，医政局指導課在宅医療係が主管することとなった。同調査は，「平成4年以降5年おき4回にわたって，本調査を実施し，一般国民及び医療福祉従事者の終末期医療に対する意識やその変化を把握しわが国の終末期医療を考える際の資料として広く活用してきた。この度，最終調査から5年の月日を経て，昨今の一般国民の認識及びニーズの変化，医療提供状況の変化などに鑑み，再度，国民，医療従事者，福祉施設職員における意識を調査し，その変化を把握することで，患者の意思を尊重した望ましい人生の最終段階における医療のあり方の検討に資する」と述べている。「終末期医療」から「人生の最終段階における医療」へ，病院から在宅へ，治療から緩和へ，医療から介護へ，様々な変化を反映した大転換である。

Q1：終末期の定義とは？

　終末期とは治癒不可能と思われる患者に対して医療者が死を予想した時点，患者や家族が死を予期した時点から始まると思われるが，病態や状況によって多様であるうえ，その主観的な感じ方も多様であり，一般化し期間を想定することはできない。便宜上，余命6か月以内を広義の終末期ととらえる場合があるが，具体的期限を境にそれ以後が終末期であると決めることは医学的に適切とはいえない。

　また，重度の意識障害，遷延性意識障害（PVS），いわゆる植物状態を終末期ととらえることは不適切である。

　日本医師会医事法関係検討委員会は2004（平成16）年に，「終末期医療を巡る法的諸問題について」とする答申を以下のように出している。

> 本報告書では「終末期」を二つに分けて,「疾病・傷害により少なくとも2週間以内に,長くとも1ヵ月以内に死が訪れるのが必至の状態である期間」を「狭義の終末期」と定義し,その間に行われる通常の医療を「狭義の終末期医療」,「狭義の末期医療」とよび,「生命維持装置の適用にもかかわらず,合理的な医的判断の範囲内では,死を招かざるを得ないような疾病・傷害によって引き起こされる不治の状態で,そして生命維持処置の適用は患者の死の瞬間を延期することだけに役立つ状態で生存している期間」を広義の終末期と考え,そこでなされる通常の医療を「広義の終末期医療」,「広義の末期医療」と定義する。

　がん治療に関する医学的知見が進歩して,様々ながんの区分ごとに様々な対応のしかたが見出され,化学療法にしても緩和的な使い方を含めて,細かい対応が必要になっている状況下では,「がん」として一括りに扱うことができない面が出てきている。がんの進行のしかたについても,共通点もあるが微妙な差もあり,その差のほうが細やかな対応にとって重要になってくる場面もある。つまり,がんという範囲の疾患をとって考えてみても,生命予後を物差しにして「終末期」を規定することができるとしても,それだけでは不十分になってきている。
　わが国のガイドラインを以下に示す。

▶厚生労働省の指針　「終末期医療の決定プロセスに関するガイドライン」(2007)の指針の骨子を以下と資料編に示す。
一,患者本人の決定を基本として終末期医療を進めることが最も重要な原則
一,医療の開始,不開始,変更,中止などは医療・ケアチームが慎重に判断する
一,治療方針の決定に際し,患者と医療従事者の合意内容を文書化する
一,患者の意思を推定できない場合は家族と話し合い,患者にとって最善の治療方針をとる

▶日本医師会の指針　日本医師会第Ⅹ次生命倫理懇談会がとりまとめた「終末期医療に関するガイドライン」(2008)によると,終末期における治療の開始・差し控え・変更および中止などの医療のあり方の問題は,従来の医療現場の最も重要な課題の一つとなっている。ガイドラインの抜粋を以下に示す。

2．終末期医療のあり方

(1) 患者が終末期の状態であることの決定は，医師を中心とする複数の専門職種の医療従事者から構成される医療・ケアチームによって行う。
(2) 終末期における治療の開始・差し控え・変更及び中止等は，患者の意思決定を基本とし医学的な妥当性と適切性を基に医療・ケアチームによって慎重に判断する。
(3) 可能な限り疼痛やその他の不快な症状を緩和し，患者・家族等の精神的・社会的な援助も含めた総合的な医療及びケアを行う。
(4) 積極的安楽死や自殺幇助等の行為は行わない。

3．終末期医療の方針決定の基本的手続き

終末期における治療の開始・差し控え・変更及び中止等，特に中止に際してはその行為が患者の死亡に結びつく場合がある。従って，医師は終末期医療の方針決定を行う際に，特に慎重でなければならない。終末期における治療の開始・差し控え・変更及び中止等に際しての基本的な手続きとして，以下のことがあげられる。

(1) 患者の意思が確認できる場合には，インフォームド・コンセントに基づく患者の意思を基本とし，医療・ケアチームによって決定する。その際，医師は押し付けにならないように配慮しながら患者・家族等と十分な話し合いをした後に，その内容を文書にまとめる。

上記の場合は，時間の経過，病状の変化，医学的評価の変更に応じて，その都度説明し患者の意思の再確認を行う。また，患者が拒まない限り，決定内容を家族等に知らせる。

なお，救急時における医療の開始は，原則として生命の尊厳を基本とした担当医の裁量にまかせるべきである。

(2) 患者の意思の確認が不可能な状況下にあっても「患者自身の事前の意思表示書（以下，「意思表示書」という。）」がある場合には，家族等に意思表示書がなお有効なことを確認してから医療・ケアチームが判断する。また，意思表示書はないが，家族等の話などから患者の意思が推定できる場合には，原則としてその推定意思を尊重した治療方針をとることとする。なお，その場合にも家族等の承諾を得る。患者の意思が推定できない場合には，原則として家族等の判断を参考にして，患者にとって最善の治療方針をとることとする。

しかし，家族等との連絡が取れない場合，または家族等が判断を示さない場合，家族等の中で意見がまとまらない場合には，医療・ケアチー

ムで判断し，この判断に関して原則として家族等の了承を得ることとする。
　　上記のいずれの場合でも家族等による確認，承諾，了承は文書によらなければならない。
　(3) 医療・ケアチームの中で医療内容の決定が困難な場合，あるいは患者と医療従事者との話し合いの中で，妥当で適切な医療内容についての合意が得られない場合には，複数の専門職からなる委員会を別途設置し，その委員会が治療方針等についての検討・助言を行う。

▶**日本学術会議の指針**　日本学術会議臨床医学委員会終末期医療分科会「終末期医療のあり方について―亜急性型の終末期について」(2008)

▶**救急医療のガイドライン**　以下のように各種示されている。
　①日本集中治療医学会「集中治療における重症患者の末期医療のあり方についての勧告」(2006)
　②日本救急医学会「救急医療における終末期医療に関する提言(ガイドライン)」(2007)
　③日本医科大学「終末期医療に関する暫定指針」(2007)
　④全日本病院協会(全日本病院協会終末期医療に関するガイドライン策定検討会)「終末期医療に関するガイドライン～よりよい終末期を迎えるために」(2009)

▶**緩和医療学会のガイドライン**　以下のように各種示されている。
　①「苦痛緩和のための鎮静に関するガイドライン」(2005)。2010年版は単行本として刊行されている。
　②「終末期がん患者に対する輸液治療のガイドライン」(2006)
　③「終末期がん患者の泌尿器症状対応マニュアル」(2008)
　④「がん疼痛の薬物療法に関するガイドライン2010年版」(2010)

▶**高齢者医療のガイドライン**　日本老年医学会から「高齢者ケアの意思決定プロセスに関するガイドライン2012年版」(2012)が示されている。以下と資料編に抜粋して紹介する。

　1．医療・介護における意思決定プロセス
　　医療・介護・福祉従事者は，患者本人およびその家族や代理人とのコミュニケーションを通して，皆が共に納得できる合意形成とそれに基づく選択・決定を目指す。
　2．いのちについてどう考えるか

> 生きていることは良いことであり，多くの場合本人の益になる―このように評価するのは，本人の人生をより豊かにし得る限り，生命はより長く続いたほうが良いからである。医療・介護・福祉従事者は，このような価値観に基づいて，個別事例ごとに，本人の人生をより豊かにすること，少なくともより悪くしないことを目指して，本人のQOLの保持・向上および生命維持のために，どのような介入をする，あるいはしないのがよいかを判断する。

資料編に，厚生労働省の「終末期医療の決定に関するガイドライン」（2007（平成19））の骨子部分を示す。

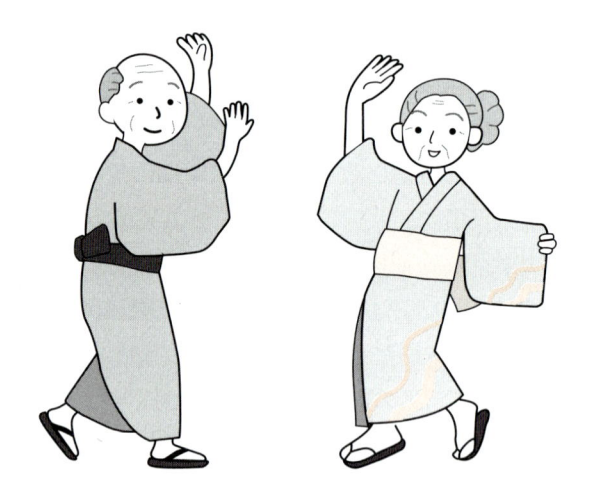

第9章 災害時の医療倫理

Q1：リスクコミュニケーションとは？

　リスクコミュニケーションとは，リスクについて関係者間で情報や意見を交換し，その問題についての理解を深めたり，互いにより良い決定ができるように合意を目指したりするコミュニケーションをいう（図9-1）。また，人々がパニックを起こすことを懸念する結果，情報が控えられることもある。しかし，過去の事例をみても，パニックが起こったことはきわめてまれであり（正しくないという意味で，これを「パニック神話」とよびならわしている），そのまれな例では，むしろパニックを恐れて情報を控えたことや情報が曖昧であったことが，パニックを引き起こしたと解釈されている。

　厚生労働省は，新型インフルエンザに関する危機管理対策として，「情報提供・共有（リスクコミュニケーション）に関するガイドライン」を公表し，行政が市民に悪い知らせを伝える際には，「国及び地方自治体は，個人のプライバシーや人権に配慮しつつ，迅速に正確な情報を国民に提

図9-1 ■リスク対処の3要素

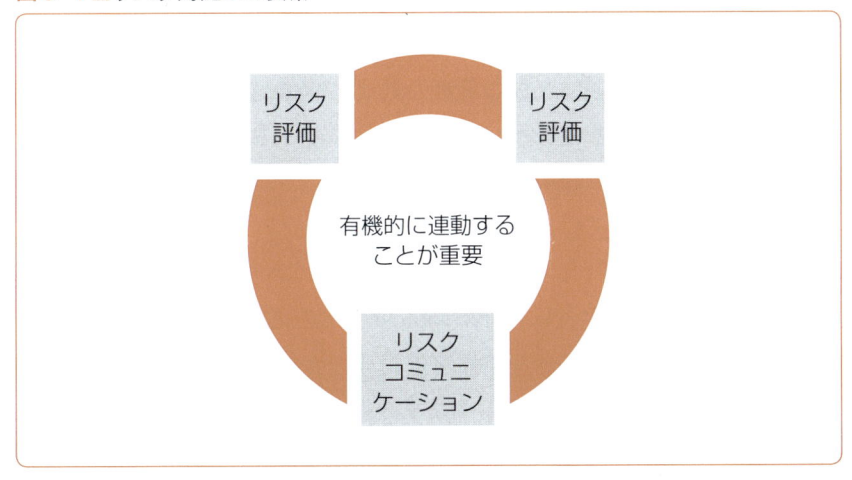

リスク評価／リスク評価／リスクコミュニケーション　有機的に連動することが重要

供するとともに，継続的に国民の意見を把握し，国民が主体的に対策に参画できる体制を整備する必要がある．また，コミュニケーションに障害のある方（視覚障害者，聴覚障害者等）に配慮するよう努める」としている．

Q2：「個人情報の保護に関する法律」の例外規定は？

　第三者提供についての例外事項は，「個人情報の保護に関する法律」第23条第1〜4項にある．

　第23条個人情報取扱事業者では，以下に掲げる場合を除くほか，あらかじめ本人の同意を得ないで，個人データを第三者に提供してはならないとしている．

> 一　法令に基づく場合．
> 二　人の生命，身体又は財産の保護のために必要がある場合であって，本人の同意を得ることが困難であるとき．
> 三　公衆衛生の向上又は児童の健全な育成の推進のために特に必要がある場合であって，本人の同意を得ることが困難であるとき．
> 四　国の機関若しくは地方公共団体又はその委託を受けた者が法令の定める事務を遂行することに対して協力する必要がある場合であって，本人の同意を得ることにより当該事務の遂行に支障を及ぼすおそれがあるとき．

　厚生労働省の「医療・介護関係事業者における個人情報の適切な取扱いのためのガイドライン」（2004（平成16）年作成，2010（平成22）年改定）では，「利用目的による制限の例外」として，「医療・介護関係事業者は，あらかじめ本人の同意を得ないで法第15条の規定により特定された利用目的の達成に必要な範囲を超えて個人情報を取り扱ってはならないが（法第16条第1項），同条第3項に掲げる場合については，本人の同意を得る必要はない」と示されている．

　具体的な例としては以下のとおりである．

①法令に基づく場合：「医療法」に基づく立入検査，「介護保険法」に基づく不正受給者にかかわる市町村への通知，「児童虐待の防止等に関する法律」に基づく児童虐待にかかわる通告など，法令に基づいて個人情報を利用する場合である．

②人の生命，身体または財産の保護のために必要がある場合であって，

本人の同意を得ることが困難であるとき。
（例）
- 意識不明で身元不明の患者について，関係機関へ照会したり，家族又は関係者等からの安否確認に対して必要な情報提供を行う場合。
- 意識不明の患者の病状や重度の認知症の高齢者の状況を家族などに説明する場合。
- 大規模災害等で医療機関に非常に多数の傷病者が一時に搬送され，家族等からの問い合わせに迅速に対応するためには，本人の同意を得るための作業を行うことが著しく不合理である場合。

③公衆衛生の向上又は児童の健全な育成の推進のために特に必要がある場合であって，本人の同意を得ることが困難であるとき。
④国の機関若しくは地方公共団体又はその委託を受けた者が法令の定める事務を遂行することに対して協力する必要がある場合であって，本人の同意を得ることにより当該事務の遂行に支障を及ぼすおそれがあるとき。
（例）
- 統計法第2条第7項の規定に定める一般統計調査に協力する場合。
- 災害発生時に警察が負傷者の住所，氏名や傷の程度などを照会する場合など，公共の安全と秩序の維持の観点から照会する場合。

　東日本大震災では，災害弱者を支援しようと，民間団体が市町村に個人情報の開示を求めたが，個人情報保護を理由に断られ，支援が遅れるケースが問題となった。自力で避難できない高齢者や障害者などの災害弱者を迅速に助けるため，内閣府は2013（平成25）年，「災害時要援護者の避難支援ガイドライン」の見直し案を有識者検討会に示した。名簿などの個人情報を緊急時だけでなく平常時から民間団体に開示できるようにするのが柱で，そのために必要となる「災害対策基本法」の改正を2013（平成25）年に行った。改正により，避難誘導や安否確認などを素早く的確に行うために，市町村が災害弱者の名簿を作成することが盛り込まれた。また，平常時から町内会や民間福祉団体など第三者と名簿を共有することも可能にする予定である。

Q3：災害時のリスクコミュニケーションは？

　東日本大震災，福島原子力発電所の事故後の情報提供のあり方が問題とされ，特に政府の対応には批判が集中した。科学的事実をできるだけわかりやすく住民に伝えるため，政府をはじめ行政担当者および社会学

や心理学などを含む多方面の専門家と住民との信頼関係構築によるリスクコミュニケーションが必要である。以下に重要な点をあげる。

①住民を交え，政府，専門家が協力することで関係者全員がリスクを理解し，適切な措置を講じることができる。

②特に，地域の医療関係者や教育関係者など，住民と価値観を共有できる専門家が健康リスクを説明するのに果たす役割は重要である。

③こうした場合の政府の重要な役割の一つは，わかりやすい放射能のモニタリング情報や正しいリスクについての情報を提供することである。

日本弁護士連合会から「低線量被ばくのリスク管理に関するワーキンググループ報告書」（内閣官房，2011（平成23））に対する会長声明が出されている。抜粋して以下に紹介する。

> ①年間100ミリシーベルト以下の被ばくでは発がんリスクの明らかな増加が証明されていないことを前提に，
> ②現在の避難指示の基準とされる空間線量年間20ミリシーベルトを被ばく線量低減を目指すに当たってのスタートラインとし，
> ③子どもに対しては放射線を避けることに伴うストレスに対する影響（放射線影響そのものではない）について感受性が高いので食品を含めきめ細かな配慮が必要であるとし，
> ④放射線防護のための「正しい理解の浸透の対策の実施」のため，政府関係者や専門家が住民と継続的に対策を行うことが重要である。
> （中略）
> したがって，健康影響が起きてからでは取り返しがつかない以上，低線量被ばくであっても放射線による健康影響が否定できないことを前提に対策が検討されるべきである。
> （中略）
> 当連合会が昨年11月25日付け会長声明で指摘したように，低線量被ばくのリスク管理は，国民の関心の高い重要な政策課題であって，科学者の間でも見解が分かれる課題である。よって，当連合会は，本件ワーキンググループの議論や本件報告書の内容を根本的に見直し，改めて，放射線被ばくのリスクを極力回避するため，幅広い分野の専門家も交えて，十分な議論を尽くした上で社会的合意を形成することを強く呼び掛けるものである。

おわりに

　医療倫理のポイントは，じっくり悩むことであり，結論が出にくい場合は，あわてて結論を出すことを避けて現状を維持する。ただし，ただ待てば良いということではない。「介入して待つ」watchful waitingでありactive wating，慈しみと，ユーモアをもって問題解決をじっくり行うことである。

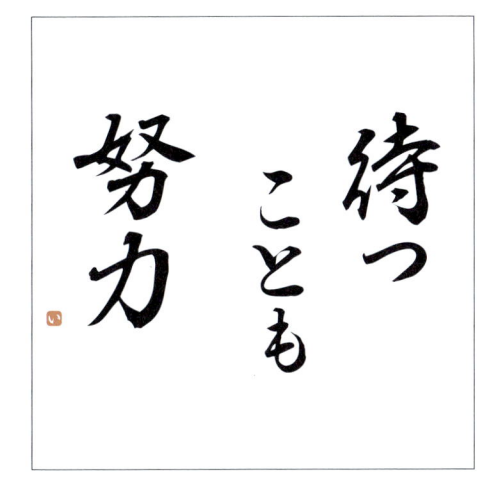

待つことも努力

　人間はその死の瞬間まで成長できる可能性をもった生き物である。だからこそ希望の小窓を閉じてはいけない（キューブラー・ロス）。

最終レポート課題

　ユーモアの小窓を開けて，自らの臨終の際の，いまわの際の，ユーモア一発を提示せよ。

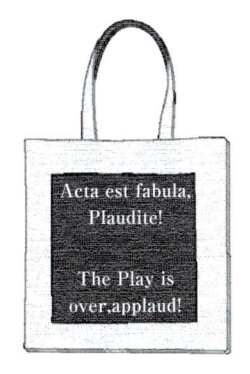

Acta est fabula, Plaudite!

The Play is over, applaud!

ΧΩΙΡΟΚΟΤΗΣΤΕ　Η　ΚΩΜΩΔΙΑ ΤΕΛΕΙΩΣΕ

資料編

　以下に，本文では紹介しきれなかった各種宣言やガイドラインを要約・抜粋して掲載する。

> **1．ヘルシンキ宣言**（World Medical Association（世界医師会）：「人間を対象とする医学研究の倫理的原則」日本医師会訳，2008）

・1964年，第18回WMA総会（ヘルシンキ，フィンランド）で採択
・2008年，韓国ソウル総会で修正
・2013年，ブラジルフォルタレンザ総会で改訂

　個人が特定可能な試料やデータを利用する医学研究においては，医師は基本的にデータの収集，分析，蓄積，再利用に関する同意を得なければならない。それを得られない（または得ようとすることが研究の価値を減ずる）場合には，研究倫理審査委員会の承認の後に行われるべきである，とする項目が新設された。

A．序文

1. 世界医師会（WMA）は，個人を特定できるヒト由来の試料およびデータの研究を含む，人間を対象とする医学研究の倫理的原則として，ヘルシンキ宣言を発展させてきた。
　　（中略）
2. 本宣言は，主として医師に対して表明されたものであるが，WMAは人間を対象とする医学研究に関与する医師以外の人々に対しても，これらの原則の採用を推奨する。
　　（中略）
4. WMAジュネーブ宣言は，「私の患者の健康を私の第一の関心事とする」ことを医師に義務づけ，また医の国際倫理綱領は，「医師は医療の提供に際して，患者の最善の利益のために行動すべきである」と宣言している。
　　（中略）
6. 人間を対象とする医学研究においては，個々の研究被験者の福祉が他の

すべての利益よりも優先されなければならない。

　　（中略）
9．医学研究は，すべての人間に対する尊敬を深め，その健康と権利を擁護するための倫理基準に従わなければならない。研究対象の中には，特に脆弱で特別な保護を必要とする集団もある。これには，同意の諾否を自ら行うことができない人々や強制や不適切な影響にさらされやすい人々が含まれる。

　　（中略）
B．すべての医学研究のための諸原則
11．研究被験者の生命，健康，尊厳，完全無欠性，自己決定権，プライバシーおよび個人情報の秘密を守ることは，医学研究に参加する医師の責務である。

　　（中略）
17．不利な立場または脆弱な人々あるいは地域社会を対象とする医学研究は，研究がその集団または地域の健康上の必要性と優先事項に応えるものであり，かつその集団または地域が研究結果から利益を得る可能性がある場合に限り正当化される。
18．人間を対象とするすべての医学研究では，研究に関わる個人と地域に対する予想しうるリスクと負担を，彼らおよびその調査条件によって影響を受ける他の人々または地域に対する予見可能な利益と比較する慎重な評価が，事前に行われなければならない。

　　（中略）
24．判断能力のある人間を対象とする医学研究において，それぞれの被験者候補は，目的，方法，資金源，起こりうる利益相反，研究者の関連組織との関わり，研究によって期待される利益と起こりうるリスク，ならびに研究に伴いうる不快な状態，その他研究に関するすべての側面について，十分に説明されなければならない。被験者候補は，いつでも不利益を受けることなしに，研究参加を拒否するか，または参加の同意を撤回する権利のあることを知らされなければならない。被験者候補ごとにどのような情報を必要としているかとその情報の伝達方法についても特別な配慮が必要である。被験者候補がその情報を理解したことを確認したうえで，医師または他の適切な有資格者は，被験者候補の自由意思によるインフォームド・コンセントを，望ましくは文書で求めなければならない。同意が書面で表明されない場合，その文書によらない同意は，正式な文書に記録され，証

人によって証明されるべきである。

25. 個人を特定しうるヒト由来の試料またはデータを使用する医学研究に関しては，医師は収集，分析，保存および／または再利用に対する同意を通常求めなければならない。このような研究には，同意を得ることが不可能であるか非現実的である場合，または研究の有効性に脅威を与える場合があり得る。このような状況下の研究は，研究倫理委員会の審議と承認を得た後にのみ行うことができる。

（中略）

C．治療と結びついた医学研究のための追加原則

31. 医師が医学研究を治療と結びつけることができるのは，その研究が予防，診断または治療上の価値があり得るとして正当化できる範囲内にあり，かつ被験者となる患者の健康に有害な影響が及ばないことを確信する十分な理由を医師がもつ場合に限られる。

32. 新しい治療行為の利益，リスク，負担および有効性は，現在最善と証明されている治療行為と比較考慮されなければならない。ただし，以下の場合にはプラセボ*の使用または無治療が認められる。

＊現在証明された治療行為が存在しない研究の場合，または，

＊やむを得ない，科学的に健全な方法論的理由により，プラセボ使用が，その治療行為の有効性あるいは安全性を決定するために必要であり，かつプラセボ治療または無治療となる患者に重篤または回復できない損害のリスクが生じないと考えられる場合。この手法の乱用を避けるために十分な配慮が必要である。

（中略）

34. 医師は，治療のどの部分が研究に関連しているかを患者に十分に説明しなければならない。患者の研究参加に対する拒否または研究からの撤退の決定は，決して患者・医師関係の妨げとなってはならない。

（後略）

＊プラセボ
偽薬のこと。プラシーボともいう。

2．臨床研究の信頼性に関する緊急提言 （日本製薬医学会，2013）

医学の進歩には，診療現場での知見をより多くの患者集団における疾患の克服へと結実させるための臨床研究が重要であることは言うまでもない。しかしながら，臨床研究に携わる者における研究倫理の理解と実践が十分でなければ，社会からの信頼を失い，わが国の医学・医療の発展にとって大きな損失となる。

（中略）
◎再発防止に必要なアクション
（中略）
1）研究者，研究機関およびIRB（倫理審査委員会）
①各研究機関における実効性ある教育研修の確立と実践，プロセスの手順化と役割の分離独立の明確化
②プロトコルや説明文書への研究資金源およびCOIの明記
③統計専門家やデータ・マネジャーをはじめとする研究支援体制の共有・強化と信頼性の確保
④資金源の管理と研究実施状況の定期的な追跡体制の確保
⑤研究への疑義に対する信頼性確保のための措置の文書化と記録の保存と積極的な情報開示

2）製薬企業
①臨床研究に関連する部門の営業販売部門からの組織的な分離と公正性の確保
②製薬企業における研究者と研究支援部門に対する教育研修の強化
③研究資金の透明化と文書化（臨床研究の支援は奨学寄付金ではなく目的を明示した研究契約締結に基づくものとする）
④終了した試験結果や研究への疑義に対する信頼性調査結果の積極的な開示
⑤公的資金を補完する，企業横断的臨床試験支援基金の創設

3）学会
①研究の公正な実施に関する全関係者の教育（研究倫理，信頼性保証に関する教育研修）
②不正を未然に防止し信頼できる研究成果を得るための組織的な体制構築
③研究不正に対応する調査・処分等の措置に関するルールの確立
④学会による調査権限の確保に関する規制整備

4）行政
①研究不正を防止する公的な組織体制の検討（アメリカのOffice of research integrityに類する機関の設置等）
②薬事法[*]に基づくGCP省令の適用されない臨床研究の管理体制の再検討
③奨学寄附金の適用に対する明確な制限（臨床研究は奨学寄附金の適用対象から除外し，代わりに研究契約を適用する）
④臨床研究実績に基づく施設支援体制の確立（後略）

*薬事法
現在は「医薬品，医療機器等の品質，有効性及び安全性の確保等に関する法律（医薬品医療機器等法）」。

> **3．出生前に行われる遺伝学的検査および診断に関する見解**（日本産科婦人科学会，2013）

　妊娠の管理の目標は，妊娠が安全に経過し，分娩（ぶんべん）に至ることであるが，同時に児の健康の向上や，適切な養育環境を提供することでもある。基本的な理念として出生前に行われる検査および診断はこのような目的をもって実施される。しかし，医学的にも社会的および倫理的にも留意すべき多くの課題があることから，本見解において出生前に行われる遺伝学的検査および診断を実施する際に，留意し遵守すべき事項を示した。

1）出生前に行われる遺伝学的検査および診断の概念：

　遺伝学的検査とは，ヒト生殖細胞系列における遺伝子変異もしくは染色体異常，先天異常に関する検査，あるいはそれらに関連する検査であり，染色体検査・遺伝生化学的検査・遺伝子診断，検査等が該当する。妊娠中に胎児が何らかの疾患に罹患（りかん）していると思われる場合に，その正確な病態を知る目的で前項の検査を実施し，診断を行うことが出生前に行われる遺伝学的検査および診断の基本的な概念である。

2）出生前に行われる遺伝学的検査および診断は，十分な遺伝医学の基礎的・臨床的知識のある専門職（臨床遺伝専門医等）による適正な遺伝カウンセリングが提供できる体制下で実施すべきである。また，関係医療者はその知識の習熟，技術の向上に努めなければならない。

・遺伝カウンセリングとは遺伝性疾患の患者，あるいはその可能性を持つ者，家族に対してその後の選択を自らの意思で決定し行動できるよう臨床遺伝学的診断，医学的判断に基づき適切な情報を提供し，支援する診療行為である。

3）出生前に行われる遺伝学的検査および診断の区分：

　出生前に行われる遺伝学的検査には，確定診断を目的とする検査と非確定的な検査があり，その技術・手法は多様化し，かつ急速に発展している。実施する医師はその意義を十分理解した上で，妊婦および夫（パートナー）等にも検査の特性，得られる情報の診断的評価，さらに，遺伝医学的診断意義等について検査前によく説明し，適切な遺伝カウンセリングを行う。

4）確定診断を目的とする出生前に行われる遺伝学的検査および診断の実施について：

　遺伝学的検査については，日本医学会「医療における遺伝学的検査・診断に関するガイドライン」を遵守して実施することが定められているが，さらに出生前に行われる遺伝学的検査および診断については，医学的，倫理的および社会的問題を包含していることに留意し，特に以下の点に注意して実施

しなければならない。
(1) 胎児が罹患している可能性や該当する疾患，異常に関する病態，診療，支援体制，社会環境，また検査を行う意義，診断限界，母体・胎児に対する危険性，合併症，検査結果判明後の対応等について十分な遺伝医学の基礎的・臨床的知識のある専門職（臨床遺伝専門医等）が検査前によく説明し，前述の情報提供を含む適切な遺伝カウンセリングを行った上で，インフォームドコンセントを得て実施すること。
(2) 検体採取の実施は，十分な基礎的研修を行い，安全かつ確実な技術を習得した医師により，またはその指導のもとに行われること。
(3) 絨毛採取や，羊水穿刺など侵襲的な検査（胎児検体を用いた検査を含む）については，表1の各号のいずれかに該当する場合の妊娠について，夫婦ないしカップル（以下夫婦と表記）からの希望があった場合に，検査前によく説明し適切な遺伝カウンセリングを行った上で，インフォームドコンセントを得て実施する。

表1　侵襲的な検査や新たな分子遺伝学的技術を用いた検査の実施要件

1　夫婦のいずれかが，染色体異常の保因者である場合
2　染色体異常症に罹患した児を妊娠，分娩した既往を有する場合
3　高齢妊娠の場合
4　妊婦が新生児期もしくは小児期に発症する重篤なX連鎖遺伝病のヘテロ接合体の場合
5　夫婦の両者が，新生児期もしくは小児期に発症する重篤な常染色体劣性遺伝病のヘテロ接合体の場合
6　夫婦の一方もしくは両者が，新生児期もしくは小児期に発症する重篤な常染色体優性遺伝病のヘテロ接合体の場合
7　その他，胎児が重篤な疾患に罹患する可能性のある場合

　　　（中略）
5）新たな分子遺伝学的技術を用いた検査の実施について：
　従来の侵襲的な検査方法（羊水検査や絨毛検査）により得られた胎児細胞を用いる場合であっても，母体血液中等に存在する胎児・胎盤由来細胞やDNA/RNA等の非侵襲的に採取された検体を用いる場合であってもマイクロアレイ染色体検査法（アレイCGH法，SNPアレイ法等）や全ゲノムを対象とした網羅的な分子遺伝学的解析・検査手法を用いた診断については表1の各号のいずれかに該当する場合の妊娠について夫婦から希望があった場合に十分な遺伝医学的専門知識を備えた専門職（原則として臨床遺伝専門医，認定遺伝カウンセラー，遺伝専門看護職）が検査前に適切な遺伝カウンセリング

を行った上で，インフォームドコンセントを得て実施する。なお母体血を用いた新しい出生前遺伝学的検査の実施にあたっては「母体血を用いた新しい出生前遺伝学的検査に関する指針」日本産科婦人科学会を遵守して実施する。

　　（中略）

6）非確定的な検査の実施について：

　母体血清マーカー検査や超音波検査を用いたNT（nuchal translucency）の測定等のソフトマーカーの同定は非確定的な遺伝学的検査に位置付けられる。これを意図し，予定して実施する場合には，検査前に遺伝カウンセリングを十分に行う必要がある。出生前に行われる遺伝学的検査および診断に関わる超音波診断に関しては，超音波医学に十分習熟した知識を有する専門職（超音波専門医等）が実施するなどして，その検査を受ける意義と結果の解釈等について理解を得られるように説明し，検査を受けた後にどのような判断が求められ，その対応や，さらに方向性を選択することになるか，またこれらの場合に引き続き確定診断を目的とする遺伝学的検査等へ進む場合には再度遺伝カウンセリングを行った上でインフォームドコンセントを得て実施する。なお，非確定的な検査を実施する前にこれらの確定診断に至る過程を十分に説明しておく必要がある。

　　（中略）

7）画像検査（超音波検査等）で意図せずに偶然にみつかる所見について：

　画像検査（超音波検査等）中にソフトマーカー等の胎児異常を示唆する所見を偶然に同定する場合がある。またソフトマーカーでなく実際の胎児異常所見であっても，妊婦に告知する場合には，その意義について理解を得られるように説明し，その後に妊婦がどのような対応を選択できるかについても提示する必要がある。

8）胎児の性別告知については出生前に行われる遺伝学的検査および診断として取り扱う場合は個別の症例ごとに慎重に判断する。

9）法的措置の場合を除き，出生前親子鑑定など医療目的ではない遺伝子解析・検査を行ってはならない。

10）着床前診断に関しては別途日本産科婦人科学会見解で定めるところにより実施されるものとする。

11）日本産科婦人科学会の会告はもちろん，日本医学会によるところの「医療における遺伝学的検査・診断に関するガイドライン」をはじめ，遺伝学的検査に関する法令，国の諸規定や学会等のガイドラインを遵守すること。

4．「母体血を用いた新しい出生前遺伝学的検査」についての共同声明（日本医師会，日本医学会，日本産科婦人科学会，日本産婦人科医会，日本人類遺伝学会，2013）

1. 本検査には倫理的に考慮されるべき点のあること，試料を分析する検査会社が未だ国内にはないこと，わが国独自の解析経験とデータの蓄積が存在しないことなどから，その実施は，まず臨床研究として，認定・登録された施設において慎重に開始されるべきである。また，文部科学省，厚生労働省，経済産業省の定める「ヒトゲノム・遺伝子解析研究に関する倫理指針」，および日本医学会の「医療における遺伝学的検査・診断に関するガイドライン」に則って行われるべきである。
2. 本検査を実施する施設の認定・登録は，日本医学会臨床部会運営委員会「遺伝子・健康・社会」検討委員会の下に設置する「母体血を用いた出生前遺伝学的検査」施設認定・登録部会で行う。本部会は，日本産科婦人科学会，日本小児科学会，日本人類遺伝学会からの委員および法学・倫理の専門家で構成される。
3. 今後，出生前遺伝学的検査には，今回のような常染色体の数的異常に関する検査以外にも種々の遺伝学的検査が開発されることが予想される。このような検査を用いた出生前診断では，十分な遺伝カウンセリングが行われる体制の整備が必要であり，私たちは，わが国における遺伝カウンセリング体制のより一層の普及と充実のために努力する所存である。
4. 日本医師会，日本医学会，日本産科婦人科学会，日本産婦人科医会，日本人類遺伝学会の会員以外の，学術団体，医学研究機関，医療機関，臨床検査会社，遺伝子解析施設，遺伝子解析の仲介会社，健康関連企業，マスメディアなどにも，本指針の考え方を尊重するよう呼びかける。

5．「医療における遺伝学的検査・診断に関するガイドライン」Q＆A（日本医学会，2000）

Q：このガイドラインで最も重要視していることは何でしょうか？
A：遺伝情報の特性を十分に理解し，遺伝学的検査・診断を実施することです。そのためには，各診療科の医師自身が遺伝医学に関する十分な理解と知識および経験を持つ必要があります。日進月歩の遺伝学的検査・診断に関する情報を得るとともに，必要に応じて，遺伝医療の専門家と連携して対応することも重要です。（後略）
Q：患者ではない人を対象に行われる遺伝学的検査にはどのようなものがあ

るでしょうか？

A：非発症保因者診断，発症前診断，出生前診断，等を目的とする遺伝学的検査があります。

Q：非発症保因者とは具体的にどのような方でしょうか？

A：非発症保因者は，常染色体劣性遺伝疾患，X連鎖遺伝疾患，あるいは染色体均衡型転座などで，本人がその疾患を発症することはありませんが，病的遺伝子変異，あるいは染色体転座を有しており，その疾患に罹患した子が生まれてくる可能性のある人を意味しています。非発症保因者診断は本人の健康管理に必要であるということはありませんが，次子の再発率を明らかにしたり，次子の出生前診断の可能性を知るために行われることがあります。稀なことではありますが，常染色体劣性遺伝疾患，X連鎖遺伝疾患，あるいは染色体均衡型転座の保因者が，当該疾患を発症することがあります（manifesting carrier）。その場合には，非発症保因者診断として行っていたものが患者を対象とした確定診断や，将来の発症を予知する発症前診断となることがあることについても認識しておく必要があります。

Q：発症前診断とはどのようなものですか？

A：発症前診断は，成人期発症の遺伝性疾患（神経変性疾患，家族性腫瘍など）で，その時点ではまだ発症していない方が将来発症するかどうかを調べる目的で行われるものです。

Q：非発症保因者診断と発症前診断における留意点について教えて下さい。

A：どちらも検査を受ける時点では，患者ではないので，通常の医療の対象とはなりません。また，発端者の遺伝情報が必要となるなど，単に被検者個人の問題にとどまらず家系内の問題として対応する必要があります。したがって，遺伝医療の専門家による遺伝カウンセリングを行い，問題解決の選択肢の一つとして遺伝学的検査を位置づけ，検査を行った場合のメリット，デメリット，検査を行わなかった場合のメリット，デメリット，および検査を行う時期の適切性などを遺伝医療チームで十分考慮してから，実施する必要があります。必要に応じて倫理委員会への審査依頼も考慮します。

Q：未成年者を対象とする場合の留意点はどのように記載されていますか？

A：すでに発症している疾患の診断を目的とした場合，および早期診断により予防や早期治療が可能となるような場合には，両親などから代諾を得，また本人にも理解度に応じた説明を行い，了解（インフォームド・アセント）を得てから実施することが望まれます。一方，非発症保因者診断や成

年期以降に発症する疾患の発症前診断など，未成年のうちに遺伝学的検査を実施しないことの健康管理上のデメリットがない場合は，本人が成人し，自律的に判断できるようになるまで実施を延期すべきです。

Q：遺伝学的検査の結果は，患者だけではなくその血縁者にも影響を与えるものなので，遺伝学的検査を実施する際には，患者だけではなく血縁者にも説明し，インフォームド・コンセントを得る必要があるのではないでしょうか？

A：遺伝学的検査により明らかにされる遺伝情報のために，被検者および被検者の血縁者に社会的不利益がもたらされる可能性があることには十分に注意が必要です。しかし，血縁者の同意も得るというのは，個人情報保護の観点から大きな問題があります。血縁者の同意を得るためには，当事者（患者，被検者）が遺伝学的検査の対象になっていることを伝えることになってしまいます。インフォームド・コンセントは，医療を受ける際，十分に説明を受けた上で，その医療行為に同意する，あくまでも当事者（患者，被検者）個人の権利です。したがって，自己決定能力のある成人であれば，自分自身の医療行為については，自分自身の意思でその医療行為にインフォームド・コンセントを与えることができると一般に考えられています。したがって，よりよい医療を受けることにつながる遺伝学的検査を当事者（患者，被検者）が希望しているのに，血縁者が受けさせないようにすることはできません。遺伝情報は，血縁者・家系で共有されていますが，それについての一人一人の理解，解釈，思い，あるいは，考え方，は，それぞれ違いますので，個人情報保護の観点から，原則として，個別に対応する必要があります。

Q：今後の課題としてはどのようなことがありますか？

A：遺伝学的検査・診断は，すべての診療科の医師にとって重要な医療行為になりつつあるため，医師，医療機関，学会には，それぞれ次の事柄が望まれます。医師：遺伝医学の基本的な知識をもち，最新の情報を得るよう自己研鑽に努めるとともに，必要に応じて，遺伝医療の専門家と連携して対応する。医療機関：遺伝学的検査・診断に関与する医療関係者を対象に，遺伝医学の啓発・教育を継続して行うとともに，適切な遺伝医療を実施できる体制を整備する。学会：疾患（群），領域，診療科ごとのガイドラインやマニュアル等を本ガイドラインの趣旨に則して作成するとともに，各領域における遺伝医療，遺伝カウンセリングのあり方について教育・啓発を行う。

6．「再生医療等の安全性の確保等に関する法律」(2013)

第一章　総則

(目的)

第一条　この法律は，再生医療等に用いられる再生医療等技術の安全性の確保及び生命倫理への配慮 (以下「安全性の確保等」という。) に関する措置その他の再生医療等を提供しようとする者が講ずべき措置を明らかにするとともに，特定細胞加工物の製造の許可等の制度を定めること等により，再生医療等の迅速かつ安全な提供及び普及の促進を図り，もって医療の質及び保健衛生の向上に寄与することを目的とする。

(定義)

第二条　この法律において「再生医療等」とは，再生医療等技術を用いて行われる医療 (医薬品，医療機器等の品質，有効性及び安全性の確保等に関する法律 (昭和三十五年法律第百四十五号。以下「医薬品医療機器等法」という。) 第八十条の二第二項に規定する治験に該当するものを除く。) をいう。

2　この法律において「再生医療等技術」とは，次に掲げる医療に用いられることが目的とされている医療技術であって，細胞加工物を用いるもの (細胞加工物として再生医療等製品 (医薬品医療機器等法第二十三条の二十五又は第二十三条の三十七の承認を受けた再生医療等製品をいう。第四項において同じ。) のみを当該承認の内容に従い用いるものを除く。) のうち，その安全性の確保等に関する措置その他のこの法律で定める措置を講ずることが必要なものとして政令で定めるものをいう。

　一　人の身体の構造又は機能の再建，修復又は形成
　二　人の疾病の治療又は予防
　　(中略)
　第二章　再生医療等の提供
　　(中略)

第三条　2　再生医療等を提供しようとする病院又は診療所の管理者は，前項の規定により再生医療等提供計画を提出しようとするときは，当該再生医療等提供計画が再生医療等提供基準に適合しているかどうかについて，あらかじめ，当該再生医療等提供計画に記載される認定再生医療等委員会の意見を聴かなければならない。

　　(中略)

(再生医療等に関する説明及び同意)

第十四条　医師又は歯科医師は，再生医療等を行うに当たっては，疾病のた

め本人の同意を得ることが困難な場合その他の厚生労働省令で定める場合を除き，当該再生医療等を受ける者に対し，当該再生医療等に用いる再生医療等技術の安全性の確保等その他再生医療等の適正な提供のために必要な事項について適切な説明を行い，その同意を得なければならない。

2　医師又は歯科医師は，再生医療等を受ける者以外の者から再生医療等に用いる細胞の採取を行うに当たっては，疾病のため本人の同意を得ることが困難な場合その他の厚生労働省令で定める場合を除き，当該細胞を提供する者に対し，採取した細胞の使途その他当該細胞の採取に関し必要な事項について適切な説明を行い，その同意を得なければならない。

（再生医療等に関する個人情報の保護）

第十五条　再生医療等提供機関の管理者は，再生医療等に用いる細胞を提供する者及び再生医療等を受ける者の個人情報（個人に関する情報であって，当該情報に含まれる氏名，生年月日その他の記述等により特定の個人を識別することができるもの（他の情報と照合することにより，特定の個人を識別することができることとなるものを含む。）をいう。以下この条において同じ。）の漏えい，滅失又は毀損の防止その他の個人情報の適切な管理のために必要な措置を講じなければならない。

　　　（後略）

7．ヒト幹細胞を用いる臨床研究に関する指針（厚生労働省，平成18年7月3日。平成22年11月1日全部改正，平成22年厚生労働省告示第380号。平成25年10月1日全部改正，平成25年厚生労働省告示317号）

　ヒト幹細胞を用いる臨床研究（将来の臨床利用のためのヒト幹細胞の樹立，保管又は分配の研究を含む。以下「ヒト幹細胞臨床研究」という。）は，臓器の再生等を通じて，国民の健康並びに疾病の予防，診断及び治療に重要な役割を果たすことが期待されている。

　ヒト幹細胞臨床研究が，社会的な理解を得て適正に実施及び推進されるよう，人間の尊厳及び人権を尊重し，かつ，科学的知見に基づいた安全性及び有効性を確保するために，ヒト幹細胞臨床研究に関わる全ての者が尊重すべき事項を定めた指針が策定，改正されている。

　治療法等として確立するためには，各種の倫理規範を踏まえ，個々の被験者の人権が科学的又は社会的な利益に優先されねばならないことに加え，被験者保護について国民に十分な説明を行い，国民の理解に基づき臨床研究を実施することが求められるとしている。

（中略）
第1章　細則
第1　目的
ヒト幹細胞臨床研究は，臓器の再生等を通じて，国民の健康の維持並びに疾病の予防，診断及び治療に重要な役割を果たすものである。
この指針は，こうした役割に鑑み，ヒト幹細胞臨床研究が社会的な理解を得て，適正に実施及び推進されるよう，人間の尊厳及び人権を尊重し，かつ，科学的知見に基づいた安全性及び有効性を確保するために，ヒト幹細胞臨床研究に関わる全ての者が遵守すべき事項を定めることを目的とする。
第2　用語の定義等
この指針において，次に掲げる用語の定義は，それぞれ次に定めるところによる。
(1) ヒト幹細胞　自己複製能（自分と同じ能力を持った細胞を複製する能力をいう。）及び多分化能（異なる系列の細胞に分化する能力をいう。）を有するヒト細胞をいい，別に厚生労働省医政局長が定める細則（以下「細則」という。）に規定するヒト体性幹細胞，ヒト胚性幹細胞（以下「ヒトES細胞」という。）及びヒト人工多能性幹細胞（以下「ヒトiPS細胞」という。）を含む。
＜細則＞
1　ヒト体性幹細胞は，ヒトの身体の中に存在する幹細胞で，限定した分化能を保有するヒト細胞である。例えば，造血幹細胞（各種血液細胞に分化するものをいう。），神経幹細胞（神経細胞又はグリア細胞に分化するものをいう。），間葉系幹細胞（骨，軟骨，脂肪細胞等に分化するものをいう。）等が含まれる。この指針の対象に体性幹細胞を含んだ組織（骨髄，臍帯血等）を用いる臨床研究も含まれる。
2　ヒトES細胞は，受精卵を培養して得られる胚盤胞（はいばんほう）の内部細胞塊から樹立されたヒト細胞で，未分化な状態で自己複製能と多分化能を有する。
3　ヒトiPS細胞は，人工的に多能性を誘導されたヒト幹細胞であり，ヒトES細胞とほぼ同様の能力を持つ細胞である。一方，人工的に限定された分化能を誘導されたヒト幹細胞（例えば，皮膚の線維芽細胞からiPS細胞を経ずに直接作製された神経幹細胞等）はiPS細胞とは呼ばないが，この指針の対象とする。
　　　（中略）
第4　対象疾患等
1　ヒト幹細胞臨床研究の対象は，病気や怪我で損傷した臓器又は組織の再

生を目的とするものであること。
2　初めて人に移植又は投与されるヒト幹細胞を用いる臨床研究（以下「新規のヒト幹細胞臨床研究」という。）については，次に掲げる要件のいずれにも適合するものに限る。
(1) 当該臓器若しくは組織の損傷の原因となる疾患が，重篤で生命を脅かすもの，身体の機能を著しく損なうもの又は一定程度身体の機能若しくは形態を損なうことによりQOL（生活の質）を著しく損なうものであること。
(2) ヒト幹細胞臨床研究による治療の効果が，現在可能な他の治療と比較して優れていると予測されるものであること。
(3) 被験者にとってヒト幹細胞臨床研究の治療により得られる利益が，不利益を上回ると十分予測されるものであること。
　　　（中略）
第6　基本原則
1　倫理性の確保
研究者等は，生命倫理を尊重しなければならない。
2　安全性及び有効性の確保
ヒト幹細胞臨床研究は，適切な実験により得られた科学的知見に基づき，安全性及び有効性が予測されるものに限る。
3　品質，安全性等の確認
ヒト幹細胞臨床研究に用いるヒト幹細胞等は，その品質，安全性等が確認されているものに限る。
4　インフォームド・コンセントの確保
ヒト幹細胞臨床研究を実施する場合には，研究機関の長は，被験者，提供者又は代諾者となるべき者のインフォームド・コンセントを確保しなければならない。また，インフォームド・コンセントを受ける者（以下「説明者」という。）は，研究責任者又は研究責任者の指示を受けた者であり，当該者は，守秘義務を負うものとする。
　　　（中略）
第5章　ヒト幹細胞等の移植又は投与
第1　被験者の人権保護
1　被験者の選定
被験者の選定に当たっては，その人権保護の観点から，病状，年齢，行為能力等を考慮し，慎重に検討するものとする。
2　インフォームド・コンセント

ヒト幹細胞等を移植又は投与するに当たって，説明者は，被験者又は代諾者となるべき者に対して，3に掲げる説明事項について，文書を用いて十分に説明し，理解を得た上で，文書によるインフォームド・コンセントを受けなければならない。

3　被験者又は代諾者となるべき者に対する説明事項

説明者は，2に規定する手続に当たって，被験者又は代諾者となるべき者に対し，次に掲げる事項について十分な理解が得られるよう，できる限り平易な用語を用いて説明するものとする。

①ヒト幹細胞臨床研究の目的，意義及び方法
②研究機関名並びに研究責任者及び総括責任者の氏名
③ヒト幹細胞臨床研究により予期される効果及び危険（従来の研究成果を含む。）
④他の治療法の有無，内容，他の治療法との比較並びに当該治療法により予期される効果及び危険
⑤④に関わらず，予期されない危険が生じる可能性があること。
⑥被験者となることを拒否することは任意であること，及びヒト幹細胞等の移植又は投与に同意しない場合であっても，何ら不利益を受けることはなく，従来の治療が継続されること。
⑦被験者又は代諾者となるべき者がヒト幹細胞等の移植又は投与に同意した後であっても，いつでも同意を撤回できること。
⑧健康被害の補償のために必要な措置
⑨その他被験者の個人情報の保護等に関し必要な事項
　　（後略）

8．終末期医療の決定プロセスに関するガイドライン（厚生労働省，2007）

【指針の骨子】
一．患者本人の決定を基本として終末期医療を進めることが最も重要な原則
一．医療の開始，不開始，変更，中止などは医療・ケアチームが慎重に判断する
一．治療方針の決定に際し，患者と医療従事者の合意内容を文書化する
一．患者の意思を推定できない場合は家族と話し合い，患者にとって最善の治療方針をとる

1　終末期医療及びケアの在り方

①医師等の医療従事者から適切な情報の提供と説明がなされ，それに基づいて患者が医療従事者と話し合いを行い，患者本人による決定を基本としたうえで，終末期医療を進めることが最も重要な原則である。

②終末期医療における医療行為の開始・不開始，医療内容の変更，医療行為の中止等は，多専門職種の医療従事者から構成される医療・ケアチームによって，医学的妥当性と適切性を基に慎重に判断すべきである。

③医療・ケアチームにより可能な限り疼痛やその他の不快な症状を十分に緩和し，患者・家族の精神的・社会的な援助も含めた総合的な医療及びケアを行うことが必要である。

④生命を短縮させる意図をもつ積極的安楽死は，本ガイドラインでは対象としない。

2　終末期医療及びケアの方針の決定手続
　　（中略）
(2) 患者の意思の確認ができない場合
　患者の意思確認ができない場合には，次のような手順により，医療・ケアチームの中で慎重な判断を行う必要がある。

①家族が患者の意思を推定できる場合には，その推定意思を尊重し，患者にとっての最善の治療方針をとることを基本とする。

②家族が患者の意思を推定できない場合には，患者にとって何が最善であるかについて家族と十分に話し合い，患者にとっての最善の治療方針をとることを基本とする。

③家族がいない場合及び家族が判断を医療・ケアチームに委ねる場合には，患者にとっての最善の治療方針をとることを基本とする。

(3) 複数の専門家からなる委員会の設置
　上記（1）及び（2）の場合において，治療方針の決定に際し，
・医療・ケアチームの中で病態等により医療内容の決定が困難な場合
・患者と医療従事者との話し合いの中で，妥当で適切な医療内容についての合意が得られない場合
・家族の中で意見がまとまらない場合や，医療従事者との話し合いの中で，妥当で適切な医療内容についての合意が得られない場合等については，複数の専門家からなる委員会を別途設置し，治療方針等についての検討及び助言を行うことが必要である。

> 9．高齢者ケアの意思決定プロセスに関するガイドライン2012年版（日本老年医学会，2012）

〔ガイドラインの必要性〕　高齢者ケアの現場において，関係者たちを悩ませる典型的な問題の一つに，何らかの理由で飲食できなくなった時に，人工的水分・栄養補給法（以下AHNと略記する*）を導入するかどうかというものがある。加齢に伴って漸進的に衰えてきたとみれば，人工的なことはしないほうがいいと思われるかもしれない。だが，人工的栄養補給を行えばなおしばらくの生が見込まれるのであれば，それを導入すべきだと思われるかもしれない。こうした事情が，例えば，認知症終末期の患者へのAHNについて，多くの医療者が「導入しないことに倫理的な問題を感じ」ているが，また「導入することに倫理的な問題を感じ」てもいるというような困惑を，臨床現場にもたらしている。困惑の原因としては，医学的妥当性が明確でないという点も確かにあるが，むしろ，高齢者の最期の生がどうあるのがよいかについて，例えば，長く生きられれば生きられるほうがよいと無条件に言えるかといったことについての共通理解が定まっていないという点が大きいように思われる。

そこで，このような状況において，現場の医療・介護従事者がAHN導入をめぐって適切な対応ができるように支援することを目的として，ここにガイドラインを策定する。

*人工的水分・栄養補給法とは，経口による自然な摂取以外の仕方で水分・栄養を補給する方法の総称で，次のようなものがある：経腸栄養法（胃ろう栄養法，経鼻経管栄養法，間欠的口腔食道経管栄養法），非経腸栄養法（中心静脈栄養法，末梢静脈栄養法，持続皮下注射）。AHNは，対応する英語表現 "artificial hydration and nutrition" の略記。

　　（中略）

〔本ガイドラインの使い方〕　本ガイドラインは，臨床現場において，医療・介護・福祉従事者たちが，高齢者ケアのプロセスにおいて，本人・家族とのコミュニケーションを通して，AHN導入をめぐる選択をしなければならなくなった場合に，適切な意思決定プロセスをたどることができるように，ガイド（道案内）するものである。そこで，これを使う際には，あくまでも医療・介護従事者が個別の事例についてよく考えながら一歩一歩進むことが肝要であって，本ガイドラインはその歩みを束縛する規則としてではなく，歩みを支援する道案内として，使っていただきたい。

〔本ガイドラインの性格と構成〕　AHN導入に関するガイドラインとしては，

医学的妥当性を確保するためのものも考えられるが，ここで提示するのはそういう性格のものではなく，倫理的妥当性を確保するためのものである。そして，倫理的妥当性は，関係者が適切な意思決定プロセスをたどることによって確保される。加えて，適切な意思決定プロセスを経て決定・選択されたことについては，法的にも責を問われるべきではない***。この点について，本ガイドライン作成の過程で，法律の専門家たちに意見を求め，本ガイドラインが示すような意思決定プロセスを適切に進めて到達した選択を実行した場合，それは法的な介入がされるようなものではないとの回答を得ている。

***生命維持につながる医学的介入の差し控えおよび中止については，確かに現場の医療者に倫理的および法的問題になるのではないかという懸念がある。他方で，患者の状態によっては生命維持をすることに倫理的問題を感じてもいるのが現状である。しかし，これまで日本において，生命維持（人工呼吸器など）中止を医療者が医療行為としてしたことに対して有罪判決が出た場合，その理由は「（中止等が妥当となる）要件を満たしていない」というものであって，「生命維持をやめることは生命を意図的に終わりにすることであるから違法である」といった理由ではないのである。

　　　（中略）

　高齢者ケアにおけるAHN導入をめぐる意思決定プロセスが適切であるためには，まず，それが医療・介護における一般的な意思決定プロセスとして適切である必要がある。加えて，高齢者に特有の疾患や障害などのために生じる特有の事情があり，また，AHN導入に特有の事情もある。これによって高齢者ケアにおけるAHN導入をめぐって特に配慮すべき点が生じる。そこで，以下では，高齢者ケア・AHN導入の場合を主たる場面として想定しつつ，①医療・介護における意思決定プロセスのあり方，②死生に関わる意思決定プロセスにおいて，いのちとその価値についてどう考えるかを示した上で，③高齢者に対するAHN導入と減量・中止をめぐる選択における留意点を挙げる。

1．医療・介護における意思決定プロセス
　　　（中略）
1．10　ぎりぎりまで解決できない場合は，次のような考え方で対応する：
①本人が嫌がる医療・介護行為を強行することはできない—ただし，そのことにより第三者に許容限度を超えた害がおよぶ怖れがある場合は別である。
②本人が希望する医療・介護行為であっても，医学的観点でも人生全体を評価する観点でも無益であると判断される場合，もしくは益をもたらす可能

性もあるが，重大な害をもたらすことを余儀なくされるというリスクもある場合，相手の意向であるからといって応じなければならないわけではない。

③本人が希望する医療・介護行為であっても，それが本人に益とのバランスを欠いた害を加える行為である場合，ないし第三者に許容限度を超えた害を及ぼすおそれがある場合は，応じるべきではない。

＊これらの場合において，どの程度までなら「許容限度」内かは，文化に相対的である（社会通念がどうであるかによって決まる）。

1．11 合意を目指すコミュニケーションにより一旦は関係者の合意に達しても，本人・家族は迷いが生じて再度考え始めるといったことがある。また，合意に基づいて選択した方針を実行し始めてから，やはりそれは適切ではなかったのではないかと思いなおすこともあろう。そうしたことを含め，本人・家族がよく考えて納得できる道を進むことが肝要であって，医療・介護・福祉従事者はそうした本人・家族の在り方を受け容れ，そうした揺れを当然のことと認めて対応し，フォローアップしていく。

2．いのちについてどう考えるか

前項で提示した意思決定プロセスのあり方と並んで，医療・介護上の選択について重要なこととして，「いのちをどう考え・どう評価するか」という点がある。このことについて，医療・介護を公的な職務として行う場合には，共通理解をし，医療・介護・福祉従事者の間で価値観を共有しておく必要がある。本章では，この点について一般的に示している。したがって，前章と同様，高齢者ケア，AHNの導入・撤退という場面に限定されないが，そういう場面を念頭においた説明になってはいる。

☆生きていることは良いことであり，多くの場合本人の益になる─このように評価するのは，本人の人生をより豊かにし得る限り，生命はより長く続いたほうが良いからである。医療・介護・福祉従事者は，このような価値観に基づいて，個別事例ごとに，本人の人生をより豊かにすること，少なくともより悪くしないことを目指して，本人のQOLの保持・向上および生命維持のために，どのような介入をする，あるいはしないのがよいかを判断する。

2．1 ある医学的介入を行うならば，死を当面は避けることができ，一定のQOLを保った生の保持ないし快復が可能である場合は，一般にはその医学的介入を行うことが本人の益になる（＝人生をより豊かにする可能性がある）。しかし，当の本人の場合に最善かどうかを判断するためには，個別の人生の事情（についての本人の理解）を考慮に入れて，個別化した評価を行

う必要がある。

（A）本人の人生の事情を考慮しても，当該の医学的介入により，延命とQOLの向上・保持を図ることが本人にとって最善だと考えられる場合：

本人がその医学的介入を拒否していても，医療ケアチームはその医学的介入をしたほうがよいと考え続け，コミュニケーションを通して本人との合意を目指す。それでも合意に達しない場合は，1.10の考え方にしたがった選択をする。

（B）自らの人生についての本人の理解を考慮した場合には，その医学的介入を行うことは本人の人生にとって益になるとは言えない（あるいは，行わないほうが，本人の人生にとってより良いと見込まれる）場合：

本人が自らの人生の理解に基づいて，その医学的介入を受けない意思を持続的・安定的に持ち続けており，周囲の人々への配慮や孤独感などの故に本意でないにもかかわらずそのような意思表明をしているわけではないことを慎重に確認した上で，その医学的介入をしないことを許容ないし同意する。

2.2　ある医学的介入によって死を当面は避けることができるが，見込まれるQOLは，本人の人生をより豊かにするという結果をもたらすほどの効果があるかどうか疑わしい場合，ここでその医学的介入をするかどうかは，本人の人生全体についての本人および周囲の近しい人々による把握からして，どちらが本人にとってより益となるか（ないし害が少ないか）による。

このような時期には，多くの場合本人の苦痛を緩和し，快適に保つことを目的とした医学的介入をはじめとする全人的視点に立った《緩和ケア》の考え方が有効である。

2.3　生命維持を目指す医学的介入をしても，ほとんど死を先送りする効果がない場合，また，たとえずわずかに先送りできたとしても，その間，本人の人生をより豊かにできず（よい日々だと言えず），かえって辛い時期をもたらすだけだという場合には，《緩和ケア》のみを行う。このように，本人の予後を見通して，全体として延命がQOL保持と両立しない場合には，医学的介入は延命ではなくQOLを優先する。

3．AHN導入に関する意思決定プロセスにおける留意点

高齢者ケアにおいて，本人の食が細くなった，嚥下機能の障害により経口摂取ができなくなった等の理由により，生命維持に必要な栄養補給ができなくなった場合に，人工的な水分・栄養補給法（＝AHN）を導入するかどうか，するとしたら，どの方法にするかの選択に際しても，以上の意思決定プロセスについてのあり方およびいのちの評価についての一般的指針が妥当する。

以下では，AHN導入・減量と中止に関して特に留意する点を追記する。
☆AHN導入および導入後の減量・中止についても，以上の意思決定プロセスおよびいのちの考え方についての指針を基本として考える。ことに次の諸点に配慮する。
①経口摂取の可能性を適切に評価し，AHN導入の必要性を確認する。
②AHN導入に関する諸選択肢（いずれも導入しないことも含む）を，本人の人生にとっての益と害という観点で評価し，目的を明確にしつつ，最善のものを見出す。
③本人の人生にとっての最善を達成するという観点で，家族の事情や生活環境についても配慮する。
3.1　AHN導入を検討する際には，まず，経口摂取による水分・栄養摂取の身体機能面での可能性とそれを可能にするケアの実施可能性を十分検討し，追求した上で，導入を検討する必要性があることを確認する。その上で，意思決定プロセスにおいては，本人・家族がAHNを導入しないことを含め候補となる選択肢を示され，各選択肢が本人の生活にもたらす益と害について知らされ，理解した上で，本人の意思（推定を含め）と人生についての理解に照らして最善の道を考えられるようにする。
3.2　AHN導入をめぐって候補となっている選択肢が，当該事例に関して何を目指すものであるか
①生命維持により，本人のよい人生が当面続くことを目指す
②本人が残された時間をできるだけ快適に過ごせることを目指す
―を明確にし，選択にあたっては，本人が残りの人生をどのように生きることが望ましいかという観点で，何を目指すかとAHNのどの選択肢かとを組にして考える。
なお，AHN導入が，①と②のいずれをも達成する見込みがない場合には，AHNはかえって本人にとって害となり，人生の最期を歪めることになる。
（A）あるAHNを導入すればそれなりのQOLを伴う延命が見込まれる場合，①と②が両立するので，一般には導入が適当であると考えられるが，本人の人生にとって最善かどうかを個別に確認する。その結果，本人が人生をどう理解し，かつAHNについてどういう意思をもっているかによっては，AHN導入をしないほうがよいと看做されることもあり得る。
（B）あるAHNを導入すれば延命効果は見込まれるが，本人のよい人生を支え得るほどのQOLを回復ないし保持できるかどうか（すなわち①達成は）疑わしい場合，現在本人が辿っている人生の終わりの時期を本人や家族が

どう理解するかに応じて，本人の人生にとって何が最善か（＝何を目指し，どれを選ぶか）を判断する。

(C) 医学的に言って，AHNに延命効果があるとは言えない場合，ないしは疑わしく，効果があったとしても本人の人生にとって益となるとは言えない（＝①達成はできない）場合，本人ができるだけ快適に過ごすこと（＝②）を目指すことが通常妥当であろう。だが，こういう場合であっても，本人の人生に注目して，どうするのが最善かを，家族など周囲の近しい人々との話し合いを通して確認しつつ，ケアが目指すところを選ぶ。

3.3　AHN導入後も，継続的にその効果と本人の人生にとっての益を評価し，

(A) 経口摂取が可能となったので，AHN離脱可能である場合，または，

(B) 全身状態の悪化により延命効果が見込まれない，ないしは必要なQOLが保てなくなるなどの理由で，本人にとって益とならなくなった場合，益となるかどうか疑わしくなった場合，

AHNの中止ないし減量を検討し，それが従来のやり方を継続するよりも本人の人生にとってより益となる（ましである）と見込まれる場合は，中止ないし減量を選択する。本人・家族から中止等の申し出があった時にも，本人の意思（の推定）と人生にとっての益という観点で判断をする。いずれにしても，本ガイドラインが推奨する意思決定プロセスをたどって選択を行うことはもちろんである。

3.4　AHN導入をめぐる意思決定プロセスにおいて，家族の気持ち・都合や，居宅介護の条件，入居先の介護施設の方針といった環境の故に，選択が左右されることがしばしばある。現在の環境の許容範囲内でできるかぎり本人の最善を目指し，また家族の負担を許容できる程度に抑える道を探す努力をする。

　　（後略）

索引 Index

欧文

AED　75
ALP　40
ALT　40
AST　40
DMAT　97
EMIS　97
ES細胞　246
Gy　26
HbA1c　42
HDL　42
ICF　54, 130
ICIDH　54
iPS細胞　246
LDL　42
MSW　75
OT　61
PT　61
SHARE　230
ST　62
STI　20
Sv　26
VDT作業による障害　126

和文

あ

アウトブレイク　11
亜急性期　63
アクティブ　32
アスベスト　28
アスレティックリハビリテーション　56
アドヒアランス　191
アルマ・アタ宣言　70
安全委員会　113
安楽死　250

い

医学的リハビリテーション　58
育成医療　78, 142
医師　191
医師－患者関係　152
維持期　66
移植医療　248
石綿　28
石綿肺　124
遺族　177
1次医療圏　73
1歳6か月健康診査　77
一酸化炭素中毒　27
一般健康診断　115
一般診療所　74
一般病床　73
遺伝カウンセリング　233, 244
遺伝学的検査・診断　233
遺伝子検査　242
医の倫理綱領　219
医の倫理マニュアル　250
医療・介護関係事業者における個人情報の適切な取扱いのためのガイドライン　260
医療型児童発達支援　138
医療型障害児入所施設　138
医療観察法制度　90
医療計画　72
医療圏　72
医療施設　73
医療事務職　194
医療人類学　18
医療ソーシャルワーカー　75
医療における遺伝学的検査・診断に関するガイドライン　271
医療秘書　194
医療保護入院　49, 90
医療保障制度　34
医療モール　202
陰性反応的中度　37
インフォームドコンセント　169, 188, 201

う

ウイルス　28
ヴェサリウス　9
う蝕　92

え

衛生委員会　113
衛生管理者　114
疫学　11

お

応急入院　90
黄疸尿　39
オタワ憲章　71
温熱　23

か

開業医宣言　169
外国人　177
介護保険　86
介護予防　57
介護老人保健施設　73, 74
解体新書　9
回復期　64
外部被曝　126
外来　195
外来診療　203
核家族　171
隔離　156
過重労働　118
家族関係　171
家族勢力構造　172
家族役割　172
価値観　173
学校医　108
学校健康教育　103
学校三師　108
学校歯科医　108
学校保健　70, 100
学校保健委員会　108
学校薬剤師　108
活動の制限　130
噛ミング運動　95
看護師　62, 192
患者　150
患者－医師関係　187
患者の権利　166
患者の権利章典　166
患者の権利宣言　168
患者の権利に関する世界医師会

索引

　　　宣言　166
患者役割行動　151, 162
感染　43
感染症　10, 43
感染症病床　73
感度　36
漢方医学　17
γ-GTP　40
管理栄養士　193
緩和ケア　212

き

気圧　24
気温　23
危機管理　70
基準値　35
基準範囲　35
基準病床数　73
寄生虫　28, 30
北里柴三郎　12
機能障害　130
救急医療機関　74
救急救命士　75
救急診療　204
救急搬送　74
急性期　63
吸虫類　30
キューブラ・ロス　164
救命救急センター　73
教育期　182
教育的リハビリテーション　59
教育入院　206
強制隔離政策　156
共同生活援助　140
業務上疾病　122
業務上負傷　122
局所振動障害　125
居宅介護　140
気流　23
禁煙　84
緊急消防援助隊　97
緊急措置入院　90
金属中毒　28
金属による健康障害　127

く

空気感染　29
クラミジア　28
グリーフワーク　177
クリティカルパス　201
グループホーム　140
グルコース　42
クレアチニン　41
グレイ　26
クレーマー　152

け

経口感染　29
けい肺　124
経皮感染　29
外科的治療　205
血液感染　29
血液検査データ　40
結核児童療育医療　78
結核病床　73
血糖値　42
減圧症　25
健康　2
健康管理　112
健康診査　77
健康診断　115
健康日本21　71, 80
健康保険法　158
健康保持増進　121
言語聴覚士　62
検査値　35
顕性感染　44
原虫　28
権利　166

こ

広域災害救急医療情報システム　97
広域搬送システム　97
後期高齢者医療制度　86
高山病　25
恒常性　17
更生医療　142
抗生物質　13
厚生労働科学研究における利益相反の管理に関する指針　224
行動援護　140
行動を伴うコミュニケーション　173
高齢者ケアの意思決定プロセスに関するガイドライン2012年版　257, 280

高齢者保健　84
国際障害分類　54
国際生活機能分類　54, 130
告知　190
国民皆保険制度　143
国民健康づくり運動　71
5疾病5事業　72
個人情報の保護に関する法律　260
個人の尊厳　168
子育て支援対策　80
コッホ　12
子どもの権利条約　239
コレステロール　42
孤老期　185
コンプライアンス　191

さ

災害　95
災害医療訓練　98
災害医療計画　97
災害拠点病院　73, 97
災害サイクル　98
災害時　261
災害派遣医療チーム　97
細菌　28
再検査　36
再生医療　245
再生医療等の安全性の確保等に関する法律　245, 274
最善の医療　168
在宅医療　212
在宅ケア　88
在宅療養　209
作業環境管理　112
作業管理　112
作業療法士　61
サバイバー　150
差別　156
参加の制約　130
産業医　114
産業保健　70, 111
3歳児健康診査　77
3次医療圏　73
3次救急医療　205
3次メディカルケア　197, 200
三世代同居　171

し

シーベルト　26
死因　81
ジェンナー　9
歯科診療所　74
歯科保健　91
歯科保健対策　94
自己決定権　168
脂質代謝の検査　41
歯周疾患　94
施設入所支援　140
市町村介護予防事業　86
市町村保健センター　72
湿度　23
疾病　2
指定難病　141
児童虐待　79
児童相談所　136
自動体外式除細動器　75
児童発達支援　138
児童福祉司　136
児童福祉法　131
死にゆく患者　164
死亡率　81
社会関係　32
社会関係資本　34
社会的入院　176
社会的不利　130
社会的リハビリテーション　59
社会復帰支援策　90
自由開業医制度　143
重度障害者等包括支援　140
重度訪問介護　140
終末期　207, 254
終末期医療に関するガイドライン　255
終末期医療の決定プロセスに関するガイドライン　255, 278
就労移行支援　140
就労継続支援　140
出生前に行われる遺伝学的検査および診断に関する見解　268
出自を知る権利　238
種痘　9
障害　129
障害児通所支援　138
障害児入所支援　138
障害者更生センター　138
障害者総合支援法　50, 90

障害者の範囲　129
症候　43
少子化対策　80
症状　43
条虫類　30
情緒的コミュニケーション　173
小児慢性特定疾病対策　78
情報提供　213
情報的コミュニケーション　173
ショートステイ　140
職業がん　127
職業性疾病　122
職業性腰痛　126
職業的リハビリテーション　59
助産所　73, 74
自律　220
自立訓練　140
自立支援医療　78, 141
自立支援医療費　139
自立支援給付　139
知る権利　168
新型出生前診断　236
真菌　28
新健康フロンティア戦略　81
人工多能性幹細胞　246
新婚期　179
新生児マス・スクリーニング　77
新鮮尿　39
人体解剖学　9
身体障害者　131
身体障害者更生相談所　136
身体障害者相談員　136
身体障害者手帳　131, 132
身体障害者福祉司　136
身体障害者福祉センター　138
身体障害者福祉法　131
身体発育　105
振動　26
振動障害　125
じん肺　28, 123
心理　160
診療所　73, 202

す

水圧　24
随意尿　39

健やか親子21　76
スタンダード・プリコーション　44
ストレス　32
スノウ　11

せ

生活介護　140
生活時間　172
生活習慣病　14, 83
生活必需時間　172
性感染症　20
脆弱性　220
生殖補助医療　79
精神医療　89, 141
精神衛生法　48
精神科救急　91
精神障害　88
精神障害者　104, 176
精神障害者保健福祉手帳　51, 132
精神通院医療　50, 142
精神病床　73
精神保健　47, 88
成人保健　70, 80
精神保健福祉　88
精神保健福祉活動　89
精神保健福祉士　49, 51
精神保健福祉センター　50
精神保健福祉法　49
精神保健法　48
生前発効遺言　250
精密検査　36
西洋医学　17
生理学　9
セーフティネット　147
赤血球　40
説明と同意　169, 188
施療券　158
セルフケア　196, 199, 200
全身振動障害　125
潜水病　25
線虫類　30
専門看護師　190

そ

騒音　25
騒音性難聴　125
総括安全衛生管理者　112

索引

臓器移植　248
相談支援　213
早朝尿　39
ソーシャルキャピタル　34
措置入院　49, 90
尊厳　220
尊厳死　250
尊厳死の宣言書　250
尊厳の記録　210

た

ターミナル　207
対人サービス　71
対物サービス　71
代理懐胎　238
多尿　39
短期入所　140

ち

地域医療　72
地域医療支援病院　73, 203
地域医療連携　75
地域生活支援事業　139
地域包括ケアシステム　59
地域保健　70
地域リハビリテーション　59
チーム医療　225
蓄尿　39
知的障害者　132
知的障害者更生相談所　136
知的障害者相談員　136
知的障害者福祉司　136
中間宿主　30
中間尿　39
聴覚障害者情報提供施設　138
徴候　43
長時間労働者　118
聴力障害　26

つ

通院医療　89

て

定期健康診断　104
ディグニティーセラピー　210
定性検査　35
低体温症　24

定量検査　35
点字出版施設　138
点字図書館　138
電離放射線障害　126
電話　195

と

同行援護　140
糖代謝の検査　41
東洋医学　17
動揺病　26
特異度　36
特殊健康診断　117
ドクターショッピング　161
特定機能病院　73, 203
特定健康診査　83
特定健診　83
特定保健指導　83
突発的流行　11
努力-報酬不均衡モデル　32

な

内部被曝　126

に

2次医療圏　73
2次救急医療　204
2次メディカルケア　197, 200
二者関係　171
21世紀における国民健康づくり
　　運動　80
24時間尿　39
日射病　122
日本医師会綱領　219
日本赤十字病院　158
入院治療　90, 205
ニューカマーズ　177
乳児健康診査　77
ニュルンベルク綱領　221
尿ウロビリノーゲン　39
尿検査　39, 40
尿酸　41
尿潜血　39
尿沈渣　39
尿妊娠反応　40
尿比重　39
尿ビリルビン　39
尿量　39

任意入院　49, 90
認定看護師　190
妊婦健康診査　77
妊孕力　79

ね

熱虚脱　24, 123
熱痙攣　24, 122
熱失神　122
熱射病　24, 123
熱中症　24, 122
熱疲労　123
年齢　4
年齢調整死亡率　81

の

脳死　248
脳卒中リハビリテーション　64
能力障害　130
ノーマライゼーション　133
乗り物酔い　26

は

ハーヴェイ　9
排出期　184
白ろう病　26, 125
パスツール　12
パターナリズム　188
8020運動　94
白血球　40
パッシブ　32
発達障害　52
発達障害者　132
発達障害者支援　51
半定量検査　35

ひ

悲嘆　177
ヒト幹細胞を用いる臨床研究に
　　関する指針　245, 275
非配偶者間人工授精　238
ヒポクラテス　7
ヒポクラテスの誓い　8
飛沫核感染　29
飛沫感染　29
病院　73, 203
病院連携　75

索 引

評価的コミュニケーション　173
病感　150
病気　4, 20
病気観　17
病原微生物　43
病識　150
標準予防措置　44
病診連携　75
病棟クラーク　195
平等な医療　168
敏感度　36
貧血　40
頻尿　39

ふ
不快指数　23
不可侵性　220
福祉型障害児入所施設　138
輻射熱　23
父権主義　188
不顕性感染　44
プライバシー　168
プライマリ・ケア　70
プライマリ・メディカルケア　197, 200
フレミング　13

へ
へき地医療　75
へき地医療拠点病院　73
ペニシリン　13
ヘマトクリット　40
ヘルシンキ宣言　221, 264
ヘルスケアシステム　197
ヘルス・ビリーフ・モデル　162
ヘルスプロモーション　70
偏見　20
便潜血反応検査　40

ほ
保育所等訪問支援　138
放課後等デイサービス　138
法規　218
放射線　26
放射線障害　26
法的拘束力　218

乏尿　39
訪問看護　88
法律　218
ホームヘルプ　140
保健学習　102
保健管理　101
保健教育　101
保健指導　102
保健主事　108
保健所　71
母子感染　29
母子健康手帳　76
母子保健　70, 76
母性健康管理　119
補装具製作施設　138
補装具費　139
母体血を用いた新しい出生前遺伝学的検査　236
「母体血を用いた新しい出生前遺伝学的検査」についての共同声明　271
ホメオスターシス　17
ボランティア　146

ま
待合室　195
窓口　195

み
未熟児養育医療　78

む
無医地区　75
無尿　39

め
メタボリックシンドローム　83
メディカルケア　196
免疫　43
メンタルヘルス　47, 120

も
盲人ホーム　138
盲導犬訓練施設　138

や
薬剤師　191
薬局　73, 74

ゆ
有機溶剤中毒　27, 124

よ
養育期　181
要求度-裁量度モデル　32
養護教諭　108
陽性反応的中度　37
余暇時間　172
予防法　44
弱さ　220

ら
ライフステージ　179
蘭方医　157

り
利益相反　223
理学療法士　61
リスクコミュニケーション　259
リスボン宣言　167, 222
リハビリテーション　53, 133
リハビリテーション医　60
リビング・ウイル　250
リプロダクティブヘルス　79
リプロダクティブライツ　79
療育手帳　132
利用者の視点　133
療養介護　140
療養介護医療費　139
療養病床　73
臨床研究の信頼性に関する緊急提言　266
臨床試験　224
倫理審査委員会　222

れ
レイノー現象　126

索引

ろ

労災　122
労災保険　122
老人保健　70
老人保健法　85
労働安全衛生法　111
労働衛生管理　111
労働衛生管理体制　112
労働衛生の3管理　112
労働基準法　111
労働災害　122
労働時間　172
労働者災害補償保険　122

老年期　185

わ

悪い知らせ　227

医療秘書講座① 健康とは，疾病とは　患者論と医の倫理	定価（本体4,400円＋税）
2014年 3月25日　第1版第1刷発行 2016年 3月25日　第2版第1刷発行 2025年 3月 5日　第2版第10刷発行	

監　　修　日本医師会　　　　　　　　　　　　　　　　　　　　　　〈検印省略〉

著者代表　衞藤　隆ⓒ

発行者　亀井　淳

発行所　株式会社 メヂカルフレンド社

https://www.medical-friend.jp
〒102-0073　東京都千代田区九段北3丁目2番4号　麹町郵便局私書箱48号　電話(03)3264-6611　振替00100-0-114708

Printed in Japan　落丁・乱丁本はお取り替えいたします　印刷／港北メディアサービス(株)　製本／(有)井上製本所
ISBN978-4-8392-2164-5　C3347　　　　　　　　　　　　　　　　　　　　　　　　　　005011-077

- 本書に掲載する著作物の著作権の一切〔複製権・上映権・翻訳権・譲渡権・公衆送信権（送信可能化権を含む）など〕は，すべて株式会社メヂカルフレンド社に帰属します。
- 本書および掲載する著作物の一部あるいは全部を無断で転載したり，インターネットなどへ掲載したりすることは，株式会社メヂカルフレンド社の上記著作権を侵害することになりますので，行わないようお願いいたします。
- また，本書を無断で複製する行為（コピー，スキャン，デジタルデータ化など）および公衆送信する行為（ホームページの掲載やSNSへの投稿など）も，著作権を侵害する行為となります。
- 学校教育上においても，著作権者である弊社の許可なく著作権法第35条（学校その他の教育機関における複製等）で必要と認められる範囲を超えた複製や公衆送信は，著作権法に違反することになりますので，行わないようお願いいたします。
- 複写される場合はそのつど事前に弊社（編集部直通 TEL 03-3264-6615）の許諾を得てください。

医療秘書講座

監修　日本医師会

各巻構成

1 健康とは，疾病とは
　　患者論と医の倫理

2 からだの構造と機能
　　臨床検査と薬の知識

3 医療にかかわる用語
　　コミュニケーション論

4 医療秘書概論・実務
　　医療情報処理学
　　医療関係法規概論

メヂカルフレンド社

〒102-0073　東京都千代田区九段北3丁目2番4号
https://www.medical-friend.jp
電話（03）3264-6611